OS NOMES DO ADOECIMENTO:
EFEITOS SUBJETIVOS DO DIAGNÓSTICO MÉDICO

Mayra Moreira Xavier Castellani

OS NOMES DO ADOECIMENTO:
EFEITOS SUBJETIVOS DO DIAGNÓSTICO MÉDICO

Mayra Moreira Xavier Castellani

70

Os Nomes do adocecimento

ISBN: 978-65-5427-266-7

Impresso no Brasil — 1ª Edição, 2025 — Edição revisada conforme o Acordo Ortográfico da Língua Portuguesa de 2009.

Dados Internacionais de Catalogação na Publicação (CIP)
(Câmara Brasileira do Livro, SP, Brasil)

Castellani, Mayra Moreira Xavier
Os nomes do adoecimento : efeitos subjetivos do diagnóstico médico / Mayra Moreira Xavier Castellani. -- São Paulo : Edições 70, 2025.

Bibliografia.
ISBN 978-65-5427-266-7

1.Doenças - Diagnóstico 2. Doenças - Prevenção 3.Pacientes - Cuidados 4. Psicanálise I. Título.

24-198198 CDD-150.195

Índices para catálogo sistemático:

1.Psicanálise 150.195

Eliane de Freitas Leite - Bibliotecária - CRB 8/8415

Grupo Editorial Alta Books

Produção Editorial: Grupo Editorial Alta Books
Diretor Editorial: Anderson Vieira
Editor da Obra: Marco Pace
Vendas Governamentais: Cristiane Mutüs
Gerência Comercial: Claudio Lima

Assistente Editorial: Andreza Moraes
Revisão: Casa de Ideias
Diagramação: Casa de Ideias
Capa: Casa de Ideias

ALTA BOOKS
GRUPO EDITORIAL

Rua Viúva Cláudio, 291 — Bairro Industrial do Jacaré
CEP: 20.970-031 — Rio de Janeiro (RJ)
Tels.: (21) 3278-8069 / 3278-8419
www.altabooks.com.br — altabooks@altabooks.com.br
Ouvidoria: ouvidoria@altabooks.com.br

Editora **afiliada à:**
ASSOCIADO

Para Nina, que de dentro da minha barriga já se aventurava no mundo das nomeações. Desejo que ela faça de seus primeiros nomes marcas suas, para produzir, posteriormente, sua própria assinatura.

AGRADECIMENTOS

Um processo intenso de escrita que pôde ser concluído também porque estava habitado pelas apostas, pelos apoios e pelas palavras de vocês. Aos encontros, aos laços e às ressonâncias, de todos que, em algum detalhe, se fazem presença em mim e atravessaram o corpo deste texto, agradeço...

À Maria Lívia Tourinho Moretto, querida orientadora, supervisora, amiga, exemplo de psicanalista, de professora, de pesquisadora, "menina baiana" com encantos que deus dá, pelos 14 anos em que você foi guia no labirinto da vida, por topar costurar comigo o amadurecimento de uma psicanalista e de uma pesquisadora;

Ao Christian Dunker, pelo despertar da minha trajetória na psicanálise e por se fazer presente em momentos fundamentais para meu desenvolvimento profissional, pela sustentação de uma posição ética e cuidadosa diante da psicanálise na era neoliberal;

Ao Leonardo Goldberg, pela aposta, pela insistência, pelo cuidado e pelos ensinamentos nos caminhos da publicação;

À equipe multiprofissional do SEAP HIV-AIDS, pela companhia na realização de um trabalho competente para o cuidado dos pacientes, pelas marcas que ficaram e causam saudades;

A cada um dos sujeitos que encontrei na minha clínica, por escolherem dirigir a mim suas demandas e por apostarem em novos enodamentos possíveis do mundo inconsciente;

Ao "grupo de orientação", pelas ricas trocas que causaram inquietações e impulsionaram meu percurso de pesquisadora, pelas discussões sinceras e tão bem amparadas teoricamente;

Aos amigos do LabPsi, pela bela amizade que ultrapassou os muros acadêmicos e rende doces momentos;

Aos amigos e colegas que dividem anos de interesse pela psicanálise, pelos questionamentos, pelas descobertas, pela aposta em uma ética, que ressoam na profissional que sou hoje;

Aos amigos da Bocaina, por me acolherem no meu novo lar profissional, pelos cafés diários regados de trocas e risos;

Aos meus lindos amigos que trilham comigo essa aventura da vida, pelos instantes de respiro, de coração aquecido, de boas risadas e papos intensos, de lutas políticas, de viagens, de saudade. Muito obrigada, especialmente a vocês, por tudo isso que vivemos juntos, pelo brilho que vocês trazem pra minha vida;

À minha família querida, pela construção da nossa sintonia, por quererem estar sempre perto e desejarem sempre o melhor, pelos sorrisos sinceros, pelo apoio em momentos preciosos;

À Cela, por ser tão diferente de mim e me mostrar, desde tão cedo, quanto amor pode haver na diferença;

Ao Dante, que num piscar de olhos passou de bebê modelo a fã de Ramones, pelas deliciosas surpresas de te acompanhar crescer, por causar em mim o desejo de te dar um mundo melhor;

À minha mãe, Marisa, e ao meu pai, Antonio, por serem peça fundante de quem eu sou. Agradeço, emocionada, pela vida, pelos meus primeiros nomes, por serem exemplos de luta, de conquistas, de ética e de cuidado;

Ao Miles, que me fez descobrir um amor inimaginável e aqueceu tantas vezes meus dias com seu lindo olhar e seu rabo abanando de felicidade, que contagia por onde ele anda;

Ao Caue, marido, amigo, companheiro, amante, que saiu do seu "cantinho pianinho" e, ao som do amor, me chamou para a dança bonita da vida. Obrigada por sonhos, sorrisos, aventuras. Obrigada pela Nina, nosso ato mais criativo, nosso maior amor e nosso maior descontrole;

À Nina, que desde a descoberta da sua existência em mim, me fez mergulhar nas questões da nomeação; porque nomear envolve ato de responsabilidade, mas também ato de amor. E chamar de filha me convoca a enodar *autrement*.

PREFÁCIO

Maria Lívia Tourinho Moretto[1]

O livro que o(a) leitor(a) tem em mãos é o resultado do extenso e profundo trabalho clínico e de pesquisa realizado por Mayra Moreira Xavier Castellani ao longo de seu percurso profissional, e deriva de sua tese de doutorado defendida em 2020, no Programa de Pós-Graduação em Psicologia Clínica do Instituto de Psicologia da Universidade de São Paulo em cotutela com a École Doctorale Recherches en Psychopathologie et Psychanalyse da Université Paris Diderot – Université de Paris, a qual eu tive, mais do que o privilégio e a honra de orientar.

O livro apresenta, de modo claro e detalhado, o trabalho do psicanalista no campo da Saúde, orientado pela teoria de Freud e Lacan, e aborda tema sensível e necessário. A vasta experiência clínica de Mayra Castellani como psicanalista e pesquisadora nas Instituições de Saúde pavimenta de modo robusto o caminho que lhe permite analisar a experiência do diagnóstico médico, a partir da perspectiva de pacientes, como uma experiência composta por tempos subjetivos: revelação, identificação e nomeação.

Nesse sentido, entende-se, desde o princípio, que receber o anúncio de um diagnóstico médico é, então, muito mais do que receber uma notícia, ou uma má notícia. É mais do que ser informado, do que ser comunicado a respeito de uma condição médica e de sua respectiva (im)possibilidade terapêutica. Mas o que é, portanto, essa experiência? E como é que ela, entendida a partir da perspectiva clínica psicanalítica,

1 Psicanalista, Professora Titular do Departamento de Psicologia Clínica do Instituto de Psicologia da Universidade de São Paulo.

convida as equipes médicas à discussão interdisciplinar profícua e cuidadosa a respeito do mesmo tema?

O livro inicia com uma apresentação muito bem-feita na qual a autora expõe de modo generoso como o anúncio de um diagnóstico médico se transforma num problema clínico a ser enfrentado no cotidiano e como esse problema clínico se transforma, logicamente, no problema da presente pesquisa. A partir disso, a hipótese sustentada é a de que o nome-diagnóstico anunciado se articula, no psiquismo do sujeito, a outros significantes de sua história, e é principalmente por meio dessa articulação de significantes que o sujeito trabalha no sentido de transformar o acontecimento "doença" em experiência singular.

Isso implica pensarmos que deveria interessar ao profissional de saúde que se ocupa de dar o diagnóstico, para além das técnicas de "bem-dizer" uma má-notícia, também o manejo da situação clínica considerando, principalmente, o modo pelo qual esse diagnóstico é escutado (o que não é sinônimo de entendido) pelo paciente, uma vez que esse modo singular de escutar nos faz constatar, com frequência, que há situações nas quais o nome da doença tem uma significação para o médico e outra completamente distinta para o paciente. E não se trata aí tão somente de uma questão objetiva de conhecimento, que se resolveria por meio de esclarecimentos acerca do fato doença.

É a partir da dimensão reconhecidamente complexa do problema investigado, e considerando que o modo pelo qual um sujeito escuta o seu diagnóstico é altamente determinante do modo pelo qual ele vai se posicionar com relação ao tratamento, que se situa a relevância da pesquisa de Mayra.

Após a apresentação do problema e dos objetivos da pesquisa, há uma introdução que esclarece os elementos teóricos que fundamentam o encontro das diferentes epistemologias que embasam o diálogo aqui proposto entre Psicanálise e Medicina.

Na sequência, o(a) caro(a) leitor(a) encontra, no terceiro capítulo, uma excelente retrospectiva da História do diagnóstico médico e seus encontros com a subjetividade.

Tem alto valor didático o que Mayra nos apresenta no quarto capítulo, onde apresenta propriamente sua tese. É lá que ela sustenta teórica, ética e clinicamente a proposta de uma divisão didática da experiência do recebimento de um diagnóstico médico em três tempos, uma tríade articulada: interpreta o ato de revelação do diagnóstico - momento em que o médico oferece um significante novo ao paciente - como um primeiro tempo do processo subjetivo; a identificação com o significante ofertado, como um segundo tempo; e a nomeação com o nome-diagnóstico - circunstância de apropriação do nome - como um terceiro tempo.

É nesse ponto que Mayra nos leva ao capítulo cinco, no qual apresenta casos clínicos para situar as especificidades do trabalho do psicanalista na condução destes, tanto na vertente clínica quanto no campo das decisões interdisciplinares, e o faz de modo delicado e cuidadoso, com o rigor teórico e a clareza que caracterizam o seu estilo enquanto psicanalista e pesquisadora.

O trabalho tem a ambição bem-sucedida de apresentar uma articulação teórico-clínica que transmite a importância, a amplitude e a complexidade do problema estudado. O objetivo do trabalho foi alcançado na medida em que a autora consegue, ao final, propor formas de trabalho sustentadas pela escuta do sofrimento singular, capaz de abrir um espaço de interlocução interdisciplinar no qual todos os profissionais envolvidos possam, se assim o desejarem, vir a se interessar também pelo sofrimento singular.

Ao longo de todo o livro, a autora convida o(a) leitor(a) atento(a) a acompanhá-la na apresentação dos argumentos clínicos e teóricos que sustentam, de modo propositivo, a possiblidade de avanço tanto no enfrentamento do problema em questão quanto de avanço do próprio edifício teórico da Psicanálise.

Boa leitura!

Atribuir um nome é um ato de poder, a primeira e
mais definitiva ocupação de um território alheio.

(Mia Couto, 2015)

LISTA DE ABREVIATURAS E SIGLAS

ABIIS Aliança Brasileira da Indústria Inovadora em Saúde

AIDS *Acquired Immunodeficiency Syndrome* (Síndrome da Imunodeficiência Adquirida)

APA American Psychiatric Association (Associação Americana de Psiquiatria)

ARV Antirretroviral

CAPES Coordenação de Aperfeiçoamento Pessoal de Nível Superior

CEPSIC Centro de Estudos em Psicologia da Saúde

CID Classificação Internacional de Doenças

CID-11 Classificação Estatística Internacional de Doenças e Problemas Relacionados à Saúde

CFM Conselho Federal de Medicina

CRPM Centre de Recherches en Psychanalyse et Médecine

CMN Comunicação de más notícias

DMIP Divisão de Moléstias Infecciosas e Parasitárias

DNA *Deoxyribonucleic Acid* (Ácido Desoxirribonucleico)

DSM Manual Diagnóstico e Estatístico de Transtornos Mentais

DSTs Doenças Sexualmente Transmissíveis

FEBEM Fundação Estadual para o Bem-estar do Menor

HCFMUSP Hospital das Clínicas da Faculdade de Medicina da Universidade de São Paulo

HIV *Human Immunodeficiency Virus* (Vírus da Imunodeficiência Humana)

IA Inteligência Artificial

IIER Instituto de Infectologia Emílio Ribas

IoT *Internet of Things* (Internet das Coisas)

INCA Instituto Nacional do Câncer

OMS Organização Mundial da Saúde

ONU Organização das Nações Unidas

PEP *Post-Exposure Prophylaxis* (Profilaxia Pós-Exposição)

PNH Política Nacional de Humanização

PUC-SP Pontifícia Universidade Católica de São Paulo

SEAP HIV/AIDS Serviço de Extensão ao Atendimento de Pacientes HIV/AIDS

S1 Significante mestre

S2 Cadeia de significantes

SUS Sistema Único de Saúde

USP Universidade de São Paulo

LISTA DE FIGURAS

SUMÁRIO

É preciso força pra sonhar e perceber
Que a estrada vai além do que se vê
(Marcelo Camelo, 2003)

1. APRESENTAÇÃO

1.1. RESSIGNIFICANDO UMA TRAJETÓRIA DE EXPERIÊNCIAS

Inevitavelmente, para realizar a abertura desta primeira seção, retomei meu percurso profissional, enquanto psicóloga, psicanalista e pesquisadora, e mais do que isso, as intimidades que me aproximaram do tema do diagnóstico médico.

Vieram à minha lembrança vários acontecimentos. Desde muito jovem, via o discurso à minha volta, povoado de tantos nomes estranhos, ligados a problemas com a saúde de familiares, amigos próximos, e até a minha própria: depressão, catapora, pancreatite, bronquite, gastrite, Alzheimer, aneurisma, diabetes, alcoolismo, epilepsia, Parkinson, Basedow Graves, Mononucleose, esquizofrenia etc. Podia perceber os diferentes impactos que tais nomes causavam e mesmo as diferentes preocupações e atitudes tomadas. Em alguns casos, questionava-se o melhor tratamento e as chances de a pessoa sobreviver, ou a qualidade de vida que a pessoa teria; em outros, o risco genético e a possibilidade de aparecimento da doença em outros membros da família, e ainda existiam as inquietações de se guardar um segredo, de não "sair comentando da doença por aí."

O interessante é que alguns desses nomes eram sempre o centro das conversas familiares, falava-se dos sofrimentos e das tristezas, da escolha de caminhos feita, na maioria das vezes, em conjunto. Talvez, em alguns casos, eu fosse muito nova para entender a real dimensão do que estava em jogo, mas de alguma forma eles (nomes) me marcaram e chamaram minha atenção. Parece que a questão do sofrimento relacionado à descoberta de doenças, tão visível no comportamento, no olhar, no isolamento, na voz e mesmo no choro de quem me era querido, convocaram minha sensibilidade e fizeram nascer em mim a pergunta de como eu poderia ajudar, ou se eu poderia ajudar.

Por outro lado, nem bem eu vinha ao mundo e já me acompanhava o contato com a psicanálise. Filha de mãe e pai psicanalistas, fui habitada desde cedo pelo discurso psicanalítico, que rondava em várias situações familiares: almoços regados de "A Interpretação dos Sonhos", jantares nos quais as discussões de casos eram o prato principal, seio bom e seio mau de um lado, complexo de Édipo de outro, Freud, Klein, Bion, Green pareciam morar comigo em casa. Consequentemente, posso desconfiar de que, talvez, minha escuta sensível ao sofrimento dos outros não fosse por acaso. Existiram momentos em que as conversas despertavam meu interesse e eu achava todo aquele romance de investigações, hipóteses, construções dos funcionamentos psíquicos dignos de Sherlock Holmes. No entanto, também existiram ocasiões em que era tudo muito maçante, tinha a impressão de que se falava de trabalho o tempo todo e, claro, na maioria das vezes, eu não participava muito, só ouvia. Havia, ainda, meu estranhamento com a história de estar na fase do Édipo e de querer casar com meu pai, além de algumas brincadeiras de sonhos meus interpretados que, frequentemente, não faziam sentido, pois eram muito elaborados para o meu gosto e não era bem o que eu queria ouvir.

Logo no início do meu percurso profissional, a prática em instituições me interessava muito e produzia muitos questionamentos e reflexões. Foi quando um nome de diagnóstico atraiu minha atenção, aids, um nome que no meu pensamento, a partir dos meus pré-conceitos e do pouco que eu sabia sobre a doença na época, tinha estreita ligação com o sofrimento. E, então, aquela marca infantil, adolescente, reatualiza-se na escolha de trabalhar como psicóloga clínica hospitalar em aids, abrindo um mar de descobertas à minha frente.

Nesse novo lugar, a pergunta não era mais como posso ajudar, mas, sim, "o que um psicólogo tem a fazer diante da aids no hospital?"; o que logo em seguida se metamorfosearia, seguindo as rotas do destino da psicanálise e embebida das palavras da Maria Lívia Tourinho Moretto, em "O que Pode um Analista no Hospital?" Estava feito aí o casamento que eu tanto queria entre psicanálise e área da saúde, cenário que motiva meu interesse clínico e de pesquisa até hoje.

1.2. TENTATIVAS DE ENLACES ENTRE CLÍNICA E PESQUISA EM PSICANÁLISE: NOMES-DIAGNÓSTICOS QUE CAUSAM SOFRIMENTO

Ao longo do meu contato com pacientes em tratamento para o HIV, no ambulatório do SEAP HIV/Aids HCFMUSP, percebi que aquela aproximação inicial ao nome aids não era só minha e permeava os ares do ambulatório, fazendo-se frequente em discursos de profissionais, bem como de pacientes. Presenciei algumas vezes uma inquietação interessante de distintos pacientes, que serve aqui de ilustração rotineira do incômodo causado pelo diagnóstico, os quais se queixaram do medo de encontrar alguém conhecido na porta do ambulatório – que era focado especificamente no tratamento de HIV/aids e, à época, se localizava num ponto bastante movimentado de São Paulo – e ter seu diagnóstico descoberto. Relatavam várias estratégias para evitar essa eventualidade, desde o uso de vestimentas camufladas até a elaboração de desculpas, como "vim pegar remédio para um amigo", que serviriam de carta na manga caso fossem surpreendidos. Ao escutar queixas como essas, que mobilizavam as fantasias e o mundo emocional do paciente, ficava claro para mim o quanto o diagnóstico era uma questão e causava desconforto, mal-estar e até sofrimento.

Um atendimento psicanalítico foi decisivo para minha conclusão. Era o primeiro atendimento de W. comigo. Ele entrou na sala, sentou-se à minha frente e permaneceu em silêncio, com um ar visivelmente triste. Pedi que ele me contasse um pouco sobre como tinha chegado até mim. Ele começou a chorar e, por uns 10 minutos, só conseguiu chorar. Em seguida me disse: "É esse diagnóstico, o que vou fazer? Está tudo perdido." Depois, seguiu me contando sua história e as dores imensas por conta do recém-descoberto diagnóstico de HIV. Em 2008, a aids já não era mais uma doença fatal e sabia-se que era possível viver fisicamente bem em tratamento e com o HIV controlado. Então, o que, afinal, tornava a descoberta do diagnóstico algo tão insuportável, tão dolorido para W.? Lembro a cena, a angústia intrínseca em sua narrativa. Lembro o nome HIV pela sua boca. Lembro a carga dada ao nome, não era qualquer nome, não para aquele sujeito em especial, era mais do que isso. O que estava sendo carregado naquelas lágrimas, naquela angústia?

Fui percebendo que a dor de W. era ainda a dor de muitos e muitas. Então, refletir sobre o assunto do diagnóstico médico em si ganhou mais força, quando a minha prática clínica como psicanalista em consultório particular e em atividades assistenciais no contexto de internação hospitalar demonstrou que não só os pacientes vivendo com HIV relatam angústia e sofrimento atrelados à notícia do diagnóstico. O câncer, dos mais variados tipos, o Alzheimer, as hepatites, a sífilis, a depressão, o transtorno bipolar, e mesmo a gripe H1N1 ou doenças aparentemente mais simples em relação ao tratamento, como infecções urinárias, tendinite, dermatites, também eram nomes de doenças com algum impacto psíquico, às vezes representadas em relatos mais carregados de sofrimento, às vezes menos, mas que estavam sempre diretamente relacionadas às queixas dos sujeitos, emergidas e reconhecidas no atendimento psicanalítico.

Então, alguns questionamentos foram surgindo em minha cabeça: como entender esse sofrimento psíquico relacionado aos diagnósticos médicos? O que significa o impacto do nome? O que o ato de diagnosticar nomeia no sujeito? O diagnóstico de uma doença se atrela a outros autodiagnósticos da história do sujeito? Qual é a significação que o sujeito atribui ao fato de ter uma doença? Quais são as representações que ele constrói sobre sua doença? Que marca a doença faz no psiquismo do sujeito? Como intervir, junto aos pacientes, e como favorecer a construção de novas alternativas para percorrer o processo da nomeação?

Estive presente em muitas discussões sobre o papel organizador emocional do diagnóstico. Eram reflexões sobre o momento em que um sujeito se via diante de diversos sintomas clínicos sem ter conhecimento de suas causas e de suas consequências futuras, sofrendo de um corpo que não trazia respostas por si só e devia ser submetido a um saber médico que teria as respostas almejadas. É possível reconhecer que sair da escuridão da dúvida sobre seu corpo para as certezas do saber científico traz alívio e alguma tranquilidade. Mas e quando esse alívio é instantaneamente substituído por sofrimento e angústia, que marcam as compreensões subjetivas do diagnóstico feito pelo saber médico?

É absolutamente compreensível a relação necessária que se estabelece, no âmbito da saúde, entre o ato diagnóstico e os cuidados referentes ao tratamento e ao prognóstico cogitado. Diagnosticar é o passo inicial do tratamento, embora seja fundamental o processo anterior ao diagnóstico, de reconhecimento dos sintomas pelo paciente, seguido da atitude de procurar uma figura que representasse o saber dos recursos terapêuticos. Para que o médico sugira um tratamento específico, é necessário estabelecer, se não um único diagnóstico fechado, opções diagnósticas viáveis para a escolha de exames, intervenções, medicamentos. Está em jogo a criação de hipóteses que serão comprovadas ou negadas na prática clínica.

Porém, a clínica psicanalítica com os pacientes envolvidos na problemática indica que viver um processo de revelação diagnóstica de alguma doença – o câncer, o HIV, a depressão, as cardiopatias etc. – é uma experiência que ultrapassa muito o ato de receber uma notícia e iniciar um tratamento. Vale a pena retomar aqui o casamento entre a psicanálise e essa temática da área da saúde, sustentando a pergunta: o que a psicanálise tem a dizer sobre a problemática da revelação dos diagnósticos médicos?

O nome-diagnóstico parece achar um lugar no psiquismo do sujeito e provocar implicações que só poderão ser entendidas quando o sujeito se dispuser a falar sobre elas. Temos a certeza de que o nome da doença tem uma significação para o médico e outra completamente distinta para o paciente que o recebe. Ele simboliza, sobretudo, uma experiência de conhecimento sobre si que pode convocar autodiagnósticos – expressão metafórica que decidimos usar nos referindo a identificações construídas pelo sujeito, é um diagnóstico de si próprio, que traduz conclusões e fantasias sobre si, mas não necessariamente relacionadas à questão da saúde e da doença – e escancarar inúmeras fantasias, consequentemente desencadeadoras de um momento desorganizador, angustiante, que se refere à posição subjetiva de cada indivíduo diante do Outro.

A priori, uma tendinite não está relacionada ao fracasso, salvo se um sujeito assim o enlaçar. Tampouco uma infecção urinária, *a priori*, significa a impossibilidade de ser mulher. No entanto, o inconsciente faz enlaces imprevisíveis, aos quais só temos acesso na narrativa dos pacientes na clínica. E, da mesma forma, só poderão se dar na nossa clínica os desenlaces necessários para a diminuição da angústia, do sofrimento e mesmo da edificação de alguns impedimentos determinantes para a falta de cuidado de uma doença ou a dificuldade no seguimento de um tratamento.

Além do aprofundamento nessa questão, é prioritário e sensato focar nas possíveis respostas do psicanalista no âmbito institucional, em interlocução com as equipes multidisciplinares da área da saúde, considerando a urgência do ato médico de diagnosticar e o tempo do sofrimento de cada sujeito. Assim, incluir como interesse o olhar cuidadoso sobre a vertente institucional da função do psicanalista no hospital pode colaborar com a sustentação de um trabalho dedicado com a equipe de saúde, objetivando a inclusão da subjetividade do paciente que sofre.

O presente livro pretende oferecer para o cenário da saúde uma ótica nova e complementar na atuação psicanalítica e médica para abordagem da revelação do diagnóstico e dos impactos do adoecimento do corpo e no tratamento. Essa será uma contribuição real também para o desenvolvimento da escuta do sofrimento psíquico, que ocasiona melhorias inclusive na relação paciente-médico-equipe de saúde, possibilitando avanços em relação ao saber do psicanalista frente a sua atuação na vertente clínica – psicanálise & paciente – e na vertente institucional – psicanalista & equipe de saúde. A troca de conhecimento teórico e do campo da experiência, através do contato com discursos multidisciplinares, possibilita a construção de novas estratégias de cuidado do paciente no tratamento psicanalítico, nesse caso relacionado principalmente à questão do diagnóstico da doença médica e dos impactos psíquicos causados por ela.

Portanto, este livro se debruçará sobre as construções a respeito das implicações subjetivas do momento de receber um diagnóstico médico, partindo da perspectiva de seus efeitos de ressonância ao longo do tempo, a partir da teoria psicanalítica de orientação freud-lacaniana. Tem-se em mente que a função do diagnóstico médico para o campo da prática clínica da medicina e para o sujeito adoecido não é a mesma, e, nesse sentido, foram analisadas as contribuições da psicanálise para a constituição de possibilidades do papel do psicanalista diante do sofrimento psíquico, causado pelo diagnóstico médico, junto às equipes multidisciplinares responsáveis pelo tratamento de indivíduos adoecidos.

A partir dali, a viagem que até esse ponto prosseguia em linha reta, rapidamente, começa a se dispersar. Há delongas e complicações. [...] No momento em que se põe em movimento a locomotiva de pequeno porte, mas evidentemente de extraordinária força de tração, começa a parte deveras aventurosa da viagem.

(Thomas Mann, [1931] 2018, p. 11)

2. INTRODUÇÃO

Faremos aqui, juntos, um caminho, um percurso, uma viagem que prevê um objetivo a ser alcançado. Certamente, essa viagem apoia-se em um ponto de partida e almeja um ponto de chegada, mesmo que não se saiba muito bem quais pontos são esses. O trajeto entre um ponto e outro, além dos meios de locomoção utilizados, podem ser organizados e determinados *a priori*, mas a possibilidade de imprevistos, desejos de novas paradas ou o recálculo das rotas devem ser levados em conta. Acrescenta-se a essas condições um outro fator essencial, na escrita em psicanálise, o inconsciente se faz presente e a influencia com sua imprevisibilidade.

Nesse sentido, nosso ponto de partida é a clínica, as inquietações das experiências enquanto psicanalista diante do sofrimento do sujeito, vividas no *setting* tradicional do consultório, bem como nas instituições de saúde. Nosso ponto de chegada pretendido é poder descortinar respostas e agregar um conteúdo que permita edificar novos manejos clínicos com os pacientes em questão e com profissionais de saúde que se percebem vivendo situações ligadas a essa temática. Ou seja, o retorno à clínica, com novos recursos e novas ferramentas é a ambição.

Estas elaborações teórico-clínicas em psicanálise deverão focar tanto em nos dar subsídios para o diálogo com o campo do saber da medicina – uma vez que o campo do diagnóstico sobre o qual nos debruçamos não é o campo do diagnóstico psicanalítico, não provém da racionalidade psicanalítica e está alicerçado em um pensamento científico tradicional –, quanto em recuperar conceitos psicanalíticos para estabelecer conexões teóricas que sejam o sustentáculo das problemáticas da subjetividade frente ao mal-estar, ao sofrimento e ao sintoma na clínica – termos com um uso social corriqueiro que misturam suas significações, mas que, postos na sublime lupa teórica de Dunker (2015), mostram suas reais diferenças. Os sofrimentos por nós escutados consideram as ideias do autor expressas em:

> sofrimento não é sintoma, e sintoma não é mal-estar. Há sintomas que parecem absolutamente imunes ao sofrimento, ou melhor, que produzem sofrimento real apenas aos que o cercam. Mas aqui é preciso localizar uma forma específica de patologia do reconhecimento, que se caracteriza pela indiferença ao sofrimento que causamos nos demais. Por outro lado, há formas de sofrimento que parecem continuamente à espreita de um nome que enfim as capturará (p. 188).

Sob este ângulo, nos sentimos também amparados por Canguilhem (2009) e suas reflexões críticas em torno das concepções e usos do normal e do patológico, passando pelas noções de anomalia, anormal, doença, norma, normatividade, normalidade, que estabelecem relações paradoxais entre si. O autor defende que, individualizando a norma e o normal, as fronteiras entre normal e patológico podem ser abolidas e questionadas, pois o que se vê como normal aqui pode ser patológico ali, ou seja, de um indivíduo para outro precisa ser aplicada a relatividade do normal.

No entanto, cabe atentarmos para essas fronteiras e distinções em um único indivíduo, pois quando uma pessoa começa a se sentir doente e, sobretudo, a se dizer doente, ela passou a um outro universo, um novo mundo da doença, ao qual o médico precisa - e inclusive, nós psicanalistas, precisamos - estar alerta e não sustentar um discurso pela banalidade da relatividade do normal.

O autor apresenta seu raciocínio lógico e perfeitamente compreensível de que o conceito "patológico" não é contraditório ao conceito "normal", porque a vida no estado de doença não se define pela ausência de normas, mas sim pela presença de outras normas, que não as mesmas de antes. Portanto, daremos atenção ao que o sujeito determina como sendo sua narrativa de sofrimento, às suas queixas diante do diagnóstico e suas articulações com a trajetória de significantes de sua história, o que traduz uma maneira toda singular de apropriação do patológico.

O caminho aqui percorrido se iniciou com uma retomada de experiências diante da questão do sofrimento que concerne o lugar de receber um diagnóstico médico. Esse movimento de retorno convocou memórias na pele e marcas que guiaram nossas reflexões. Pinçamos experiências institucionais de quase oito anos de prática no âmbito da saúde, que contemplam a vertente clínica e institucional da posição do psicanalista, para formarem uma fotografia da questão aqui trabalhada e serem utilizadas ao longo do nosso texto em alinhaves com a teoria psicanalítica, filosófica e científica. Assim, foi construído um tecido composto de uma linha teórica e de uma linha experiencial, costurado ao longo dos capítulos, de acordo com a conveniência de cada questão.

O próximo passo foi, de um lado, nos debruçar sobre os fundamentos do processo do diagnóstico médico, acompanhando pontos que nos levaram até às suas raízes históricas, e percorremos as evoluções na lógica da racionalidade da clínica moderna, atingindo as inovações da era neoliberal na ordem saúde *versus* doença, que coloca o ato diagnóstico e o discurso médico em relação com a subjetividade e suas implicações para o lugar do psicanalista.

De outro lado, nos empenhamos em construir um fio condutor sobre as evoluções e contribuições do discurso psicanalítico em relação ao impacto psíquico subjetivo de receber um diagnóstico médico, de receber o nome de uma doença, e seus efeitos no encadeamento do adoecer. Esse ponto foi essencial para dar força ao que representa nossa ideia, pois foi um momento de identificar referências e problematizar o que diversos autores verificaram em suas práticas, e confrontar com as nossas experiências, para refletirmos sobre nossa percepção temporal a respeito do recebimento de um diagnóstico e suas consequências.

Com base nesse exercício, para facilitar a articulação teórico-clínica e para dar sustentação às hipóteses elaboradas a partir da escuta na clínica psicanalítica de sujeitos em sofrimento psíquico atrelado à descoberta do diagnóstico de uma doença, elencamos dois termos psicanalíticos principais como operadores de leitura. O conceito *Identificação* e a noção *Nomeação* foram detalhadamente definidos e respaldados pelas bases teóricas presentes em Freud e Lacan, e agiram como bússola na tentativa de compreender e de responder às inquietantes questões fabricadas partindo da clínica. A partir dessa dimensão teórica, pudemos estabelecer a diferenciação entre três tempos distintos da relação do indivíduo com seu diagnóstico, que chamamos revelação, identificação e nomeação, demarcando suas diferenças conceituais e seus usos.

Apresentamos "vinhetas clínicas"[2] extraídas de atendimentos com pacientes que tenham vivido a experiência da revelação do diagnóstico, demonstrando algum tipo de sofrimento a ela atrelado, para representar o que chamamos aqui de ponto de partida, ilustrando a temática em questão através do discurso dos sujeitos e do caminho da nomeação subjetiva. Elas estão articuladas a uma proposta clínica que convoca a teoria dos nós borromeanos presente no final do ensino de Lacan, principalmente nos Seminários "Les non-dupes errent" (1973-74) e "RSI" (1975-76).

A teoria dos nós borromeanos em conjunto com a teoria da nomeação, que introduz o elo com os termos *inibição, sintoma* e *angústia* de Freud, nos serviu para abordar o caso diante dessa nova lógica borromeana. Considera-se primordial ilustrar e trabalhar a temática apresentada por meio dos casos clínicos e articulá-los com o referencial teórico psicanalítico, demonstrando a inseparabilidade entre teoria e prática, em psicanálise. O caso não é o relato fiel de uma sessão de psicanálise, com os diálogos entre paciente e analista, e não se pretende ser o contar de uma história, com todos os elementos trazidos pelo sujeito que se queixa, um elencar de acontecimentos da trajetória da vida. A "vida real" transcrita não é o objetivo do caso clínico. Existe uma operação feita pelo psicanalista que transforma o material manifesto na narrativa em elementos do funcionamento psíquico de cada sujeito.

2.1. UM ENCONTRO DE EPISTEMOLOGIAS...

Diante deste cenário, assumiremos uma posição de que há um encontro de duas linhas epistemológicas regidas por distintas relações com a cientificidade, aquela que sustenta a prática da medicina moderna e a que embasa a psicanálise enquanto clínica e teoria.

Uma possível comprovação dessa posição de encontro é a ideia de Moretto (2013) de que entre a Psicanálise e a Medicina existe uma an-

2 Utilizadas para ilustrar um raciocínio teórico, as "vinhetas clínicas" são recortes de atendimentos psicanalíticos ou de situações relacionadas a algum tipo de vivência do paciente.

tinomia radical, ou seja, são saberes que operam suas clínicas de acordo com princípios opostos, um de acordo com o referencial dos processos psíquicos regidos pelo inconsciente, e o outro com referencial na doença, respectivamente. No entanto, existe um encontro necessário desses saberes no campo da saúde, quando seus objetivos são cuidar do paciente que chega com o pedido de ajuda.

A respeito do contexto epistemológico da medicina, sabe-se que, com o nascimento da clínica médica entre o final do século XVIII e o início do século XIX, o conhecimento desta disciplina deixa de ser calcado na descrição de casos, o que a caracterizava como uma medicina individual, para se tornar uma área de saber na qual existe a inclusão de uma metodologia de comparação de doenças e sintomas, possibilitando um novo modelo de hospital e conferindo a existência de uma medicina social.

Nesse momento, segundo Foucault (2014):

> não apenas mudaram o nome das doenças e os agrupamentos dos sintomas; variaram também os códigos perceptivos fundamentais que se aplicavam ao corpo dos doentes, ao campo dos objetos a que se dirigia a observação, às superfícies e profundidades que o olhar do médico percorria, todo o sistema de orientação desse olhar (p. 57).

Formou-se um consenso de que a experiência clínica é derivada da observação controlada e continuada dos doentes, fazendo uma articulação entre os sintomas aparentes e as lesões orgânicas, informa Dunker (2011). Para estabelecer uma relação de confiança entre uma semiologia consistente e uma diagnóstica segura, os clínicos precisavam de um sistema classificatório universal que tivesse referência orgânica e a investigação sistemática das causas etiológicas, o que ainda não existia e passou a ser possível nesse momento.

Foucault (2014) considera que para concretizar o alcance do saber e da verdade sobre as doenças, a clínica médica privilegiou, num primeiro momento, os atos de observar, descrever, catalogar e classificar os fenômenos patológicos. Essas atividades possibilitavam a formação de signos clínicos, que passavam a ser referência para a investigação dos sintomas e, consequentemente, para a nomeação dos diagnósticos.

O autor afirma que os avanços na tecnologia e o conhecimento fisiológico do corpo se constituíram integrados sob a forma de uma estrutura da clínica, a qual promove uma mudança epistemológica e destina ao médico dois lugares, aquele no qual ensina e aquele no qual examina os doentes, de modo que viverá o personagem daquele que cuida e daquele que detém a palavra do mestre, concomitantemente.

Neste sentido, a partir das considerações de Dunker (2011), o clínico ouve o paciente, mas não ocupa um lugar de quem o escuta. Ele o ouve para comparar as informações passadas pelo doente a uma referência teórica anatomopatológica, que indica o signo da doença. Portanto, esse signo exclui o sujeito doente e faz com que o médico estabeleça e legitime a doença. Nas palavras do autor, "o signo representa alguma coisa para alguém, mas o que ele representa para o médico é diverso do que ele representa para o paciente" (p. 406).

É neste contexto da clínica médica que surge a psicanálise, no final do século XIX, uma vez que Freud parte de seus estudos no campo da neurologia para desenvolver o que ele acreditava ser uma ciência da natureza, que não se pretendia uma forma de conhecimento fechado e contradizia o ideal científico daquele século, o qual sustentava a necessidade de uma só verdade, portanto, uma só ciência e um só método.

Contrariamente, a história da ciência pode ser descrita como uma migração de paradigmas, que pode avançar também pelo que é abandonado e pelo que será então incorporado, não se unificando como uma teoria de conhecimento verdadeiro.

O texto "As Pulsões e seus destinos", de 1916, é conhecido como uma introdução de Freud da epistemologia da psicanálise. O autor afirma que:

> não é raro ouvirmos a exigência de que uma ciência deve ser edificada sobre conceitos fundamentais claros e bem definidos. Na realidade, nenhuma ciência começa com tais definições, nem mesmo as mais exatas. O verdadeiro início da atividade científica está na descrição de fenômenos, que depois são agrupados, ordenados e relacionados entre si (Freud, 2010, p. 52).

Essas palavras de Freud nos demonstram como ele pretendia equiparar a psicanálise com o funcionamento científico mais amplo da época, convocando uma metodologia que a posiciona diante de uma área de conhecimento tradicional, descrevendo fenômenos para sua posterior ordenação estrutural. No entanto, Dunker e Safra (2016) sugerem que, na realidade, a indeterminação, a ambiguidade ou a dúvida são o início da investigação psicanalítica, fundamentos para seu percurso metodológico. Os autores afirmam sobre "a conceitografia psicanalítica: ela é ao mesmo tempo convencional e intuitiva, ela envolve descoberta e invenção" (p. 52).

O corte epistemológico introduzido pela disciplina freudiana legitima uma nova relação com diversos saberes, uma vez que sabemos que Freud se interessava por diversos campos do conhecimento e acreditava que a própria psicanálise teria interesse nesses campos, na medida em que eles são parte constitutiva dela própria. Podemos indicar que a posição epistemológica da psicanálise renuncia a qualquer concepção de homem e de mundo que se atrele a um pressuposto metafísico, ela sustenta uma ética que conta com a hipótese do inconsciente.

É fundamental ressaltarmos o fato de que podemos entender a psicanálise como um método de tratamento, um método de investigação, uma teoria e um discurso. Ou seja, a psicanálise não é uma visão de mundo porque ela se inclui na visão de mundo proposta pela ciência, mas aquela ciência que não se acredita um sistema completo. Em relação a isso, Dunker e Safra (2016) afirmam que o "critério de cientificidade, um critério que resiste ao tempo, não é o acúmulo triunfal de saber, mas o contrário, a capacidade de errar, de reinterpretar e criar problemas" (p. 23).

Os autores fazem referência a Lacan ter demonstrado que a concepção de psicanálise é historicamente covariante com a concepção de ciência, ele sustentou uma tentativa de mudar o fundamento epistemológico da psicanálise das ciências da natureza, como almejava Freud, para as ciências da linguagem. O psicanalista centra seu trabalho na linguagem e defende que os sintomas só podem deixar de existir em uma operação de linguagem, porque eles possuem estrutura de linguagem. Aqui podemos fazer alusão à máxima conhecida de Lacan que sustenta o conhecimento da psicanálise: *o inconsciente se estrutura como uma linguagem.*

Em relação a isto e retomando o breve percurso histórico da clínica médica moderna no ocidente mencionado acima, podemos nos referir à psicanálise como uma experiência de cura, um conjunto de técnicas de palavra, mas inclusive um capítulo da história da clínica no ocidente, que subverte especificamente a clínica médica. Dunker e Safra (2016) indicam que esse movimento subversivo promove:

> a transposição do olhar como fundamento da perspectiva clínica na medicina para a escuta, como fundamento da clínica psicanalítica. Com isso a semiologia psicanalítica deixa de se estruturar por referência às perturbações do organismo [...] e passa a ser regulada pela semiologia como ciência geral da linguagem (p. 18).

Cada epistemologia se caracteriza por um discurso específico da realidade e cada área do conhecimento não dá conta sozinha do seu objeto. Nesse sentido, essa escrita se encontra em um campo de produção de conhecimento trans/interdisciplinar, está amparada pela psicanálise, fiel ao rigor de seus princípios, para propor um diálogo com o saber médico, na tentativa de atingir novos conhecimentos sobre o sofrimento daquele que adoece.

Nesse sentido, sustentamos que essa temática é de relevância tanto para a área da medicina quanto para a área da psicanálise, e merece ser aprofundada, amparada pela teoria psicanalítica. Claro, sem travar divergências com o discurso médico, buscando a configuração de uma linguagem em comum, para que nos entendamos e dialoguemos, cada um mergulhado no seu próprio saber.

Este livro visa se posicionar como uma contribuição potencial para compreender o porquê dos efeitos psíquicos, tentar articulá-los à questão diagnóstica e pensar em alternativas diante do caso singular. A tarefa frente ao autocuidado do paciente será fruto de uma parceria, que conta com o médico e o psicanalista como aliados, para facilitar a implicação e a responsabilização do paciente no percurso iniciado com o ato diagnóstico.

Assim como a língua é uma relação, a doença é epidêmica: nós vivemos mergulhados na doença e transmitimos a doença transmitindo a língua : a língua é o vírus dessa doença que chamamos homem.

(Ferdinando Camon, 1984, p. 164)

3. UMA BREVE RETROSPECTIVA DA HISTÓRIA DO DIAGNÓSTICO MÉDICO E SEU ENCONTRO COM A SUBJETIVIDADE

O contexto responsável pela gênese desta escrita abrange a forma do saber científico atrelado ao diagnóstico médico nos dias de hoje, formalizado ao longo do tempo pelo desenvolvimento impulsionador do raciocínio objetivo e de uma configuração de verdade específica na história da medicina. O paradigma do saber médico, assim como as formas diagnósticas e a função/representação social da medicina, nem sempre corresponderam ao modelo empregado na atualidade pela comunidade científica.

A prática da medicina com seus pacientes, diante do mal-estar, das dores e das enfermidades do corpo humano, pode ser encontrada em relatos da história desde a antiguidade, quando já se demonstrava uma preocupação em encontrar respostas para enfrentar a doença. Nem sempre o conhecimento de cada época deu conta de restabelecer e curar, o que levou os interessados da área ao desenvolvimento de metodologias para novas descobertas diante dos enigmas do corpo.

A doença, a cura, a vida, a morte, o médico e o doente já foram personagens de outro tipo de cenário, o qual produzia experiências sustentadas em uma lógica de cuidado distinta, muitas vezes baseada na astrologia, na magia ou na religião. As atividades médicas eram, então, fundadas em um saber que não colocava em cena a anatomia e a fisiologia do corpo humano, o que provocava um tipo específico de demanda e de aposta da sociedade em relação à figura do médico.

Bynum (2011) enumera cinco tipos de medicina, partindo do momento em que foi instituída a tradição da medicina ocidental: à beira do leito, teórica, hospitalar, comunitária e laboratorial. Esses cinco tipos organizam diferentes objetivos do médico e estão relacionados, inclusive, ao lugar de exercer a prática médica.

O autor considera que os tipos de medicina são cumulativos e exercem influência decisiva não somente na formação do tipo cronologicamente seguinte, mas até mesmo nas formas mais atuais de cura. Ele enuncia, por exemplo, que "a medicina à beira do leito, começando com os hipocráticos, ainda tem repercussões nos cuidados básicos de saúde dos tempos modernos, e a medicina teórica da Idade Média é relevante para a explosão de informação que caracteriza o mundo da medicina moderna" (p. 11).

A medicina hospitalar do século XIX pode ser analisada como uma ampliação da medicina à beira do leito, abarcando novas técnicas de diagnóstico e de tratamento desenvolvidas graças aos novos conhecimentos no campo médico. A medicina intitulada comunitária coloca em cena, na perspectiva da saúde, o sistema ambiental - condição da água, cuidados com o lixo, hábitos alimentícios, costumes sociais, planejamento de vacinação da população e situação da atmosfera profissional da sociedade - além dos estudos sobre as doenças e suas epidemias. Já a medicina laboratorial tem seu lugar principal no desenvolvimento responsável e primoroso de drogas melhores para a composição do tratamento das novas doenças descobertas e na sistematização dos novos saberes sobre os mecanismos do corpo, que serão úteis para aprimorar diagnósticos e tratamentos.

A seguir, uma menção aos cinco tipos de medicina vistos ao longo da história, para clarificar suas características e organizações (Bynum, 2011, p. 12):

OS CINCO TIPOS DE MEDICINA				
Tipo	**Objeto de pesquisa**	**Forma e local de educação**	**Objetivo**	**Exemplo**
À beira do leito	Paciente como um todo	Aprendizado	Terapia	Hipócrates (aproximadamente 460-370 a.C.)
Teórica	Texto	Estudo, linguística, universidade	Preservação, recuperação, comentário	Constantino, o Africano (morto antes de 1098)
Hospitalar	Paciente, órgão	Hospital	Diagnóstico	R. T. H. Laennec (1781-1826)
Social	População, estatística	Comunidade	Prevenção	John Simon (1816-1904)
Laboratorial	Cobaia, animal	Laboratório	Entendimento	Claude Bernard (1813-1878)

Considerando as ideias expostas, que refletem a convicção de que os tipos históricos da medicina permanecem vivos nos modelos de cura atuais, parece-nos que uma retrospectiva do conhecimento da medicina, que se fez a ciência da cura, da manutenção e da recuperação da saúde e do bem-estar físico, torna-se objeto importante de estudo para compreender melhor a problemática aqui desenvolvida.

Não é nossa intenção abordar o campo dos saberes médicos de maneira ampla, mas, sim, especificamente os saberes relacionados ao estabelecimento de um modelo de investigação da doença que sustenta o aparecimento de uma racionalidade diagnóstica inédita, baseada no movimento de soberania da observação clínica.

Tal movimento debutou com Hipócrates, quando ele se propôs a buscar dados no exame físico do paciente – já estavam presentes nessa época as técnicas de palpação, a ausculta do tórax, a medição do pulso, a verificação dos odores do corpo e uma observação detalhada da aparência[3] – para elaborar um diagnóstico, cujo objetivo primeiro era propor uma terapêutica eficaz. Faremos a seguir uma sucinta apresentação das circunstâncias que possibilitam tal afirmação.

3.1. A FAMA DE HIPÓCRATES, O PAI DA MEDICINA

Mesmo sendo de conhecimento da história geral a existência de um saber relacionado à medicina e às técnicas de cura desde a antiguidade, com a aparição de Hipócrates, a história do saber médico ganha um lugar de destaque. As informações e descobertas acumuladas ao longo dos anos sobre Hipócrates traduzem tanto fatos verídicos como lendas e elucubrações. Mas, então, o que podemos afirmar com certo grau de segurança a respeito de Hipócrates?

Ele foi um médico grego da Escola de Cós, de reputação profissional ilustre, pertencente a uma família de asclepíades – aqueles a quem era atribuída a capacidade de cura, pois estavam associados à linhagem descendente do herói-deus grego da medicina, Asclépio – que viveu du-

3 Informações retiradas de Tubino e Alves (2009).

rante o século V a.C. Apesar das diversas incertezas ligadas aos fundamentos históricos da obra de Hipócrates, por ter desenvolvido conceitos inovadores da arte médica, ter escrito obras de enorme contribuição, ter ensinado conhecimentos médicos e ter exercido com presteza sua ocupação, ele ganhou a reputação, ainda hoje sustentada, de "pai da medicina" (Cairus; Ribeiro Jr., 2005).

Foi em meados de 500 a.C. que os médicos gregos iniciaram a tentativa de separar a medicina das atividades médico-religiosas dos séculos anteriores, pois passaram a acreditar que as causas das doenças eram naturais e não tinham explicações mágicas ou sobrenaturais. Eles defendiam que a medicina devia proceder a uma observação rigorosa da doença e do doente, a fim de elaborar teorias coerentes a respeito das enfermidades e das tecnologias eficazes para o tratamento. Nesse momento, a medicina estava ainda ligada à filosofia, e o esforço também tratou de torná-la autônoma, libertando-a das ciências humanas.

É grande a chance de Hipócrates ter pertencido ao grupo de médicos que eram convictos por essa mudança. Cardoso (1999) sustenta que o método descoberto e utilizado por Hipócrates representava uma forma de conhecimento que propunha a descrição cuidadosa de um aglomerado de sintomas, a fim de inferir um prognóstico da evolução do estado do doente. Nesse sentido, a doença passou a ser considerada objeto de observação, o que era inovador para a época.

São atribuídos a Hipócrates a escrita e a organização de sessenta e seis tratados sobre o corpo humano; a criação de um juramento obrigatório aos médicos da Escola de Cós; a edição de um livro de leis da medicina, cujo objetivo era ensinar àqueles que queriam aprender a arte médica; além de discursos e algumas cartas. O conjunto de sua obra foi nomeado *Corpus Hippocraticum* (Cairus; Ribeiro Jr., 2005).

Assim como existem muitas dúvidas em relação à existência e ao percurso profissional de Hipócrates, existem muitas dúvidas quanto à autoria dos ensinamentos e textos atribuídos a ele. Acredita-se que ele não foi o autor de todo o *Corpus Hippocraticum*, uma vez que a obra foi composta durante mais de dois séculos e inclui uma multiplicidade de assuntos. Independentemente disso, os tratados da coleção são considerados verdadeiros manuais de medicina. O *Corpus Hippocraticum* ocupa um posto canônico na literatura do saber médico, sendo entendido "como o momento inaugural de uma nova forma de pensar o corpo, a natureza e mesmo a relação entre homens e deuses" (*Ibid.*, p. 38).

Apesar dos diversos tipos de assuntos descritos na obra, para Bynum (2011), existe um raciocínio edificador de uma linha condutora entre os textos que sustenta o interesse por Hipócrates nos tempos atuais, seu olhar holístico para o paciente.

Em função da ausência de tecnologia para o estudo aprofundado da anatomia humana, uma vez que os gregos antigos não admitiam a dissecação de cadáveres nem para descobrir a causa das mortes, existia apenas uma anatomia da superfície, e os médicos se especializavam em analisar sinais do corpo do doente que pudessem indicar um prognóstico para a doença, salientando, sobretudo, a possibilidade ou não de recuperação. Portanto, o recurso essencial para o cuidado da saúde nessa época era o conhecimento profundo do paciente, que propiciava respostas para "quais eram suas circunstâncias sociais, econômicas e familiares, como vivia, o que costumava comer e beber, se havia ou não viajado, se era escravo ou homem livre, e quais eram suas tendências a desenvolver doenças" (*Ibid.*, p. 16).

Uma famosa teoria elaborada por Hipócrates ficou conhecida como teoria humoral ou teoria dos quatro humores. Ela ocupa posição central na fisiologia e na patologia hipocráticas. Segundo Cardoso (1999), Hipócrates supunha que a passagem do estado de saúde para o de doença ocorria em função do desequilíbrio dos humores presentes no corpo humano: a bile negra, a bile amarela, a fleuma e o sangue. Qualitativamente eles se apresentavam como quente, frio, seco e úmido; e formavam interações e associações com os quatro elementos naturais (fogo, ar, terra, água) e com as quatro estações do ano (primavera, verão, outono, inverno).

Para alcançar a cura, os médicos hipocráticos buscavam restaurar o equilíbrio dos humores, que não era o mesmo para todos os doentes e dependia muito da composição específica de cada indivíduo; era preciso avaliar e estabelecer o que era melhor e mais saudável para cada um. Por esse motivo, o conhecimento do paciente como um todo era tão importante. Esse pressuposto teórico representou um modelo original para a prática da medicina durante muito tempo, até por volta do século XVIII. A longevidade da teoria humoral deve-se ao médico Galeno (c. 129-200)[4], que influenciou a arte médica por muitos séculos, com suas descobertas, e era adepto da teoria humoral, utilizando-a no tratamento de seus pacientes e atribuindo a ela enorme prestígio.

Cairus e Ribeiro Jr. (2005) alegam que, com a releitura das obras de Hipócrates, construiu-se um novo olhar para a história do pensamento científico, particularmente o ocidental, passando-se a valorizar o método empírico, que propõe, no caso da medicina, a observação sistemática e comparativa dos sinais anatômicos do corpo humano para a produção de conhecimento sobre determinada doença.

Grande parte das aquisições teóricas sobre a prática da medicina no contexto da clínica foi constituída na era de Hipócrates, que acreditava no contato próximo ao doente para absorver em seu relato tudo o que tivesse relação com a doença, e defendia que o médico deveria dedicar atenção exaustiva ao que o corpo adoecido tinha a comunicar. Podemos inferir, então, que o diagnóstico médico tinha grande importância desde essa época. Porém, o modelo de aquisição da verdade do corpo

---

4 Mais conhecido como Galeno de Pérgamo, foi um talentoso médico e filósofo romano, de origem grega, que viveu nos séculos II e III d.C. e teve grande fama na história da medicina ocidental, pois suas teorias influenciaram a ciência médica por mais de um milênio, através de seus escritos compostos em vinte volumes impressos. Galeno produziu textos sobre seus conhecimentos em anatomia e em fisiologia, estando mais dedicado às descobertas de anatomia que os médicos hipocráticos. Tinha o hábito de abrir e examinar cadáveres de animais com o objetivo central de compreender as funções de cada órgão. Galeno também escreveu sobre diversos temas da medicina, como as drogas usadas, as doenças existentes, a higiene, a preservação da saúde e a relação mente-corpo. Era possível perceber a sofisticação de suas ideias, uma vez que acreditava na cientificidade racional da medicina e se empenhava em obter e produzir conhecimento com base em uma metodologia confiável e qualificada. Sabe-se que o grande mestre de Galeno foi Hipócrates e, como fiel seguidor, ele se propôs a ampliar o legado de seu mestre. Além disso, tomou o pressuposto da saúde e da doença relacionada ao desequilíbrio dos humores como crucial na sua prática médica. Foi muito requisitado e atendeu tanto os gladiadores como a elite abastada da sociedade romana, inclusive o imperador de Roma, Marco Aurélio. "Nenhum médico ocidental em toda a história exerceu tamanha influência por tanto tempo" (Bynum, 2014, p. 41).

adoecido se sustentava em um saber individual/familiar e qualitativo, mas não universal, generalizável e quantitativo. O paradigma do saber médico passaria por mutações importantes para que a medicina clínica científica pudesse nascer, desenvolver-se, formar raízes na sociedade e promover o progresso técnico-científico.

3.2. O NASCIMENTO DA CLÍNICA MODERNA

A medicina como forma de saber e prática de cura, que se apresentou na modernidade, teve seu começo no final do século XVIII e início do século XIX, quando surgiu uma nova perspectiva, sobretudo metodológica, para a análise do visível e do invisível no corpo humano adoecido.

Foucault (2014) propõe-se a contextualizar, caracterizar e apresentar críticas em relação às transformações na estrutura do conhecimento médico nessa época, que pode ser incluído e sistematizado como fundamento de uma medicina positiva e científica. Cabe dizer que essas transformações afetam diretamente a proposta do ato diagnóstico e a maneira como este ato permeia a relação estabelecida entre médico, paciente e direções da cura.

O autor inicia o prefácio de seu célebre livro "O nascimento da clínica" indicando que a obra tratará do espaço, da linguagem e da morte e, ainda mais, do olhar. Isso nos interessa, quando pensamos que a inter-relação desses quatro elementos pode emergir nas entrelinhas de uma metodologia diagnóstica, ou seja, para o médico sustentar sua hipótese a respeito de uma doença em determinado paciente, ele precisou fazer algum arranjo com a pluralidade de sentidos dos elementos, respeitando a presença de um olhar sobre um espaço específico, contando com a linguagem e se utilizando dela para tentar afastar a morte da cena.

Nesse sentido, o autor sustenta que o olhar não seria indício de uma redutibilidade do indivíduo, mas, sim, do que o funda em sua especificidade, possibilitando que ao seu redor seja organizada uma linguagem racional, não simplesmente colocando em jogo um saber histórico. Foucault indica que:

> o objeto do discurso também pode ser sujeito, sem que as figuras da objetividade sejam por isso alteradas. Foi essa reorganização formal e em profundidade, mais do que o abandono das teorias e dos velhos sistemas, que criou a possibilidade de uma experiência clínica: ela levantou a velha proibição aristotélica: poder-se-á, finalmente, pronunciar sobre o indivíduo um discurso de estrutura científica (2014, p. xiii).

Esse entendimento do lugar da observação na experiência clínica nos oferece margem para pensar que o médico irá se debruçar sobre o doente e se esforçar para colher informações detalhadas sobre aquele que o procura para alívio de um mal-estar físico antes de decidir qual será seu projeto de tratamento para a doença específica que aflige seu paciente. Isso quer dizer que quanto mais informações sobre o indivíduo – história de vida, dores, conhecimentos sobre o próprio corpo – mais confiável se tornará o relato do paciente e mais acertadamente poderá ser objetivado e transformado em sinais de uma doença específica conhecida, o que concluiria o diagnóstico. No princípio da clínica, o pensamento era a realidade.

A representação epistemológica por trás das perguntas direcionadas aos pacientes, visando à coleta de informações, pode demonstrar uma significativa alteração da posição do médico diante de seu saber e diante da metodologia do conhecimento científico de cada época.

Foucault (2014) indica que o médico do século XVIII perguntava a seu paciente "O que você tem?" apoiado mais numa medicina classificatória – que precede o conhecimento da anatomia e está mais baseada nas qualidades do corpo, na essência da doença em sua forma natural e na historicidade do saber sobre os sintomas – do que na localização do mal-estar. Já o médico apoiado na experiência clínica se interessa por "Onde dói?", pergunta em que o advérbio onde indica local e tenta produzir uma resposta que inclua a percepção de um problema no corpo, representando a lógica de uma medicina dos órgãos – medicina científica que reorganiza a possibilidade de um discurso sobre a doença.

Aprofundando a questão, o autor analisa que "o espaço de *configuração* da doença e o espaço da *localização* do mal no corpo só foram superpostos, na experiência médica, durante curto período: o que coincide com a medicina do século XIX e os privilégios concedidos à anatomia patológica" (*Ibid.*, p. 2). Nesse momento, a soberania do olhar consegue desvendar as lesões visíveis do corpo e atrelá-las às formas patológicas conhecidas, a verdade transparece num lugar do corpo e se arquiteta como discurso científico.

Para que isso fosse possível, ocorreram mudanças relacionadas aos conjuntos de sintomas e suas organizações; aos códigos e às técnicas que fundamentavam a apreensão dos elementos do corpo do paciente; ao caminho das superfícies/profundidades a que se dirigia a observação do médico; ou seja, houve uma nova orientação do olhar que empregava um novo nome, o da doença. Portanto, segundo Foucault (2014), num primeiro momento a clínica estava dedicada a estruturar de maneira organizada um campo nosológico, considerando que "o doente é apenas aquilo por intermédio de que o texto é apresentado à leitura" (*Ibid.*, p. 64), para só mais tarde ser capaz de promover "o encontro do doente com o médico, de uma verdade a decifrar, com uma ignorância" (*Ibid.*, p. 63).

O autor sustenta que esse princípio da clínica ainda mantém o entendimento de que o olhar médico que investiga o corpo que sofre visa alcançar a verdade indo ao encontro daquilo que é decisivo e imperativo no nome, o qual carrega uma verdade oculta da doença. Isso nos indica que a instituição clínica nesse período estava amparada nos modos de saber já constituídos anteriormente, sem acarretar transformações no conhecimento médico. Em pouco tempo, logo nos últimos anos do século XVIII, a clínica foi drasticamente reestruturada e, a partir de um movimento significativo de descoberta, foi fundamento para a completude da experiência médica.

A novidade marcante da emergência do campo hospitalar introduz uma dupla presença do conhecimento médico, na prática clínica e no ensino pedagógico. Na nova lógica hospitalar,

> não se trata do posterior encontro entre a experiência já formada e uma ignorância a informar; trata-se de uma nova disposição dos objetos de saber: um domínio no qual a verdade se ensina por si mesma [...] o hospital, onde a série de doentes examinados é, em si mesma, a escola (*Ibid.*, p. 73).

A partir dessa perspectiva, a reforma no saber médico incluiu tanto um reposicionamento na clínica quanto uma ampliação do ensino teórico. A experiência particular da clínica com o doente no campo hospitalar abre a necessidade de articulação com um conhecimento teórico universal. A nova organização médica articula as vertentes clínica, política e social, tentando prezar por uma coerência científica que abranja a natureza e o homem em sociedade.

Foucault (2014) enfatiza que os fundamentos da nova estrutura do saber médico são, de um lado, objetos inéditos que se apresentam ao olhar profissional e, de outro lado, uma diferente sistematização e um funcionamento modificado daquele indivíduo - o médico - que tem o papel de conhecer; e esses fundamentos são concomitantes. Logo, não se pode dizer que o entendimento da doença foi alterado primeiramente e que, na sequência, se deu a mudança da forma de observá-la; ou que de início se deu a alteração do sistema de sinais e, na sequência, a transformação e a expansão da teoria. Todo o conjunto passou por importantes alterações, mas o que mais se alterou foi o vínculo da doença com o olhar médico em jogo.

Para o autor, na clínica o olhar médico é capaz de "ouvir uma linguagem ao mesmo tempo que percebe um espetáculo" (*Ibid.*, p. 118), o que nos faz inferir que pelo menos dois sentidos estão envolvidos na racionalidade da clínica, racionalidade essa formadora do caminho da descoberta da verdade científica: a visão e a audição, tendo a linguagem como elemento indispensável que permeia qualquer experiência.

O próximo passo é pensar que o olhar também pode falar, principalmente porque é através dele que a linguagem médica tende a ser emitida em forma de diagnóstico. Diante dessa outra lógica da comunicação, é o "olho que fala", trazendo à tona a verdade da doença. Em continuidade e para somar, um novo sentido entra em cena, completando o domínio do visível-invisível da verdade, nascido da dedicação ao ato de decifrar as vicissitudes das patologias no corpo do paciente: o tato. A aposta de apalpar o espaço do corpo desvela segredos das profundezas, antes desconhecidos, e funda a medicina dos órgãos, dos focos e das causas, tirando a predominância da medicina dos sintomas e inaugurando razão e percepção clínicas com a anatomia patológica.

No final do século XVIII, Bichat – médico anatomopatologista francês –, fundamentado em sua prática clínica e sem romper com ela, dedica-se ao estudo de cadáveres para aprofundar o conhecimento sobre as doenças, buscando decifrar o espaço corporal. Uma experiência investigativa de coragem para a época, que enfrentou julgamentos intolerantes de uma parte religiosa da sociedade e se tornou um marco essencial para o desenvolvimento da medicina científica. Nesse momento, Bichat descobre que camadas de tecidos, de anatomia semelhante entre si, perpassam todos os órgãos. Foucault (2014) afirma que "o olho de Bichat é um olho clínico, porque concede um absoluto privilégio epistemológico ao olhar de superfície" (p. 142).

É, portanto, a partir desse olhar que a estrutura de superfície integra o saber médico e evidencia que o fenômeno das doenças está a ela atrelado, ou seja, disperso nos órgãos. Nesse início da experiência médica com a anatomia patológica, esta última encarna a função de ser "um fundamento enfim objetivo, real e indubitável de uma descrição das doenças" (*Ibid.*, p. 142). Há uma análise substancial do organismo humano para a composição de um novo quadro nosológico das patologias, o que permite estabelecer as composições e os agrupamentos de sintomas já descritos em conexão com as semelhanças ou diferenças das lesões manifestas e percebidas nos cadáveres.

Da superfície do sintoma se constrói um caminho de profundidade em direção ao oculto que atinge a superfície do tecido, assinala Foucault (2014) diante da lógica do método anatomopatológico. O olhar médico identificará a moléstia se embrenhando na massa do corpo, evitando as ilusões do visível que o afastavam da verdade do conhecimento. Levar em conta as dimensões da localização e do foco da doença, determinando sua sede no corpo como o ponto pelo qual ela se propaga, modifica a percepção da clínica existente anteriormente e se mostra como uma conquista fundamental da medicina moderna. A respeito desse reordenamento do saber, o autor acrescenta que:

> o que se modifica, fazendo surgir a medicina anatomoclínica, não é, portanto, a simples superfície de contato entre o sujeito cognoscente e o objeto conhecido; é a disposição mais geral do saber que determina as

> posições recíprocas e o jogo mútuo daquele que deve conhecer e daquilo que é cognoscível. O acesso do olhar médico ao interior do corpo doente não é a continuação de um movimento de aproximação que teria se desenvolvido [...]; é o resultado de uma reformulação no nível do próprio saber e não no nível dos conhecimentos acumulados, afinados, aprofundados e ajustados (*Ibid.*, p. 151).

O autor ainda certifica que a mais importante ruptura da história da medicina ocidental é consequência desse momento, quando a experiência da clínica incorpora o olhar anatomoclínico que, por abrir alguns cadáveres, percebe a vida da doença, o que apenas a observação não tinha podido apreender.

Para Foucault (2014), a partir das inovações de Bichat, a doença passa a ter um lugar intermediário entre a vida e a morte, o que não tinha sido até então formalizado. Já há muito tempo se sabia da intrínseca relação que constrói o percurso da saúde à doença e desta última à morte. No entanto, nasce uma nova epistemologia que permite a leitura científica dessa relação, pertencente ao campo de estudo médico, e torna a acessibilidade à verdade algo mais complexo. Essa complexidade adota, pela primeira vez, o funcionamento tridimensional do espaço e retoma a triangulação sensorial de olhar, audição e tato para a determinação da semiologia da estrutura única do corpo. O autor defende que "a trindade visão-tato-audição define uma configuração perceptiva em que o mal inacessível é cercado por balizas, avaliado em profundidade, trazido à superfície e virtualmente projetado nos órgãos dispersos do cadáver" (*Ibid.*, p. 181).

A nova organização epistemológica em jogo na anatomia clínica, e na medicina positiva que a abarca, implica uma sensorialidade abreviada na percepção da "invisível visibilidade", brincadeira entre os termos *visível* e *invisível*, adjetivos tanto das lesões do corpo do doente quanto de uma verdade científica perseguida pelas técnicas advindas da racionalidade da época.

Essa racionalidade, na concepção de Foucault (2014), exteriorizada como forma de conhecimento pela experiência clínica, só pôde ser fundada com base em alterações cruciais num campo mais amplo da prática médica: outra sistematização da esfera hospitalar; redefinição do estatuto do doente na sociedade; nova configuração da relação cuidado-experiência; novo uso da linguagem num domínio de ligação entre o visível e o enunciável.

O conhecimento científico permanece em seu caminho de avanço e, no final do século XIX, um novo e marcante acontecimento manipula o paradigma da "invisível visibilidade", oferecendo uma acuidade ao olhar para a patologia inimaginada até então: o uso do microscópio como ferramenta para a descoberta de fatores causadores de doenças.

O microscópio, que antes não era muito valorizado, ganha uma função importante no laboratório de Louis Pasteur e em outros laboratórios da época, para identificar os micro-organismos causadores de doenças. Esse marco foi lido como uma revolução, porque, segundo Scliar (2007), "pela primeira vez, fatores etiológicos até então desconhecidos estavam sendo identificados; doenças agora poderiam ser prevenidas e curadas" (p. 34). Salientamos que este progresso trouxe forte impacto para as técnicas diagnósticas, uma vez que os profissionais não dependiam mais somente do visível ao limite do olho humano para reconhecer a diferença entre o normal e o patológico e atestar a existência de determinada doença.

Nessa época ainda, o foco e o investimento científicos estavam voltados para a descoberta de novas técnicas que tornassem a doença detectável no corpo. Esse era um grande desafio para o saber da ciência. A possibilidade de explicar as manifestações orgânicas tornava a patologia algo demonstrável, quantificável e analisável, algo que promovia a compreensão epidemiológica dos males da época, as maiores causas de mortalidade; além disso, a patologia influenciava a invenção de medicações e tratamentos específicos. A preocupação de todos estava voltada para a doença. O objeto de estudo era a doença e o estabelecimento da linha radical entre o normal do corpo e o patológico. Esse raciocínio atentava para a questão da saúde só indiretamente.

Por esse ângulo, podemos verificar que mesmo com todos esses fatos históricos – e muitos outros que não foram aqui mencionados – contribuindo para o acúmulo de conhecimentos no domínio da saúde, e causando as transformações da clínica médica, ainda não se tinha elaborado, até o início do século XX, um conceito universal de saúde, reconhecido por todas as nações. Até então, a saúde era compreendida no avesso da doença, o estado de saúde era a ausência de qualquer doença.

Só em 1948, a Organização Mundial da Saúde, OMS, divulgou em sua carta de princípios uma definição geral de saúde, reconhecendo-a como direito da população e frisando a obrigação do Estado no direcionamento de sua promoção e proteção. A saúde passa a ser, então, "o estado do mais completo bem-estar físico, mental e social e não apenas a ausência de enfermidade" (Scliar, 2007, p. 37). Essa será a definição de saúde adotada na Constituição brasileira de 1988, base para as ações das políticas públicas, a partir da Reforma Sanitária.

3.3. UM PANORAMA DA TRAJETÓRIA DA SAÚDE NO BRASIL

O conceito de saúde é reflexo dos cenários político, econômico e social de cada momento histórico e refere-se também a vivências específicas de cada população. Ele não é imutável, fixo, não indica os mesmos ideais sempre. O tempo e o espaço o influenciam, assim como os valores de uma sociedade; as preocupações e prioridades do Estado; o conhecimento da ciência; as interferências religiosas. O mesmo raciocínio pode ser empregado para as doenças: o que é considerado patologia numa determinada época e sociedade pode não ter o mesmo significado em outra sociedade ou época. Podemos também considerar como cada conceito de saúde e de doença vai influenciar nas práticas de saúde de cada nação.

Na tentativa de compreender estas perspectivas no nosso contexto nacional, é relevante retomarmos brevemente o percurso da construção do campo da saúde no Brasil, o qual se distingue por fases com paradigmas e objetivos distintos, até atingir o modelo pelo qual é atualmente regido e consolidado. Ou seja, nossa política de saúde não foi sempre a mesma. A que foi incorporada pelas leis federais e vale atualmente, sendo imposta no contexto assistencial, é fruto de um processo de décadas, em que ocorreram inúmeras mudanças ideológicas, econômicas, sociais, técnicas e teóricas; inclusive o conceito de saúde passou por transformações.

O início do processo republicano no Brasil, entre 1889 e 1931, foi marcado pelo forte predomínio das oligarquias no poder, que se concentrava nas mãos de poucos e elevava ao comando a elite político-econômica da época. Segundo Saad *et al.* (2015), a saúde como reivindicação dos movimentos intelectuais e políticos, que vão marcar toda a época anterior à Reforma Sanitária, foi fonte de mobilizações que se iniciaram e começaram a se destacar nesse período. É quando a saúde passa a ser promovida a um status de problema e aguarda por sua solução no âmbito nacional. Os autores enfatizam que nesse momento "a saúde, em seu marco epidemiológico, traçou seu lugar estratégico dentro da nação. Assim, a implementação de uma política pública de saúde no Brasil serviu a um projeto político civilizatório marcado pela construção de uma identidade nacional" (p. 20).

Outros autores identificam os movimentos desse início da República como a gênese do posterior ideário da Reforma Sanitarista. Lima *et al.* (2005) relatam que "as afinidades que foram se estabelecendo entre uma comunidade de cientistas em formação, projetos intelectuais e políticos de cunho nacionalista e propostas políticas de expansão da autoridade estatal no território e de redefinição do pacto federativo" (p. 33) influenciaram a criação de uma nova mentalidade fundamental para as conquistas seguintes da saúde.

A política de saúde entre os anos de 1930 e 1980 ainda se mostrava ligada ao desenvolvimento do Estado nacional; as doenças eram vistas como problemas econômicos e sociais que marcavam a realidade de pobreza da grande maioria da população. As estratégias políticas e institucionais adotadas focavam a erradicação de doenças diagnosticadas nos trópicos e buscavam alternativas para fortalecer a infraestrutura da sociedade, com vistas ao impacto direto na saúde da população. Começa-se a perceber, então, que o investimento em água encanada, esgoto, alimentação e moradia tinha consequências na saúde.

Machado *et al.* (2017) sustentam que o percurso da saúde nesse período era duplo e se mantinha, de um lado, pelas representações da saúde pública, centrada no governo, que objetivava uma metodologia de controle das doenças; e, de outro, pela assistência médica previdenciária, estruturada em cooperativas, que se destinava especificamente aos trabalhadores das empresas formais das cidades. Isso provocava a exclusão de uma importante parcela da população brasileira dos cuidados de saúde, já que o modelo de atenção se voltava prioritariamente aos empregados formais e estava concentrado no setor privado da prestação de serviços, com subsídios do Estado.

A década de 1970 foi marcada pelo surgimento maciço de hospitais financiados com recursos estatais e, assim, se estimulou uma lógica hospitalocêntrica de atenção à saúde. Vale salientar que esse foi o contexto político-econômico no qual se edificaram os valores da Reforma Sanitária no Brasil, resultado de mobilização e luta de distintos setores sociais no campo da saúde.

Ainda sobre as características da conjuntura da saúde na fase anterior à Reforma Sanitária, Pacheco (2013) nos indica a importância de não esquecer que a história foi marcada pelo discurso prevalente de dominação do aparato estadual, que fazia do profissional médico o representante do saber científico e impunha ao paciente as intervenções e práticas de tratamento necessárias, com foco no controle do corpo pelo Estado. As epidemias contagiosas que assolavam a sociedade eram preocupações intensas, e quaisquer recursos que impedissem o alastramento, inclusive a exclusão do contágio social, eram aplicados assim que as patologias eram detectadas; a questão era tratada como um problema de ordem pública.

As críticas ao modelo operante da saúde e às práticas políticas, econômicas e sociais foram fundamentais para a efetivação da Reforma Sanitária brasileira nos anos 1980. Elas deram força ao movimento e fomentaram o descontentamento e a insatisfação populacional, que reivindicava mais direitos e melhores condições de vida. Os ideais desse movimento eram centrados na busca de uma sociedade mais justa e igualitária, que possibilitasse a todos o acesso a condições básicas de saúde.

Nesse momento, o conceito de saúde preconizado pela OMS ganha espaço nas ideias dos representantes das políticas públicas, que passam a assumi-lo em toda a sua abrangência, e não apenas como ausência de doença, tornando possível sua inclusão na Constituição Federal de 1988. A partir desse feito, a saúde se torna um direito garantido a toda a população, certificado nas políticas de âmbito federal e sustentado pelo Estado de bem-estar social. O modelo anterior de seguro social era diferente e fixava o alcance à saúde pública somente ao trabalhador formal. Sob a lógica da assistência para todos, surge o Sistema Único de Saúde, SUS, agregado à Constituição Federal de 1988.

O Sistema Único de Saúde foi resultado de uma construção coletiva cujo intuito era nortear o oferecimento das ações e práticas que garantissem a saúde como um direito de todos os cidadãos. Os princípios que fundariam sua base e detalhariam sua organização e funcionamento foram discutidos e consolidados na 8ª Conferência Nacional de Saúde, empreendida em 1986. Foram delineados os conjuntos de atividades e serviços de saúde a serem fornecidos e o fluxo e a articulação das diversas esferas governamentais para sustentar um funcionamento primoroso.

Nesse contexto, então, deu-se a origem do que hoje conhecemos tão bem como os princípios e diretrizes do SUS, registrados oficialmente na Constituição Federal de 1988. A título de curiosidade, seus princípios: universalidade, integralidade, equidade e direito à informação; e suas diretrizes: descentralização dos serviços, regionalização da rede, hierarquização da rede e participação social.[5]

É importante ressaltar que o Brasil foi o único país capitalista da América Latina que se dispôs a concretizar um sistema de saúde universal naquele momento dos anos 1980, defendendo uma concepção generalizada de Seguridade Social, com uma base universal, e agrupando as áreas da Previdência, da Saúde e da Assistência Social, financiadas por impostos e contribuições sociais e coletivas (Machado *et al.*, 2017).

Neste sentido, concordamos com o ponto de vista de Pacheco (2013) e o valorizamos, quando ele afirma que o SUS corresponde a um "Ato de Fundação que marca um divisor de águas, um antes e um depois.

5 Informações disponíveis em: http://www.saude.gov.br/sistema-unico-de-saude.

Um depois que visa garantir exatamente a efetivação de direitos" (p. 84), tendo sido concebido de forma democrática por diversos representantes dos setores sociais, como trabalhadores, gestores, usuários dos serviços de saúde e líderes comunitários.

Esses direitos mencionados pelo autor e assegurados na Constituição de 1988, que formavam o fundamento da construção do SUS, influenciaram progressos relevantes nas décadas seguintes, com impacto nos indicadores de melhoria da saúde da população. Relacionavam-se principalmente aos investimentos na área da saúde, à transformação de um modelo de atenção e cuidado, à abrangência do acesso aos aparelhos de saúde, à criação de novos serviços, ao fomento à pesquisas e investigações em metodologias diagnósticas e de tratamento, à descentralização da organização político-administrativa etc.

No entanto, sabe-se que a implantação do SUS teve que encarar diversos desafios, e que nem todos tiveram soluções bem-sucedidas. Machado *et al.* (2017) asseveram, por exemplo, que o impulso crescente de um modelo neoliberal político, econômico e social coloca questionamentos à lógica da Seguridade Social, à inclusão generalizada dos direitos à saúde da população e à plausibilidade do desenvolvimento de políticas públicas sociais. Os autores acreditam ainda que as tensões de um país capitalista em desenvolvimento e com um nível altíssimo de desigualdade como o Brasil atrapalham a consolidação de um sistema de saúde universal promovendo a configuração de:

> uma situação contraditória, de coexistência de um sistema público de dimensões expressivas baseado na diretriz da universalidade, com mercados privados dinâmicos e em ascensão, que disputam os recursos do Estado e das famílias, espoliam a possibilidade de consolidação de um sistema de saúde de fato único e igualitário, reiteram a estratificação e as desigualdades sociais (p. 144).

Reconhecemos a atual existência e força do sistema de saúde complementar no Brasil, os conhecidos planos de saúde de administrações privadas, que oferecem diversos tipos de cobertura, e integram a estrutura da gestão de políticas de saúde. Uma parte da população, com a possibilidade financeira de arcar com os valores dos planos de saúde, avalia um sucateamento da saúde pública e calcula a ineficiência dos atendimentos e a demora nos prazos para marcação de consultas e exames pelo SUS. Por essas e outras razões, opta-se pela contratação de um plano de saúde, em nome da segurança do atendimento e da maior qualidade dos profissionais. Pode-se refletir que essa lógica alcança o ato diagnóstico, que acaba sendo julgado mais eficaz no contexto privado, porém, muitas vezes, erroneamente. Não nos aprofundaremos aqui nessa complexa questão.

3.4. AS INOVAÇÕES NO DISCURSO CIENTÍFICO E SUAS CONSEQUÊNCIAS SOBRE A MEDICINA DIAGNÓSTICA

Pesquisas de outras áreas do conhecimento biológico - genéticas, biomédicas, epidemiológicas, fisiológicas, farmacológicas etc. - são fundamentais para o desenvolvimento do conhecimento médico-científico sobre a gênese das doenças, principalmente aquele relacionado às facetas da elaboração do diagnóstico.

Sem as novas tecnologias científicas desenvolvidas no século XX – raio-x, ultrassonografia, cintilografia, tomografia computadorizada, ressonância magnética –, responsáveis por exames detalhados das profundezas do corpo vivo e que deixaram no passado a investigação de lesões deixadas pela doença no cadáver na época da clínica anatomopatológica do século XIX, o conhecimento médico sobre inúmeras patologias não seria possível e, portanto, a invisibilidade do adoecimento e de sua evolução permaneceria como um obstáculo ao acesso da verdade do diagnóstico.

Os modernos recursos tecnológicos imprimiram certa segurança ao médico dos dias atuais quando ele se vê diante da necessidade de formular suas decisões e receitar sua terapêutica. Esses novos recursos são constantemente atrelados ao arsenal diagnóstico e rapidamente levam à produção de novas linguagens clínicas e, outra vez, a novas tecnologias. No entanto, é importante que os profissionais tenham sempre em mente a dimensão complexa do corpo e da história de vida do seu paciente, não deixando em segundo plano a escuta atenta do texto daquele que sofre.

Além de investigar como a história do diagnóstico se tornou peça-chave na evolução da clínica, é importante considerar também como os avanços tecnológicos geram mudanças nas técnicas diagnósticas na atualidade, como o progresso científico se propõe a melhorar a qualidade de vida das pessoas. Sugerimos, então, nos ater um pouco a como o mundo da tecnologia influencia direta e indiretamente as práticas diagnósticas, uma vez que já é uma realidade sua aplicação na área da saúde.

As inovações que possibilitam a criação de uma área digital da saúde permitem que os médicos se dediquem mais atentamente aos cuidados do paciente, retomando uma clínica feita através da escuta e do diálogo – segundo Bertalan Meskó, especialista em medicina futurista, essas são habilidades humanas que nenhum dispositivo poderá substituir –, ou que desenvolvam outros papéis além da assistência aos doentes, como o ensino e a pesquisa, já que podem dispor de um tempo que antes era destinado a práticas repetitivas, administrativas (Jorge, 2018).

Muitas coisas vêm acontecendo depois da inclusão do computador, com sua linguagem algorítmica, e da internet no campo da medicina. A automação dos procedimentos foi consolidada com a introdução da Internet das Coisas (*Internet of Things* – IoT), do *Big Data* e da Inteligência Artificial (IA) – essas tecnologias serão abordadas posteriormente – que interferem tanto nas aplicações do fazer médico diário quanto na relação dos profissionais com seus pacientes e sua equipe. A possibilidade de transformação dos caminhos metodológicos seguidos até então atravessa a formação profissional na área da saúde e as formas de cuidado com o paciente, impactando desde o diagnóstico até as alternativas de tratamento e prevenção de doenças. Numa era que investe tanto em inovação, mobilidade e acessibilidade, não ficamos admirados que essas tendências também atinjam a medicina diagnóstica.

Há muito tempo, os métodos diagnósticos não estão mais centrados somente na queixa do paciente e nas apalpações do médico. Exames de imagem e laboratoriais – de sangue, de fluídos corporais etc., com análises microscópicas – são recursos complementares fundamentais incorporados na clínica médica. Isso agiliza os exames e os resultados, tornando-os mais simples, rápidos e seguros, e tem consequências diretas no tratamento das doenças, por exemplo, proporcionando maior facilidade na escolha das medicações receitadas, diminuindo a necessidade de procedimentos invasivos e reduzindo o tempo de recuperação.

Pontos fundamentais no uso das técnicas diagnósticas, que claramente trazem benefícios tanto aos médicos quanto aos pacientes, são a precisão e o rigor, que, em pouco tempo, fazem com que hipóteses diagnósticas iniciais passem a evidentes patologias, diminuindo as chances de erros e possibilitando exatidão na escolha do tratamento mais adequado. O que num passado recente era impossível de detectar, porque não havia testes e o olho nu não alcançava, ou demorava meses para se descobrir, atualmente é identificado de maneira ultrarrápida e simples, sem procedimentos agressivos ou dolorosos.

Um exemplo é o teste para a detecção do HIV, que começou a ser desenvolvido há três décadas, quando implicava o uso de laboratórios especializados, meses de espera e uma boa seringa de sangue para a obtenção de um resultado confiável. Hoje, o teste é feito em 15 minutos, com uma gota de sangue apenas, num ambulatório médico ou na casa do paciente. Lembramos de uma época em que era necessário se conectar a incômodos aparelhos ou se submeter a procedimentos invasivos, ir ao hospital ou ao laboratório, para uma simples medição de glicemia ou de pressão arterial, por exemplo, e hoje em dia pequenos e seguros aparelhos já invadiram a casa de muitas pessoas, e permitem que elas controlem seus sinais vitais por conta própria, sem sair de casa.

Vale ressaltar que não precisamos focar unicamente na tecnologia de ponta, como a robótica, ou em máquinas altamente modernas que substituem o olhar humano, procedimentos muito simples como uma sutura ou a medição da temperatura corporal, por exemplo, já foram nitidamente transformados pela tecnologia se comparados a como eram realizados décadas atrás.

As novas tecnologias têm sido de grande utilidade em diversos campos da medicina, oferecendo novos mecanismos de prevenção, auxiliando na identificação de diagnósticos em fases iniciais e possibilitando uma maior chance de tratamento. Queremos detalhar um pouco o papel que cada uma das principais técnicas revolucionárias e transformadoras da atualidade tem ocupado na renovação das práticas no campo da saúde, delineando em quais frentes cada uma delas apresentou ricas contribuições.

Saad (2019) nos informa que o uso da telemedicina foi autorizado em fevereiro de 2019 pelo Conselho Federal de Medicina (CFM) em todo território brasileiro. Essa especialidade é definida pelo órgão como "o exercício da medicina mediado por tecnologias para fins de assistência, educação, pesquisa, prevenção de doenças e lesões e promoção de saúde." É uma nova forma de comunicação, na qual, por exemplo, é possível o paciente obter assistência de maneira remota, sem necessidade de estar no consultório, na clínica ou no hospital. A tecnologia permite a realização de consultas por meio da internet e a visualização de exames por canal on-line.

Outro exemplo nesta frente de inovação é a utilização dos famosos *wearables* – tecnologias vestíveis que consistem em dispositivos tecnológicos portados como peças do vestuário no dia a dia – relógios, pulseiras, óculos e até tênis –, através dos quais é possível obter dados de saúde de um paciente para auxiliar o monitoramento, a prevenção ou o tratamento de uma possível doença. A nova geração de *wearables* possui biossensores que atuam na captação de dados de movimento, frequência cardíaca, frequência respiratória e temperatura.

Com um *fitness tracker* – dispositivo rastreador de condicionamento físico – é possível, por meio de uma pulseira de medição com sensores, acompanhar a atividade física, informar a distância percorrida, o consumo de calorias e sinais como a pulsação. Os *smartwatches* (relógios inteligentes), além de monitorar a atividade e o ritmo cardíaco, alertam o usuário quando algo está fora de um padrão – chegando até a auxiliar pesquisadores na obtenção de dados sobre doença de Parkinson.

Um monitoramento como o eletrocardiograma pode ser feito por um *wearable*, sem que o paciente precise estar num hospital ou laboratório. O mesmo acontece com o monitoramento da pressão arterial. De acordo com um estudo da Augusta University Medical Center, esse tipo de dispositivo usável, o *wearable*, pode atuar na redução de 89% do risco de um indivíduo ter uma parada cardíaca ou respiratória (Phaneuf, 2019).

Esses dispositivos tecnológicos fazem parte da IoT (Internet of Things), conceito aplicado para a conexão entre objetos reais e a internet para a fácil interação com o ser humano, favorecendo a captação e apresentação de dados. A IoT se caracteriza por prover a constante conectividade entre diferentes tipos de objetos presentes no cotidiano dos seres humanos, com a finalidade de oferecer ganhos significativos e auxiliar numa prática diária mais saudável. Diz-se que os dispositivos *wearables* são um dos passos fundamentais para o estabelecimento e solidificação da IoT (Saad, 2019).

Em atuação conjunta de pesquisadores da Faculdade de Medicina da Universidade de São Paulo, da London School of Hygiene and Tropical Medicine, da Universidad Peruana Cayetano Heredia e da Northwestern University, foi criado um aplicativo que recebeu o nome de Conemo. Ele possibilita uma avaliação emocional do paciente com o intuito de detectar sintomas de depressão, diagnosticar e oferecer ideias para o estímulo de atividades que combatam os sintomas depressivos.

Por meio de vídeo, textos e questionários são sugeridos, com base nos dados sintomáticos obtidos, por exemplo, práticas de exercícios físicos, idas ao cinema, encontros entre amigos e, inclusive, a busca por um serviço de saúde. Os pacientes contam com a ajuda da equipe de saúde para aprender a usar a tecnologia. Na tentativa de garantir boa adesão, o aplicativo envia mensagens aos pacientes três vezes por semana, com pedidos referentes à avaliação de seu estado emocional. A ideia é sua aplicação na atenção básica de saúde brasileira para suprir o déficit do cuidado na área da saúde mental (Ferreira, 2016).

No contexto das novas tecnologias, um termo bastante mencionado na transformação da ciência nos dias de hoje é *Big Data*. Trata-se da integração de diversas informações, extraídas em grande volume de dados, que visa identificar características comuns de pacientes para, no contexto da saúde, ajudar na previsão de diagnósticos e reduzir investimentos em pesquisas com o compartilhamento de conhecimento. Através de filtros por cada doença, podemos reconhecer perfis de sintomas ou determinadas características de pacientes, e, com base nisso, atuar no âmbito da prevenção ou na maior eficácia dos tratamentos (Pinhabel, 2019).

Outra frente em progresso, com bastante expectativa no desenvolvimento das análises de diagnóstico, é o mapeamento de DNA, que permite identificar alterações genéticas e pode informar sobre possíveis tumores, doenças hereditárias e outras condições patológicas relacionadas aos genes. Munido dessas informações, o paciente pode adotar planos de prevenção a fim de inibir a chegada ou a evolução de determinada doença (*Id.*).

Um exemplo disso são os exames, ultrassom e de sangue, realizados para a detecção da trissomia dos cromossomos 21, 18, 13 e rastreio da Síndrome de Down e de outras anomalias genéticas no feto; os exames podem ser realizados já no primeiro trimestre de gestação. Em alguns países, esse exame é visto como fundamental para a decisão do futuro casal parental sobre a manutenção ou interrupção da gestação.

A Inteligência Artificial (IA) saiu da tela dos cinemas do início dos anos 2000 para ser incorporada a nossa realidade diária. A principal função da IA é se organizar por meio de símbolos computadorizados para imitar algumas atividades do comportamento humano. Trata-se da construção de máquinas especialmente com a finalidade de realizar tarefas de modo automatizado, mas com primor de inteligência e racionalidade. A ideia inicial desse saber era substituir, com o passar do tempo, a figura dos médicos em algumas práticas, fazendo nascer o conceito de médicos artificiais. Essa cena ainda é pouco vista no cotidiano da clínica médica, mas constatamos que muitos contextos da saúde vêm tirando proveito das inovações propostas pela Inteligência Artificial.

Ela vem sendo utilizada de diversas maneiras no âmbito da saúde, relacionando-se à análise de dados, à assistência, à sugestão de tratamentos e ao diagnóstico de doenças, o que tem gerado como consequência maior assertividade nos resultados e uma importante redução de custos. Uma mudança positiva tem sido alcançada em exames radiológicos, como as tomografias ópticas e mamografias, por exemplo.

Atualmente, a IA está desempenhando um papel imprescindível na evolução do campo do diagnóstico médico. Uma pesquisa recente realizada pela Emerj Artificial Intelligence Research sobre a indústria de IA no âmbito da saúde sugere que cerca de um terço de todas essas empresas estão se concentrando parcial ou exclusivamente no campo dos diagnósticos.

Seguem informações obtidas sobre quatro contextos principais reconhecidos na aplicação atual da IA na área dos diagnósticos médicos:

- Chatbots: as empresas estão usando IA chatbots em troca de mensagens via chat de aplicativos ou em sites de internet para identificar padrões nos sintomas dos pacientes e formar um diagnóstico potencial através de reconhecimento de fala;
- Oncologia: os pesquisadores estão usando o aprendizado profundo (*deep learning*) para treinar algoritmos destinados a reconhecer um tecido humano com câncer, num nível de acuidade que pode ser comparado ao de médicos treinados;
- Área da patologia: especialidade médica que se preocupa com o diagnóstico da doença baseado na análise laboratorial de fluidos corporais, como sangue, urina ou tecidos. A visão por máquina (*machine vision*) e outras tecnologias de aprendizado de máquina (*machine learning*) podem aprimorar a obtenção de resultados de exames normalmente realizados por profissionais patologistas apenas com microscópios;
- Doenças raras: o software de reconhecimento facial está sendo combinado com o aprendizado de máquina (*machine learning*) para ajudar os médicos a diagnosticar doenças raras. Fotos de pacientes estão sendo analisadas a fim de detectar fenótipos que se correlacionem a doenças genéticas raras.

Segundo o presidente da Aliança Brasileira da Indústria Inovadora em Saúde (ABIIS), sabe-se que o diagnóstico na primeira fase de um câncer de mama – doença que pode apresentar outros quatro estágios – possibilita até 95% de cura. No último estágio, a taxa de cura se torna a taxa de mortalidade: 95%. Os avanços tecnológicos têm possibilitado o desenvolvimento de técnicas cada vez mais confiáveis de diagnóstico dessa patologia desafiadora, muitas vezes chamada de o "grande mal do século", permitindo a identificação de tumores menores que dois milímetros, ainda em fase inicial, facilitando o tratamento e aumentando as chances de cura.

Podemos reconhecer que não precisar abrir cadáveres para conhecer o corpo humano e descobrir as consequências das doenças facilita muito a identificação do problema. Os equipamentos e as tecnologias de última geração podem visualizar detalhadamente o interior e o exterior do corpo em três dimensões, podem coletar dados vitais e oferecer, em poucos minutos, imagens bem definidas, com uma acuidade minuciosa. Podem também utilizar diversas ferramentas e, através da linguagem algorítmica, identificar sintomas sem precisar de imagens; e podem, ainda, colocar os pacientes em contato com profissionais de saúde a distância. Essas são novidades que permitem o diagnóstico precoce e até a prevenção de doenças e trazem benefícios tanto em termos de velocidade quanto em termos de confiabilidade e precisão nas hipóteses formuladas sobre a doença.

Após essa apresentação do novo paradigma da clínica médica moderna, que se arma de recursos de ponta para se dedicar intensamente à descoberta da verdade sobre as doenças e à erradicação delas, podemos concluir que a medicina deixou de ser um conjunto de técnicas, métodos e saberes cujo objetivo é exclusivamente a cura. Ela passou a ocupar um lugar de determinação do homem saudável como homem modelo, e utiliza as tecnologias mais inovadoras e transformadoras possíveis para atingir seu novo objetivo.

Em relação a isso, retomamos as afirmações de Lacan (1966/2001) no Colóquio intitulado "O lugar da psicanálise na medicina", a respeito do desenvolvimento científico inaugurar e conduzir o direito primordial do homem aos ideais de saúde, gerando uma demanda específica por parte do doente em relação ao saber do médico. Em suas palavras:

> À medida que o registro da relação médica com a saúde se modifica, em que esta espécie de poder generalizado que é o poder da ciência, dá a todos a possibilidade de virem pedir ao médico seu ticket de benefício com um objetivo preciso imediato, vemos desenhar-se a originalidade

> de uma dimensão que denomino demanda. É no registro do modo de resposta à *demanda* do doente que está a chance de sobrevivência da posição propriamente médica (p. 10).

Com base nessas ideias, cabe o questionamento sobre qual é a demanda do doente na sua procura pelo saber do médico: será que o foco principal da demanda do sujeito com um corpo doente é a busca por uma nomeação, a busca por um nome que represente e dê conta das suas incertezas em relação ao seu corpo, que apresente uma resposta para seus males, por meio do ato diagnóstico?

3.5. O ATO DIAGNÓSTICO COMO UM PILAR DA CLÍNICA

A partir da recente contextualização da evolução da racionalidade científica médica e dos distintos modelos possíveis de atenção à saúde, que se relacionam às formas da construção do conhecimento e às técnicas implicadas nos modelos diagnósticos desde Hipócrates, passando pela medicina anatomoclínica do século XIX, e atingindo as inovações tecnológicas de um mundo neoliberal e digital, ponderamos que o ato diagnóstico exerce função essencial para que um possível tratamento seja estipulado ao doente. Sem a nomeação de uma hipótese da patologia apresentada é impossível escolher uma direção de tratamento. Nesse sentido, o diagnóstico como reconhecimento do adoecimento no corpo é um dos pilares mais importantes de sustentação da clínica médica moderna.

Enuncia-se um nome. Um nome que é resultado de investigações atentas, realizadas sobre um corpo único com as técnicas da medicina científica e que partem da qualidade do individual para a universalidade da doença. É um corpo que, mergulhado em seu mal-estar, emite sinais e sintomas e se oferece para o médico que, amparado em seu conhecimento teórico e em sua experiência clínica de olhar, elabora um nome que traduz e retrata a visível invisibilidade da doença. Um nome que simbolicamente representa muito mais do que as letras que compõem sua essência. Um nome que se mostra fundamental para a concepção do direcionamento dos próximos passos do médico e para a possível aquietação do mal-estar do doente, marcando o início de uma relação. Um nome enunciável, um diagnóstico.

A palavra *diagnóstico* tem sua origem na língua grega, διαγνωστικός (dia*gignósko*), e foi utilizada pela primeira vez com Hipócrates. O prefixo dia quer dizer "através de, por meio de"; e *gignósko* significa conhecer, saber;[6] ou seja, podemos entender a significação da palavra como "através de conhecer/saber", ou também "discernir", que indicaria como, após a avaliação dos sintomas e sinais do corpo do paciente, a doença é descoberta.

Moreira *et al.* (2007) explicam que foi Hipócrates quem iniciou a atividade da observação clínica do paciente e concebeu a anamnese como uma etapa do exame médico para determinar o conhecimento da patologia instaurada. Ele tinha como rotina de exame a aferição da temperatura através do toque das mãos; a apalpação do organismo; a auscultação dos batimentos do coração; e a detalhada observação dos sinais emitidos pelo corpo doente. Assim, incluindo a anamnese, a observação e o exame clínico, ele era capaz de construir uma hipótese segura do diagnóstico e do prognóstico indicado. Apoiado nessa técnica, Hipócrates descreveu mais de quarenta e cinco patologias; descrições que perduraram no conhecimento médico até o século XVII.

No século XIX, o ato diagnóstico passou a ser visto como a arte de transformar sintomas em sinais, e a observação à beira do leito foi atrelada às modernas descobertas do saber médico, compondo atividades importantes para a leitura do sofrimento do corpo. A nova estrutura da clínica passa a funcionar na associação de quatro elementos: a semiologia, a diagnóstica, a etiologia e a terapêutica.

Segundo Dunker (2011), não é possível deslocar-se da semiologia à terapêutica sem incluir a diagnóstica, assim como é inviável alcançar a diagnóstica sem a semiologia ou, ainda, não se pode caminhar da diagnóstica à etiologia sem passar pela semiologia, ou pela terapêutica. Nesse sentido, interpretamos que essa estrutura entrelaça todas as opera-

6 https://www.dicionarioetimologico.com.br/diagnostico/.

ções, mas pode posicionar a diagnóstica como provável operação-chave da clínica, uma vez que as outras passam a depender dela.

O autor sugere que estabelecer uma semiologia – a ciência do signo – aparece na raiz do projeto clínico moderno. É uma prática de leitura. Indica o processo de classificar e ordenar signos e sintomas, que se apresentam aos olhos do clínico de modos distintos e o ajudam a distinguir as patologias. Esses elementos têm função quando se apresentam legíveis ao olhar do médico que está debruçado no corpo do doente. Nesse sentido, o signo abarcará em sua essência um valor triplo relacionado à anamnese, ao prognóstico e ao diagnóstico.

Acompanhando as ideias do autor, diferentemente da semiologia, o diagnóstico é um ato. Sua prática faz com que um conjunto de signos tenha maior valor e significação que outros, tornando-se representativo de determinada patologia. O diagnóstico implica uma capacidade do clínico de discernir e de valorar os signos. Esse ato faz nascer um diálogo entre o clínico e a doença, e se estrutura por uma hipótese a ser investigada; uma hipótese que requer correção, verificação e reformulação permanentes. O diagnóstico se dá no desenvolvimento de uma investigação dos signos e sintomas e tem serventia para subsidiar o tratamento previsto.

Acrescentada à semiologia e ao diagnóstico, temos outra noção de base na estrutura da clínica moderna: a etiologia; ou seja, o conhecimento da causa. Fazer o diagnóstico pressupõe também encontrar a causa da patologia, compreender ao que se deve seu desencadeamento, e não somente descrever e ordenar os signos e sintomas identificados. Além do mais, esse princípio de localizar a origem das doenças pode auxiliar na proposição de atos preventivos aos indivíduos.

Finalizando a ideia da estruturação da prática da clínica moderna, contamos com uma última operação, a terapêutica. Para Dunker (2011), "aqui se incluem todas as estratégias que visam interferir e transformar a rede causal que constitui a etiologia, confirmar a diagnóstica e verificar o valor semiológico dos signos e sintomas" (p. 415). A terapêutica precisa levar em conta na sua proposta uma hierarquia de objetivos – curar, controlar ou mitigar –; as estratégias a serem utilizadas nos procedimentos; e as táticas das quais se utilizará para dar cabo a um tratamento, que pode ser composto de várias ações terapêuticas interligadas. As intervenções deverão se iniciar pela mais simples, para atingirem a maior complicação, se for o caso, e estarem centradas no propósito de restabelecer o bem-estar e apaziguar o sofrimento.

A inclusão dessas quatro operações na experiência da clínica médica remete à complexidade do ato de clinicar. Ele passa a ser um desdobrar, um se inclinar sobre o leito do paciente, a fim de criar uma interpretação dos sinais que o corpo doente emite expressivamente. Isso seria "aplicar a esse corpo determinado olhar e derivar desse olhar um conjunto de operações" (*Ibid.*, p. 399). Por esse olhar inédito, avista-se um sintoma indicador de uma nomeação diagnóstica, uma sugestão de tratamento e uma ideia de prognóstico, e tudo se dá de forma atrelada.

Com base na interação entre as operações da clínica mencionadas acima, Cardoso (1999) sublinha que o raciocínio diagnóstico advindo da pesquisa semiológica não deve se constituir sem levar em conta a história pessoal e familiar do doente, nem sem considerar a história natural da doença. Diante desse cenário:

> as histórias médicas contidas na anamnese, acrescidas do registro de resultados obtidos mediante o exame clínico e o recurso aos exames complementares a que a mais sofisticada tecnologia permite recorrer, por se constituírem em fontes primárias sobre a doença e o doente, são o material sobre o qual o médico se debruça para começar a "interpretar" os "fatos" e, a partir daí, construir seu diagnóstico (s.p.).

Seguindo essas considerações, o papel do médico no processo diagnóstico é operar um filtro nas informações trazidas pelo paciente em sua queixa de adoecimento, selecionando no discurso o que há de mais importante, embasando-se na ideia de que alguns sintomas são mais determinantes do que outros na configuração da hipótese diagnóstica e, por isso, ele deve atentar sua escuta para o que indica a essência da doença. Assim, a indicação terapêutica será mais segura e eficaz para o direcionamento da cura e para o alívio rápido do mal-estar causado pelos sintomas.

Para um processo diagnóstico ser vitorioso, é necessário que a doença tenha uma descrição racional e bem definida, pois para que o olhar médico possa constatar a patologia no corpo do paciente, os sinais e sintomas desta patologia devem estar bem descritos e agrupados nitidamente no saber da medicina. Para atingir sua conclusão diagnóstica, o médico deve se atentar a um roteiro detalhado e rigoroso e ir caminhando pelas descrições patogênicas, fisiopatológicas e clínicas. A técnica para descobrir a verdade da doença é ressaltar sua vertente objetiva e quantificável, levando mais em conta o saber e a perspectiva do médico do que a do próprio doente.

Nesse sentido, intentamos abaixo uma breve exposição das características dos dois manuais, elaborados no final do século XIX e no século XX, utilizados atualmente como os sistemas classificatórios de patologias universais: a Classificação Internacional de Doenças (CID) e o Manual Diagnóstico e Estatístico de Transtornos Mentais (DSM). O primeiro funciona como referência estatística mundial para identificar tendências e estatísticas de saúde, servindo de base para o contexto profissional em relação a licenças, seguros e afastamentos, pois contém cerca de 55 mil códigos únicos para lesões, doenças e causas de morte; o segundo é base dos diagnósticos em saúde mental e fonte de auxílio para pesquisas clínicas e teóricas nesse âmbito.

Sabe-se que outros sistemas diagnósticos existiram previamente e influenciaram na construção desses manuais. Destacamos dois principais estudos estatísticos desenvolvidos: o de John Graunt – cientista do século XVII, inventor da primeira "tábua de mortalidade", um índice de análise demográfica, erigido sobre os obituários das paróquias de Londres da época para listar 83 patologias e descobrir seus sintomas e causas de óbito –; e o de William Farr – médico epidemiologista britânico do século XIX que tinha grande interesse pelas estatísticas médicas e utilizou as categorias de Graunt no seu trabalho. Farr acreditava na importância de uma nosologia comum, adotada por todos os médicos, para possibilitar a comparação de diagnósticos e de causas de morte. Ele enfatizava que a nomenclatura e a classificação uniforme e generalizada das doenças eram fundamentais e deveriam orientar a prática médica. A classificação proposta por Farr dividia as patologias em epidêmicas, constitucionais, localizadas, do desenvolvimento, violentas, o que serviu de base para as classificações modernas de doenças e causas de morte.

Segundo a OMS (1980), a história do que conhecemos hoje como CID teve início no final do século XIX, mais especificamente no ano de 1893, quando o doutor Jacques Bertillon apresentou um relatório na reunião do Instituto Internacional de Estatística, que estava embasado na classificação de causas de morte utilizada em Paris, na França, resultado de uma compilação das classificações feitas na Inglaterra, na Alemanha e na Suíça. Esse relatório tinha como critério a descrição das categorias de Farr. O texto ficou conhecido como Classificação de Causas de Morte de Bertillon, com um total de 161 categorias; foi aprovado e adotado para uso por inúmeros países. A Associação Americana de Saúde Pública sugeriu a realização de uma revisão do texto-base a cada dez anos.

A crença por trás da edificação de um código que transitasse mundialmente era a necessidade de

> [...] uma base de classificação comum para uso estatístico geral; isto é, para compilação, recuperação e tabulação de dados. A classificação estatística das doenças deve limitar-se a um número restrito de categorias que abranjam a totalidade das afecções mórbidas. As categorias devem ser escolhidas de forma a facilitar o estudo estatístico dos fenômenos patológicos (*Ibid.*, p. viii).

A primeira Conferência Internacional de Revisão da Classificação de Bertillon, ou Classificação Internacional de Causas de Morte, aconteceu em Paris, no ano de 1900, e dela nasceram novas categorias classificatórias, compondo um total de 179 diagnósticos, o que poderíamos indicar como o nascimento da CID-2. As revisões decenais foram mantidas, o que resultou, cada vez mais, na participação de novos países e na inclusão de novas categorias. As novas revisões se deram sob o comando do governo francês nos anos de 1909, 1920, 1929 e 1938.

A partir de 1948, a Organização Mundial da Saúde passa a ser o órgão responsável pela coordenação das revisões. Nesse ano, o produto da revisão é o que seria conhecido como o CID-6, com 769 categorias, que incluiria pela primeira vez as causas de morbidade. Essa versão é considerada uma nova fase para o campo internacional de estatísticas vitais e sanitárias. A sétima versão foi proposta em 1955, sem modificações expressivas; a oitava, de 1965, apresenta algumas modificações importantes, porém sem abalar as linhas estruturais da classificação. A nona revisão da Classificação Internacional de Doenças foi realizada em 1975 e trouxe mudanças radicais. A inclusão de um capítulo sobre transtornos mentais e a elaboração de descrições baseadas no reconhecimento da importância de classificações que facilitassem o diálogo no campo da saúde, são marcas dessas mudanças. A CID-10 foi aprovada depois de 15 anos, em 1989, o que rompeu com o ciclo decenal de antes, e trouxe novo título: Classificação Internacional de Doenças e Problemas Relacionados à Saúde (Catani, 2018; OMS, 1980; Laurenti *et al.*, 2013).

Em junho de 2018, a OMS lançou mais uma revisão da CID, que ganhou o nome de Classificação Estatística Internacional de Doenças e Problemas Relacionados à Saúde, e vem a ser a décima primeira versão, a CID-11. A recém-inaugurada versão, permanece sendo um recurso para identificar as tendências e estatísticas de saúde no contexto amplo mundial e é composta de 55 mil códigos para lesões, doenças e causas de morte.

O documento final foi cuidadosamente trabalhado por mais de uma década e manifesta melhorias relevantes em relação às versões anteriores. Uma delas se refere à influência notável da tecnologia nos avanços do saber científico, a saber, o oferecimento de uma versão puramente eletrônica. Foi enfatizado o uso de uma linguagem comum nas descrições classificatórias para uma fácil troca de conhecimentos entre os profissionais de saúde, em esfera mundial. A previsão do início da aplicação prática da CID-11 é para o ano de 2022 e nos mostra claramente o progresso da medicina (OMS, 2018).

O Manual de Diagnóstico e Estatístico de Transtornos Mentais da Associação Americana de Psiquiatria (DSM) conta, no presente, com o uso corrente da publicação da sua quinta versão, mas cabe lembrar que sua primeira aparição se deu em 1952, nos Estados Unidos, com o reconhecimento na população de afecções relacionadas ao sofrimento psíquico específico de uma situação pós-guerra. Essas afecções necessitavam de nomeação, classificação, descrição e formalização em quadros clínicos uniformizados, para o oferecimento de um tratamento sem riscos de falhas.

Sua última versão, o DSM-V, publicada em 2013, foi criada depois de doze anos de pesquisa realizada por um time de centenas de colaboradores e apresenta algumas reformulações em relação a sua versão anterior - o DSM-IV -, que havia sido criado em 1994. O manual se descreve como:

> classificação de transtornos mentais com critérios associados, designada a facilitar diagnósticos mais confiáveis destes transtornos. Com sucessivas reedições nos últimos 60 anos, tornou-se uma referência padrão para a prática clínica no campo da saúde mental. [...] O DSM destina-se a servir como um guia prático, funcional e flexível para organizar informações que possam auxiliar no diagnóstico preciso e no tratamento de transtornos mentais. É uma ferramenta para os clínicos, um recurso educacional essencial para estudantes e praticantes, e uma referência para pesquisadores do campo (APA, 2013, p. xli).

O DSM-V foi estruturado em quatro seções principais: Seção I - Noções Básicas, na qual se apresenta uma introdução, o modo de uso do manual e algumas precauções; Seção II - Critérios Diagnósticos e Códigos, em que são descritos as mais de 600 categorias de transtornos mentais, organizadas em 22 grupos temáticos; Seção III - Medidas e Modelos Emergentes, em que encontramos as medidas de avaliação, formulações culturais, modelos alternativos e propostas para próximos estudos; e Apêndice, que traz as principais alterações em relação à versão anterior DSM-IV, glossários e listas de diagnósticos e códigos.

Percebemos a íntima e prudente relação entre os dois manuais diagnósticos, com a intenção de padronizar e facilitar o uso de códigos e nomeações. A classificação dos transtornos presente na versão do DSM-V pretende harmonizar com as categorias descritas no CID, para tanto, foram incluídos os códigos das suas duas últimas versões, O CID-9 e o CID-10, indicando que os critérios do DSM mantêm a precisão dos transtornos identificados pelos nomes e códigos de diagnóstico do CID.

Esses dois manuais são exemplos da necessidade já percebida por médicos e cientistas há alguns séculos, de que o saber científico no campo diagnóstico deve se mostrar unificado numa linguagem universal, compreendida por clínicos e pesquisadores em qualquer lugar do mundo. A organização e definição das características das patologias auxiliam o trabalho de reconhecimento diagnóstico do profissional da saúde; simplificam a escolha de opções de tratamento; possibilitam a sistematização de dados relacionados a prevalência, morbidade e mortalidade das doenças; e criam a possibilidade de ricos diálogos na área, para novas contribuições no terreno das pesquisas.

Para Dunker (2015), retomando a ideia das dimensões relevantes do ato diagnóstico, *diagnosticar* é uma das atividades mais valorizadas na atualidade, o que faz com que diversas áreas de saber se atentem a ela, não apenas a medicina. O autor nomeia essa expansão dos atos e raciocínios diagnósticos de "diagnóstica" e sugere que:

> [...] uma diagnóstica (no feminino) é um discurso local, acrescido de efeitos, alianças e injunções que ultrapassam esse campo específico de autoridade, ação e influência. Assim sendo, o ato diagnóstico ocorre no interior de um sistema de possibilidades predefinidas envolvendo um sistema de signos, uma prática de autoridade e uma gramática das formas de sofrimento que são agrupadas em uma unidade regular. A diagnóstica é a condição de possibilidade dos sistemas diagnósticos. (p. 20).

A partir das considerações do autor, refletimos que a diagnóstica se coloca para além da nomeação clínica de um tipo de adoecimento, presente nos manuais; ela prevê a reconstrução de uma forma de vida, incluindo os mais diferentes âmbitos. O diagnóstico de uma patologia se expande para além de informações de um fato clínico com tratamento previsto; ele inclui as dimensões econômica, familiar, moral, educacional, jurídica, epidemiológica e, principalmente, aquelas de que o psicanalista irá tratar, as dimensões emocional e psíquica, que influenciam no olhar ético para o cuidado daquele sujeito em sofrimento.

Portanto, nesse sentido, por mais que a funcionalidade e a praticidade do uso dos diagnósticos sejam convincentes, como vimos acima, anuncia-se interessante também a análise com a devida atenção daquilo que poderíamos chamar de "efeitos colaterais" da classificação diagnóstica. Estamos querendo convocar os impactos e as consequências, às vezes, esperados e, às vezes, imprevisíveis de um diagnóstico, já que seres humanos estão envolvidos no processo – tanto aquele que reconhece as categorias dos transtornos determinados, quanto aquele possuidor do corpo que carrega os transtornos consigo – e não se trata apenas dos números, códigos ou mesmo das descrições estabelecidas e circunscritas nos manuais.

3.6. O DISCURSO MÉDICO E SEUS EFEITOS NA SUBJETIVIDADE

Introduzimos este tópico com três perguntas: quando os diagnósticos passaram a causar incômodo? Quando deixaram de ser somente resposta aos enigmas do corpo doente e passaram a afetar a subjetividade? E como deixaram de ser mera classificação indicativa de uma enfermidade e se tornaram fonte de mal-estar?

Apresentamos acima uma descrição das circunstâncias históricas e das transformações estruturais da mentalidade científica que implicaram a dimensão imprescindível do emprego dos diagnósticos para a clínica médica moderna; além disso, explicitamos o elo que a fundamentação da racionalidade diagnóstica representou e ainda representa para a evolução dos saberes da área da saúde. Porém, não poderíamos nos ausentar em testemunhar alguns efeitos colaterais causados pela lógica classificatória de uma nomeação universalista.

Queremos compartilhar uma das vivências motivadoras de nossas reflexões nessa temática. Durante quase oito anos fazendo parte da equipe de saúde multiprofissional do Hospital das Clínicas da Faculdade de Medicina da Universidade de São Paulo, numa instituição que trabalhava com o tratamento de pessoas que viviam com HIV/aids, presenciei pedidos de encaminhamento frequentes, que chegavam à equipe de psicologia na famosa folha amarela, tanto no ambiente ambulatorial, quanto na internação.

As palavras "Paciente com diagnóstico recente. Solicito avaliação e conduta" se repetiram incontáveis vezes. Em todo meu percurso no hospital, elas nunca foram silenciadas, e todos os psicólogos ou psicanalistas relatavam ter contato com inúmeras folhas amarelas assim preenchidas. Por mais que fosse um pedido sucinto e direto, as entrelinhas traziam ricas interpretações. Existia a construção de um exercício de linguagem, inconsciente talvez, com o objetivo de transmitir em palavras a percepção do profissional que formulava o pedido ao psicólogo ou psicanalista.

Dividamos essa solicitação em duas partes. Primeiro, analisemos a parte "Paciente com diagnóstico recente": a expressão "diagnóstico recente" nos parece remeter à indicação de um sintoma do paciente, do qual ele precisaria ser tratado. Em vez de dizer, por exemplo, paciente com dor de cabeça, ou paciente com lesões cutâneas, o profissional, em seu raciocínio biomédico, nos indica, na mesma construção de sintomas descritivos de uma doença específica, a relação do paciente com seu diagnóstico. Na verdade, essa relação fica a ser decifrada, pois não temos muitas pistas de como esse "sintoma" estaria afetando o paciente, uma vez que a expressão "diagnóstico recente" faz surgir uma função metafórica. O que essa metáfora significa, ou seja, que característica a palavra "recente", na sua qualidade de adjetivo, quer atribuir ao substantivo "diagnóstico"? Outro ponto de atenção é a implícita temporalidade, que não seria encontrada do mesmo modo em "diagnóstico antigo". Podemos ter a hipótese de que algo se manifestou no comportamento do paciente em função do prazo de conhecimento do diagnóstico. O profissional que faz o encaminhamento percebe que precisa informar a equipe e, ainda mais, que o paciente precisa de cuidado específico, ao qual ele não pode se engajar, e encontra no tempo uma razão para o encaminhamento. Essas análises nos levam a dois questionamentos principais: se o "diagnóstico recente" pode ser lido, no jogo da descrição da frase, como um sintoma, de que o paciente sofre? E ainda, quais são as características de um paciente, presentes em sua imagem ou em seu discurso, relacionadas ao "diagnóstico recente", ou seja, há pouco conhecido, que justificam um encaminhamento ao analista?

Sigamos, então, para a segunda frase do nosso pedido de encaminhamento: "Solicito avaliação e conduta". Partindo do princípio de que a primeira frase da sentença corresponde ao esclarecimento, por mais sucinto e breve que tenha sido, da solicitação da avaliação psicológica, concluímos que o diagnóstico é visto como uma razão convincente para que um paciente nos seja dirigido. Portanto, existe nesse caso um imaginário na equipe sobre o trabalho do analista, atrelado à fantasia - não cabe a nós aqui julgar se a fantasia se torna realidade ou não - de que o lugar de cuidar da relação que o paciente tem ou vai construir com o seu diagnóstico é o atendimento psicológico. Isso fica ainda mais evidente quando lembramos a repetição desses pedidos por anos e anos, como um padrão a nós convergido. Em nenhum momento foi levantada uma discussão entre os profissionais da equipe multiprofissional que tenha sido arrematada com a premissa: diagnóstico recente, encaminhamento para o psicólogo. No entanto, esse tema é preocupação de vários membros da equipe, de diferentes categorias - médicos, enfermeiros, assistente sociais - e presume-se que pode ser material bruto para nosso trabalho.

Porém, precisamos estar atentos à generalização desses pedidos, pois ela pode indicar uma universalização do problema do diagnóstico, sem levar em conta a singularidade do paciente. E cuidar da singularidade, do caso a caso, é, sim, material para nossa atuação. Porque para além do tempo de um diagnóstico, recente ou antigo, vamos ouvir como ele está afetando quem nos fala e tentar incluir um sujeito e um verbo no pedido: **Maria está sofrendo** com diagnóstico recente; **João está abalado** com diagnóstico recente; ou, inclusive, **eu estou incomodado** com diagnóstico recente. Reconhecemos que para esse refinamento ser feito, um encaminhamento da equipe ou um pedido espontâneo deve chegar até nossa escuta. Ora, a solicitação do atendimento pode ser pensada como uma passarela até nós, já que depois desse primeiro passo, a avaliação e a conduta estão na nossa alçada, centradas na especificidade do atendimento pelo psicólogo. Em seguida, tentaremos percorrer o caminho de fazer o tempo mostrar indícios subjetivos, procurando ler por trás do "diagnóstico recente" o que está sendo a vivência de cada paciente, implicando aquele que nos fala a contar sua história e seu sofrimento singular.

Moretto (2006), cuidadosamente, nos lembra do fato de o encaminhamento ser consequência da dificuldade de um alguém que não conhecemos com antecedência. O encaminhamento representa a postura de uma determinada equipe de saúde frente à noção de subjetividade, tanto do paciente quanto sua própria, e diz do tipo de demanda feita à equipe de psicologia. Tentamos, então, "diferenciar encaminhamento de demanda, e por isso o trabalho de apuração de demanda é importante, pois, inclusive, nos indica a direção da intervenção. Portanto, encaminhar não é necessariamente demandar, no sentido de desejar saber" (p. 60).

Reparemos que no específico mandato que nos alcança "Paciente com diagnóstico recente. Solicito avaliação e conduta" não existe pedido de retorno, de esclarecimento, de uma pequena reunião para troca de percepções sobre o caso ou algo do gênero. Não existe a demanda especial de saber de que fala Moretto, do desejo de saber o que está acontecendo com aquele paciente. Existe, na realidade, um encaminhamento para que outro cuide daquilo que não está no meu campo cuidar e que, muitas vezes, pode atrapalhar meu trabalho. A via é de mão única.

Essa é a lógica implícita na separação do campo da saúde em especialidades, sobretudo no que tange ao diagnóstico e ao tratamento, nas quais cada profissional se dedica àquilo que se relaciona ao seu domínio de conhecimento. Pois bem, não queremos defender a ideia do profissional sabe-tudo, que tenha uma formação tão ampliada e detalhada a ponto de abolir a necessidade de uma equipe multiprofissional, formada por diferentes disciplinas e dedicada a contemplar uma integralidade do cuidado que um indivíduo precisa.

Só queremos atentar para o fato de que a divisão em especialidades sem um olhar atento para a totalidade do corpo, que na prática preserva-se integralmente, pode representar a imagem de recortes desse corpo sem laços entre si – por exemplo, o cérebro cuidado por um profissional, o coração por outro, o intestino por outro, e assim por diante. O paradigma dessa divisão pode causar a compartimentalização do saber sobre o indivíduo, da qual a consequência mais direta pode ser a ausência de diálogos que promovam o cuidado entre os profissionais envolvidos.

Nesse sentido, a ideia de inserção do psicanalista na equipe de saúde se faz atual em cada intervenção e prática, no âmbito da saúde, tanto no tratamento ambulatorial quanto na internação. A contratação de um psicólogo para ocupar um lugar de psicanalista na instituição – já que sabemos que não contamos com a vaga de psicanalista na disposição do quadro de funcionários – não significa que este profissional estará inserido na equipe de saúde junto à qual trabalhará. Essa inserção representará um processo para construção, passo a passo, de um lugar a partir do campo de relação estabelecida entre os membros da equipe e o psicanalista.

Moretto (2006) enfatiza dois aspectos dos quais depende a inserção ou a não inserção do psicanalista na instituição. Primeiro, digamos da demanda que lhe é direcionada, que pode variar desde o atendimento aos pacientes até a emissão de opiniões sobre a inclusão de protocolos de tratamento, por exemplo; essa demanda demonstra como a subjetividade está sendo incluída no olhar da equipe.

Em seguida, entra em cena a escuta atenta do psicanalista a essa demanda e à forma como ele se dispõe a respondê-la e se organiza para fazê-lo. Portanto, o processo de inserção do psicanalista na equipe configura-se como um processo psíquico que envolve a posição do sujeito diante do Outro e convoca um ato por parte desse profissional. Quando constatamos, sempre *a posteriori*, que há um pedido de retorno do saber do psicanalista pela equipe de saúde, podemos afirmar que esse ato foi bem-sucedido e que existe um lugar de psicanalista que opera, consequência de sua inserção.

Dito isso, podemos afirmar que a atuação do psicanalista na instituição fará frente ao discurso médico nela ativo, um discurso em prol de uma objetividade científica e terapêutica. A necessidade de exclusão das diferenças, manifesta na plenitude e no poder do saber da ciência, para que a ordem médica possa exercer seu funcionamento da melhor forma, terá reflexo na fala, no mal-estar, no corpo e nas decisões dos pacientes. A queixa como consequência do diagnóstico – que não se trata somente de uma notícia e do conhecimento de uma nova condição do corpo, pois atinge amplamente a subjetividade – é apenas uma das manifestações que captam nossa atenção, na qual o psicanalista se verá envolvido e será convocado a responder.

Analisamos que o ato diagnóstico está vinculado a um tipo de poder inerente à posição do médico na sua prática clínica, o que afeta diretamente sua (não) relação com o paciente e sua subjetividade. Propomos, a partir disso e chamando Lacan para nossa conversa, que o discurso do médico está mais próximo do discurso do mestre, como foi concebido pelo autor em seu seminário "O avesso da psicanálise" (1969-70), mas também mantém íntima relação com o discurso universitário, já que leva em conta a pronúncia de um saber; explicitaremos essa afirmação com mais detalhes. Para isso se tornar mais claro, mostra-se fundamental nos dedicarmos a uma breve contextualização de tal teoria lacaniana, a fim de tentar compreender as possibilidades de sustentação do discurso do médico empregado no ato diagnóstico.

Naquele seminário, Lacan se propõe a pensar uma nova forma de os sujeitos estabelecerem laço social, indicando quatro possíveis elementos que, organizados em distintas configurações, sustentam quatro discursos, a saber: o discurso do mestre, o discurso da histérica, o discurso do analista e o discurso do universitário. Vale apontar que nenhum discurso real coincide completamente com um desses modelos discursivos propostos por Lacan, uma vez que os sujeitos, em seus laços sociais, transitam pelas diversas posições, não se fixando identitariamente a nenhuma.

Tais discursos aludem aos três impossíveis – as três principais fontes de sofrimento humano que aparecem na teoria freudiana, precisamente no texto "Mal-estar na civilização" (1930): o impossível de governar, que irá remeter ao discurso do mestre; o de educar, relacionado ao discurso do universitário; e o de analisar, que põe em jogo o discurso do analista. Lacan introduz um quarto e novo impossível: o de se fazer desejar, que se refere ao discurso da histérica.

Para Pacheco (2013), existem quatro formas de ato, análogas e determinantes dos quatro discursos, que possibilitam o laço social: o ato governamental, o educativo, o histérico e o analítico. As quatro modalidades são exercidas, concomitantemente, por agentes que caracterizam o funcionamento do discurso: a lei; o saber; o sintoma (sujeito); e o objeto *a*.

Nas palavras do autor, "o que caracteriza um governo não é o que dizem os políticos, mas sim seus atos. Do mesmo modo, o ato de educar é o tratamento do outro objetivado pelo saber [...]. O setting não define o discurso, as palavras pronunciadas tampouco, mas sim o ato" (p. 83). As formas de tratar o outro não são as mesmas no interior das modalidades de discursos, mas visam sempre criar laço social.

Como no discurso do mestre o foco é obter um comando, ele coloca o outro fixado na posição de escravo. Já no ato educativo, o outro é tratado como um objeto, sem o espaço da subjetividade, pois ele está apenas para aprender. O ato histérico representa o se fazer desejar e tenta produzir no outro o desejo. Ele se dirige ao outro como um mestre, com o objetivo de incitar seu desejo. O desejo de ordem sexual não é exclusivo a esse caso, sabemos, por exemplo, que o desejo de saber também convoca essa mesma lógica discursiva. Distintamente, o ato analítico pretende fazer o sujeito emergir no lugar do outro, e, para tanto, presume a queda de suas identificações ideais objetivantes.

Naquele momento teórico, o conceito de discurso para Lacan aparece como uma estrutura que ultrapassa a palavra, ele é sem palavras, pois sem elas, ele pode subsistir. Porém, o discurso não é sem linguagem, uma vez que consiste em relações fundamentais que se mantêm pela linguagem, o que indica que *linguagem* e *palavra* não são conceitos idênticos. O autor afirma que "mediante o instrumento da linguagem, instaura-se um certo número de relações estáveis, no interior das quais certamente pode inscrever-se algo bem mais amplo, que vai bem mais longe que as enunciações efetivas" (Lacan, [1969-70] 1992, p. 11). Sucintamente, as enunciações não são estritamente necessárias para que a conduta e os atos de uma pessoa consigam se inscrever na esfera de certos enunciados essenciais. Os discursos não se compõem de enunciados escancarados, eles prescindem da fala para exercer sua função.

Na sua conhecida Conferência de Milão, pronunciada no ano de 1972, ou seja, três anos após seu seminário que introduz os quatro discursos, Lacan se propõe a trabalhar sobre o discurso analítico e nos evidencia que suas elucubrações sobre o tema se mantêm na trilha. Falando sobre a relação entre o discurso da ciência e o discurso psicanalítico, ele pronuncia: "o discurso é o quê? É o que, na ordem... no ordenamento do que pode ser produzido pela existência da linguagem, faz função de laço social" (p. 20). Ou seja, os discursos produzem laços, mantêm relações, causam efeitos subjetivos e estruturam o mundo real, dependendo do sistema da linguagem.

Os elementos que compõem as estruturas dos quatro discursos são, igualmente, quatro: S1 – o significante mestre; S2 – a cadeia de significantes que representa o saber; *a* – objeto *a* que indica o mais-de-gozar; o \$ – o sujeito barrado, sujeito do inconsciente. Esses quatro elementos estarão dispostos em quatro posições diferentes, porém fixas, simbolizando o agente, o outro, a produção e a verdade. Cada discurso será caracterizado pelo elemento que toma o primeiro lugar da fórmula, o do agente, e fará com que os outros elementos sejam ordenados nas restantes, de acordo com as relações entre si:

Figura 1 – Elementos estruturais do discurso.

$$\frac{\text{Agente}}{\text{Verdade}} \quad \xrightarrow{} \quad \frac{\text{Outro}}{\text{Produção}}$$
$$//$$

Sobre a função de cada uma das posições do discurso, Coelho (2006) nos esclarece detalhadamente:

> O *agente* organiza a produção discursiva, domina o laço social, ao dar o "tom" ao discurso e possibilitar que haja alteridade. O *outro* é aquele a quem o discurso se dirige. O outro precisa do agente para se constituir. A *produção* é o efeito do discurso, é aquilo que resta. A *verdade* sustenta o discurso, mas é acessível apenas pelo "semi-dito". A verdade não pode ser toda dita, havendo uma interdição (//) entre a produção e a verdade (p. 110).

Cabe refletirmos também a respeito dos diálogos entre os elementos da fórmula, nos atentando que as duas linhas, a parte de cima do agente e do outro, e a parte de baixo da verdade e da produção, não têm nem o mesmo significado nem o mesmo funcionamento. Lacan ([1969-70] 1992) elucida que se estipula sempre uma relação de impossibilidade entre o agente, quem comanda o discurso, e o outro. Essa impossibilidade é referente à completa dominação do gozo através do discurso. Por exemplo, no discurso do mestre, o fato impossível seria ele conseguir fazer seu mundo funcionar perfeitamente, mas, por outro lado, isso não impede que ele governe e emita suas ordens.

Na segunda linha da fórmula, não existem flechas que liguem o lugar da verdade com o lugar da produção, indicando a ausência de comunicação entre eles, ou melhor, não só ausência de comunicação, mas sim de alguma coisa que exerça função de obturação, de barreira de gozo. Isso nos indica que em todos os modelos discursivos, "quaisquer que sejam os sinais, os significantes-mestres que vêm se inscrever no lugar do agente, a produção não tem, em qualquer caso, relação alguma com a verdade." Lacan vai se referir a essa barreira estrutural e necessária como aquilo do gênero da impotência, "mas eis que entre nós e o real há a verdade. A verdade já lhes enunciei um dia, num arroubo lírico, que era a irmãzinha querida da impotência" (*Ibid.*, p. 166).

Em cada configuração espacial específica, apoiada nessas posições mencionadas, a partir da rotação em sentido horário dos quatro elementos apresentados, será montada uma estrutura discursiva que coloca em jogo o saber e o gozo. Podemos afirmar que todo laço social sustentado por uma estrutura discursiva pede um enquadramento da pulsão, produzindo como resultado a perda de gozo. Como esses laços são tecidos por uma estrutura de linguagem, evocam a condição de impossibilidade por sempre deixarem como resto uma renúncia ao gozo. Nesse sentido, Quinet (1999) nos faz compreender que qualquer desses discursos funcionará como um aparelho de gozo. Inclusive, sobre a relação entre o discurso e o gozo, Lacan profere no início do seminário "O avesso da psicanálise", "ocorreu-me no ano passado chamar de saber o gozo do Outro" (*Ibid.*, p. 12).

Os quatro discursos são interdependentes entre si, isso quer dizer que para um discurso existir, os outros três entram em cena. Por esse motivo, não cabe atribuir uma valoração de importância a um discurso específico, como se esse fosse um funcionamento ideal e o mais produtivo no laço social. É relevante destacar que o discurso do mestre aparece como o discurso primeiro, mas não como modelo ideal a ser almejado, introduzindo a primazia de S1. Dele pode-se obter os outros três discursos, todos distintos entre si por conta da posição dos elementos:

Figura 2 – Matemas dos quatro discursos propostos por Lacan.[7]

Discurso do Mestre

$$\frac{S1}{\$} \xrightarrow{\quad} \frac{S2}{a} \quad (//)$$

Discurso Universitário

$$\frac{S2}{S1} \xrightarrow{\quad} \frac{a}{\$} \quad (//)$$

Discurso da Histérica

$$\frac{\$}{a} \xrightarrow{\quad} \frac{S1}{S2} \quad (//)$$

Discurso do Analista

$$\frac{a}{S2} \xrightarrow{\quad} \frac{\$}{S1} \quad (//)$$

Não pretendemos, por hora, trazer aprofundamentos pretendidos e discorrer sobre as plausíveis e ricas explicações a respeito das quatro estruturas discursivas propostas por Lacan como ordenamento dos laços sociais. Estaremos compenetrados na contextualização de dois discursos pontuais, o discurso do mestre e o discurso universitário. Esse caminho nos ajudará a retomar a hipótese inicial, de que tais discursos se concatenam ao discurso médico e ao ato diagnóstico de formas diferentes, claro, que ficarão mais visíveis ao longo de nossa exposição.

O discurso do mestre demonstra uma relação dialética entre o senhor (mestre) e o escravo (outro), a qual Hegel apresentou em seu livro *A Fenomenologia do Espírito*, e Lacan tomou emprestada para utilizar como base para o desenvolvimento de sua teoria dos discursos. Nesse discurso, Lacan ([1969-70] 1992) indica que S1 é "a função de significante sobre a qual se apoia a essência do senhor" (p. 19), que está identificado ao S1; cabe ao escravo o suporte do saber (S2).

Sobre o saber do senhor, Lacan afirma que "[...] um verdadeiro senhor não deseja saber absolutamente nada – ele quer que as coisas andem" (p. 22). A posição do $ (sujeito) sob a barra indica que há uma necessidade de apagamento de qualquer subjetividade no discurso do mestre, para garantir o lugar de poder por ele ocupado. Ainda devemos esclarecer enfaticamente que não só a subjetividade do outro deve ser excluída, esse discurso só pode se sustentar se a subjetividade do agen-

7 Imagem retirada de Lacan (1992).

te também permanecer de fora da engrenagem. O objeto *a* aparece na posição de produto do discurso, indicando que toda a descoberta, produção, resultante desse discurso, impede a divisão do sujeito.

No discurso universitário existe uma configuração um pouco diferente do que vimos no discurso do mestre. O S2, cadeia significante representativa do saber, está colocado como agente do discurso, ou seja, o discurso é constituído como saber. Ali, então, é o saber que irá comandar a articulação dos outros elementos. O lugar destinado ao outro é ocupado pelo objeto *a*, indicando um assujeitamento daquele que recebe o saber. O agente irá deter o saber sobre o outro e o situará na posição de objeto. Já que S2 está exercendo o comando, S1 deverá permanecer sob a barra, no lugar da verdade, representando que a verdade do sujeito precisa ser rejeitada para que a lei do saber completo, do todo poderoso, seja atingida.

Em "A ordem médica: poder e impotência do discurso médico", Clavreul (1983) deixa clara sua tese de que discurso médico está mais próximo ao discurso do mestre e ao discurso do universitário, mesmo assumindo que o médico, durante sua prática clínica, pode transitar nos diferentes discursos, sem, no entanto, chegar a permanecer muito tempo no discurso da histérica ou no discurso do analista.

Sobre essa eventualidade da transição e rotatividade do discurso médico nas quatro modalidades discursivas, Quinet (1999) concorda com Clavreul e, inclusive, nos fornece exemplos relacionais de contextos da prática médica diante das modalidades discursivas. Ele explica que:

> quando o médico manda e o paciente obedece (até na prescrição de um remédio) estamos no Discurso do Mestre; quando o médico ensina ou convence, o que a psiquiatria tem a dizer sobre seu caso é que ele se encontra no Discurso da Universidade; quando o médico cala e, ocupando o lugar de objeto causa de desejo em transferência, faz o paciente segredar aquilo que ele mesmo nem sabia que sabia vemos a emergência ao Discurso do Analista. E quando o médico se vê impulsionado a se deter, a estudar e a escrever para produzir um saber provocado pelo caso do paciente estamos no Discurso Histérico (s.p.).

Acompanhando as proposições de Quinet, almejamos tentar compreender as implicações que essa gama de posições discursivas tem para a relação médico/paciente; para o primeiro momento da clínica médica sustentado pelo ato diagnóstico; para a estabilidade ou instabilidade do tratamento do indivíduo adoecido; e, mais importante de tudo, para a produção explícita de sofrimento psíquico de que temos conhecimento quando recebemos como queixa em nossa clínica psicanalítica.

Na aposta de não cair no clichê de alguns escritos psicanalíticos que correlacionam o discurso médico com a mestria, estigmatizando e condenando seu projeto de cura e sua ética do bem-dizer, acreditamos que a teoria dos discursos de Lacan, como nossa chave de leitura, não vai nos auxiliar para elevar o discurso do analista a um patamar superior e instalá-lo numa redoma ideal perto dos demais.

Isso até seria admissível, se estivéssemos somente preocupados com a proteção do nosso campo de saber, dispostos a defender a qualquer custo a proposta de escuta do sujeito dividido, focada na produção da verdade do sujeito e na extração de unicidade do significante, proposta essa que tem maior coerência com nossa ética clínica. Mas essa não é nossa única preocupação. Estamos empenhados em entender os efeitos das discursividades no contexto da saúde, visando à interlocução entre os campos dos saberes médico e psicanalítico, para tratar do sujeito adoecido em sofrimento.

Nessa perspectiva, a passagem pelas construções lacanianas tem a funcionalidade de nos advertir a respeito da complexidade da posição ocupada pelo paciente, foco dos nossos estudos – contudo, do mesmo modo, devemos considerar essa complexidade na posição do profissional médico – na sua experiência de revelação do diagnóstico, que não é fixa nem imutável. Nas duas modalidades discursivas com aparições mais frequentes nesse contexto, o lugar do outro, ou melhor, do paciente receptor de um novo nome-diagnóstico, transparece ou a condição de quem é comandado por um mestre que diz o que ele tem de fazer, ou a de quem não tem o saber sobre seu próprio corpo, sobre seu adoecimento, o que pode, a depender de cada caso, promover o desencadeamento de algum sofrimento.

Clavreul (1983) explica que através das etapas que sustentam o ato médico, ou seja, o diagnóstico, a terapêutica e o prognóstico, vemos surgir um discurso totalitário que exclui a diferença e a subjetividade, tanto do agente, o médico, quanto do outro, o paciente. O discurso do médico pode ser entendido, então, como um discurso de poder, uma vez que fabrica significantes com valor de existência e sentido do sintoma do doente. Por esse motivo, o produto do discurso do mestre não é o acolhimento ou a compreensão do paciente e de sua condição de (não) saúde; não estamos querendo dizer que esse deveria ser o objetivo, mas, sim, que, exatamente por essa lógica de funcionamento, a descoberta da doença é a produção derradeira do discurso do mestre-médico.

O médico quando se encontra sob a égide do discurso universitário, depositará toda sua confiança em seu saber sobre o corpo adoecido do paciente que se propõe a tratar. Seguramente, esse posicionamento atende a demanda inicial que o doente tem ao procurá-lo, uma vez que com a missão de entender o que se passa com seu corpo, mergulhado em um mal-estar físico e muitas vezes também psicológico, dirige o pedido de desvendar o que há nesse corpo doente ao médico, como um pedido de socorro.

Assim, o médico organizará as informações trazidas pelo paciente em sinais ou signos clínicos que tenham correspondência com o arcabouço teórico do campo do saber médico para arriscar um diagnóstico. Por exemplo, um paciente que chega ao hospital com dor no peito, tontura e falta de ar fará o médico ordenar essas queixas em sintomas relacionados a alguma situação clínica já conhecida por ele para propor urgentemente uma via de cuidado que reverta a situação; nesse caso, possivelmente terá a interpretação de alguém que está apresentando um infarto. Clavreul (1983) reconhece que o médico visa ordenar os signos em uma cadeia significante e que "graças à existência do discurso médico, ele constitui os signos em significantes, e de sua ordenação ele extrai uma significação, que é a existência de uma doença" (p. 169).

O saber do médico está ancorado no saber da ciência, da ciência médica. Para o discurso universitário da ciência, tudo que é tratado pelo saber é considerado um objeto, e a doença ocupa essa condição. Quando o médico desvenda a doença e determina seu tratamento, realiza um movimento de objetivar, para aplicar seu saber e, consequentemente, imprime seu lugar de detentor de uma verdade, mandante ou mestre, que dominará o curso do tratamento.

Lacan ([1969-70] 1992) já nos advertia que “nós não somos sem uma relação com a verdade” (p. 55). Porém, existe um ponto distintivo importante a ser ressaltado que demonstra o contraste entre a verdade do mestre, do saber científico, e inclusive, do saber do médico sobre o doente, e aquilo de que tratamos quando olhamos para a verdade do sujeito. A dimensão da verdade para o médico não será a mesma que a dimensão específica da verdade na história do sujeito.

A verdade, para o médico, está incluída na lógica de um discurso sem falha; é uma verdade que se promete totalitária e completa, com respostas a quaisquer questionamentos. Ela é a base do poder médico que articula as ordens por trás das orientações ligadas ao diagnóstico, ao tratamento e ao prognóstico de determinada doença. Na maioria das vezes sua certeza não é questionada e acaba por organizar a lógica das relações discursivas entre médico, ou profissionais sob a égide desse discurso, e o doente.

Interessante apontar aqui um fato marcante de nossa experiência na clínica psicanalítica com os pacientes diagnosticados com HIV, lá no início da epidemia, há quase trinta anos, que estão em tratamento até hoje. Escutamos inúmeras vezes que a verdade emitida pela boca do médico era: “O que você tem é aids e não mais que alguns meses de vida”. De fato, muitas pessoas morreram rapidamente logo após o diagnóstico naquela época, ou mesmo antes de poderem ter conhecimento do diagnóstico; por outro lado, muitas estão vivas até hoje.

A verdade sobre a morte praticamente instantânea se pretendia universal e totalitária, amparada pelo saber da ciência médica sobre uma doença recém-descoberta. No entanto, a verdade singular de cada sujeito intervinha, mostrando outras possibilidades de o corpo se relacionar com o vírus e colocando em xeque uma generalização tão perigosa, que produzia efeitos significativos não só na subjetividade dos pacientes, mas também em toda uma representação social da doença.

A verdade do sujeito remete a um lugar de desconhecido, de impossibilidade de acesso total. Nossa verdade própria aponta para a divisão do sujeito, para a divisão entre verdade e saber, divisão constitutiva que envolve necessariamente a existência do inconsciente. A verdade do sujeito é inconsciente e desconhecida pelo eu. Ao mesmo tempo que está presente em quem somos, ela nos causa uma impressão de estranhamento. Sobre esse ponto, nos veio à memória o modo como Lacan introduz os escritos de "Televisão" ([1974] 1993): "Digo sempre a verdade: não toda, porque dizê-la toda não se consegue. Dizê-la toda é impossível, materialmente: faltam as palavras. É justamente por esse impossível que a verdade provém do real" (p. 11).

Existem sujeitos distintos em jogo no campo da ciência e da psicanálise, já que o sujeito desta última é o sujeito do inconsciente. Podemos constatar esse contraponto em diversos momentos das ideias de Lacan mesmo, por exemplo, em seu texto "A ciência e a verdade", de 1965, quando ele indica que "dizer que o sujeito sobre quem operamos em psicanálise só pode ser o sujeito da ciência talvez passe por um paradoxo" (p. 873). Mais adiante no texto ele nos fala do sujeito da psicanálise como o sujeito do significante, manifesto em sua relação com outro significante – intervalo em que sua verdade pode irromper – que deve ser distinguido do indivíduo puramente biológico.

Em contrapartida, falemos também do sujeito preso no emaranhado das relações mantidas no mundo contemporâneo e articuladas pela engrenagem capitalista. Ele não deseja nada saber sobre a experiência do impossível, do inacessível – o que vai na contramão do discurso do analista, que está orientado pela experiência do inconsciente, do real impossível –, ele (o sujeito) dribla todos os obstáculos que o afastem dessa lógica. Para ele, portanto, a verdade é atingível, a tal da "verdade verdadeira", que dá respostas as suas inseguranças com certeza e totalidade.

Analisando o modelo da ciência médica contemporânea, podemos notar um funcionamento em parceria com a lógica do capital, fazendo com que ela use de seu saber para enquadrar um laço social baseado no tamponamento da falta estrutural do sujeito e no imperativo do gozo, no qual o sujeito do desejo se vê privado de sua particularidade, havendo uma modificação na posição de sujeito. Para Morais (2015), quando Lacan fala da mercantilização do saber, ele nos atenta para a posição do saber como mercadoria; o saber que adentra o circuito da troca e que tem potencial para consumo. Para obter um saber consumível, a ciência provoca o discurso, falso, de que poderia dizer toda a verdade, com intenção de ser absoluta.

Lacan, no "Seminário 17", expôs que estava bem atento às modificações que essa lógica poderia causar nos modelos discursivos que estava propondo. Já naquele contexto ele afirma: "Falo dessa mutação capital, também ela, que confere ao discurso do mestre seu estilo capitalista" ([1969-70] 1992, p. 160).

Está aí anunciado, nas palavras próprias de Lacan, que o acréscimo de algum efeito de laço social em conformidade com a racionalidade capitalista poderia provocar uma mudança na disposição de seu discurso do mestre. Que mudança será essa? Sabemos que existe uma limitação de relações entre os elementos e suas rotações – foi o próprio autor que enfatizou isso –, o que dá a chance de existência de apenas quatro matemas de discursos. Então, como seria construída essa mutação do discurso do mestre? Lacan, ali, ainda não nos responde. O que nos fica evidente nesse momento teórico é a correspondência entre esses dois discursos, visto que nesse mesmo seminário ele detalha sua linha de raciocínio, inclusive assegurando que a ciência está envolvida nessa mutação:

> Não se esperou, para ver isso, que o discurso do mestre tivesse se desenvolvido plenamente para mostrar sua clave no discurso do capitalista, em sua curiosa copulação com a ciência. Isto sempre foi visto e, em todo caso, é tudo o que vemos quando se trata da verdade, ao menos da verdade primeira, daquela que não obstante nos interessa um pouco, embora a ciência nos faça renunciar a ela dando-nos somente o seu imperativo *Continua a saber em um certo campo* [...] (*Ibid.*, p. 103).

Só teremos notícias de como Lacan irá interferir nos seus matemas quadrípodes, para a obtenção de um novo discurso, na Conferência na Universidade de Milão, em 1972, na qual ele apresentará pela primeira vez a fórmula que subverte a posição dos elementos do lado esquerdo do matema, dirigindo o que está em cima da barra para baixo da barra e vice-versa. O autor diz durante sua fala: "o discurso capitalista está ali, vocês veem... [indica o discurso no quadro-negro]... uma pequenininha inversão simplesmente entre o S1 e o $... que é o sujeito..." (p. 17).

Figura 3 – Matema do discurso capitalista em mutação do discurso do mestre.[8]

Portanto, derivando do discurso do mestre, que Lacan mesmo diz ter se alterado a partir de certo momento da história, obtemos o discurso do capitalista, que nasce como fruto de uma sociedade na qual o consumo implica a crença de satisfação total do desejo. Crença unicamente, pois, no movimento ligado ao poder de compra, a insatisfação estrutural rege os laços sociais, fabricando sujeitos insaciáveis, que estão a serviço do funcionamento do sistema político-econômico. O sujeito se relaciona com seu objeto-mercadoria de consumo, criado, renovado e atualizado pelas inovações da tecnologia, para ilusoriamente se sentir preenchido e completo.

Soler (2011) explica-nos a lógica interna da estrutura do discurso capitalista, que se dará de forma bem distinta com relação aos outros discursos, uma vez que Lacan não inclui na fórmula a barreira de descontinuidade das relações entre verdade e produto, não havendo ruptura das ligações. Por causa dessa mudança, pode-se ler ordenadamente que o sujeito, no lugar de agente, comanda a cadeia significante para obter o mais-de-gozar; mas sem a ruptura no circuito contínuo que se instaurou, é nítido que o objeto produzido também pode comandar o sujeito.

Nessa perspectiva, para Pacheco Filho (2015), Lacan indica, com seu discurso capitalista, o que tem ficado escancarado em nossa sociedade focada no consumo, e que é denominado "imperativo de gozo": uma imposição socialmente difundida para gozarmos por meio de objetos-mercadoria fabricados pela tecnologia desenvolvida pela ciência contemporânea, que manterá o sujeito preso no circuito da falta de gozo ao

---

8 Figura disponível em: https://appoa.org.br/correio/edicao/276/discurso_do_capitalista__sociedade_espetacular_disciplinar_de_consumo_e_de_gozo_escopico/583

mais-de-gozar. Esse discurso vai entrar em jogo com o intuito de tamponar a falta irredutível do sujeito, proveniente da castração.

O ponto de vista de Morais (2015) – de que a inversão entre $ e significante-mestre (S1), na qual este último passa a ocupar a posição da verdade no discurso, acarreta a elaboração de uma verdade "mestra" sem falha, sem falta, e totalitária no discurso de um saber todo – corrobora essas afirmações. Na posição de consumidor de objetos, o sujeito está reduzido à ilusão de se sentir completo, de preencher sua falta; com essa ilusão, o discurso capitalista o atira frente a uma falta-a-gozar, ligada à insatisfação constante. Em seguida, na tentativa de recuperar o gozo perdido, produz um elemento, o mais-de-gozar, que o incentiva a buscar sempre por mais gozo. A autora sustenta que para o sujeito conseguir fugir dessa cilada, imposto pelo discurso do capitalista, ele precisa enfrentar essa falta de gozo e encabeçar um questionamento em relação aos saberes produzidos pela ciência.

Ao mesmo tempo, é desse discurso científico capitalista que nasce uma brecha para estabelecer a prática da psicanálise. Lacan já defendia brilhantemente essa ideia em "A ciência e a verdade" ([1965] 1998), refletindo sobre a possibilidade do acolhimento do discurso de Freud sobre o inconsciente no final do século XIX; e ele continua acreditando nela na última década de seu ensino. Na Conferência de 1972, em Milão, ele afirma:

> Nesses três quartos de século agora transcorridos desde que Freud trouxe a público essa fabulosa subversão de que havia... há uma outra coisa que escapou, e grosseiramente, que é nada menos que o discurso da ciência, que agora ganha o jogo... ganha o jogo até que se veja seu limite: e se há algo que é correlativo desse resultado do discurso da ciência, algo que não havia nenhuma chance de que aparecesse antes do triunfo do discurso da ciência, é o discurso psicanalítico. Freud é absolutamente impensável antes da emergência não apenas do discurso da ciência, mas também de seus efeitos (p. 20).

Por fim, para retomarmos a problemática do ato diagnóstico à luz das elaborações aqui desenvolvidas, temos recursos teóricos para interpretá-lo de três formas principais: como um ato de mestria, posicionando o médico no lugar de mestre, sustentando seu discurso como um discurso de poder; como a tradução de um saber incorporado ao discurso do universitário, já que ele detém uma forma de evidenciar tal saber em relação à doença e às investigações médicas para chegar à verdade da doença; e também como um ato incluído na lógica discursiva capitalista, na qual o diagnóstico se posiciona como objeto de consumo diante de um modelo de saúde totalitário e generalizado. Esse processo que entrelaça três discursos, o do mestre, o do universitário e o do capitalista, é o passo que marca a entrada no discurso médico.

Enlaçados socialmente nesses discursos, podemos ver pacientes se submeterem à verdade quase totalizante do diagnóstico médico, o que pode promover um mal-estar, uma queixa e uma demanda de tratamento psíquico. Entretanto, Pacheco (2013) nos lembra de que "os sujeitos não se submetem por inteiro. Algo escapa e se revolta perante os discursos de dominação" (p. 85). O poder, o saber e o gozo produzidos por meio da linguagem, numa parasitagem do imaginário, envolvem o sujeito e o aprisionam em alguns significantes específicos. Tais significantes possuem, nesse momento, a função de dar nome ao indivíduo que busca ajuda do médico, nome que o representará para um mundo, seu grupo, dentro do laço social.

Diante dessas teorizações, parece-nos essencial um debruçar atento a duas facetas. Primeiramente, refletir a respeito de uma direção de tratamento psicanalítico capaz de suscitar uma desalienação do sujeito dos significantes aprisionantes, para dar de encontro com a nomeação de sua experiência enquanto saída possível para o sofrimento, possibilitando um giro no lugar discursivo.

Uma segunda abordagem, não menos importante, é indagar sobre o lugar do psicanalista num contexto em que reina o discurso médico, focando a vertente política de sua ação. O discurso do analista pode aparecer como uma alternativa ao funcionamento habitual do discurso que exclui a subjetividade e causa um sujeito desejante, propondo um sujeito articulado a seu tratamento, que ressignifica, portanto, a identificação alienante ao diagnóstico.

Podemos apontar que o acontecimento do discurso do analista tem direta relação com a inserção dele (analista) em uma instituição de saúde, como apontamos acima, e não somente com o lugar que o discurso médico designa a ele. Acreditamos ser um lugar de intensa construção, com consequências importantes para a não repetição das ações institucionais.

Seria bom, aliás, dar uma (de)nominação apropriada a essa nova situação em que me encontro. E eu preciso também atribuir a esse mundo um nome que me seja próprio, para diferenciá-lo daquele mundo de antigamente [...] Não tem por que esse novo mundo não ter um [nome]. 1Q84 – é assim que vou chamar esse mundo novo.

(Murakami, 2017, p. 205)

4. REVELAÇÃO, IDENTIFICAÇÃO, NOMEAÇÃO: DESTRINCHANDO DIFERENÇAS

— (Roy Cohn) Aids... sabe qual o seu problema, Henry, é que você fica ligado em palavras. Em rótulos. Você acredita que eles significam o que parecem significar. Aids. Homossexual. Gay. Lésbica. Você pensa que são nomes que te dizem com quem uma pessoa dorme. Eles não dizem isto.

— (Henry) Não.

— (Roy Cohn) Assim como todos os rótulos, dizem uma coisa, apenas uma coisa: onde é que um indivíduo, assim identificado, se encaixa na cadeia alimentar, na hierarquia social. Não a ideologia ou a preferência sexual, mas algo muito mais simples: influência. Não com quem eu transo, ou quem transa comigo, mas quem irá atender o telefone quando eu ligar. Quem me deve favores. É isso que um rótulo significa. Agora, para quem não entende isso, "homossexual" é o que eu sou, porque faço sexo com homens. Mas, na verdade, isso está errado. Homossexuais não são homens que dormem com outros homens. Homossexuais são homens que, durante 15 anos de tentativas, não conseguem fazer passar uma porcaria de uma lei antidiscriminação na Câmara Municipal. Homossexuais são homens que não conhecem ninguém. E que ninguém conhece. Que têm influência zero. Isso se parece comigo?

— (Henry) Não.

— (Roy Cohn) Então, qual é o meu diagnóstico, Henry?

— (Henry) Aids, Roy.

— (Roy Cohn) Não, aids é o que homossexuais têm. Eu tenho câncer de fígado.

O diálogo acima, retratando o momento em que um médico revela o diagnóstico de aids a seu paciente, foi recortado da série americana *Angels in America*, adaptada da peça teatral homônima escrita por Tony Kushner, em 1995, e vencedora do Prêmio Pulitzer de Teatro. A série foi produzida pela HBO, em 2003, e dirigida por Mike Nichols. Conquistou cinco categorias do Globo de Ouro e onze categorias do Emmy; teve em seu elenco atores renomados como Al Pacino, Meryl Streep, Emma Thompson, Justin Kirk, Ben Shenkman, Mary-Louise Parker, Jeffrey Wright, Patrick Wilson, James Cromwell, Brian Markinson.

A trama é contextualizada na Era Reagan, na primeira metade da década de 1980, anos iniciais da epidemia de aids no mundo, quando pouco ainda se sabia sobre a doença, e as primeiras descobertas traziam o rótulo e o preconceito diretamente apontado à homossexualidade. Durante toda a série, podemos assistir ao desenrolar de questões e conflitos na vida das pessoas vivendo com HIV, suas famílias e amigos, atrelados à descoberta do diagnóstico de uma síndrome que estava se espalhando rapidamente e fazendo inúmeras vítimas.

Embora muito tenha mudado no cenário da doença, por exemplo, em relação às formas de transmissão e a não ser mais uma sentença de morte para quem recebe o diagnóstico, o diálogo recortado de um episódio da série e transcrito acima provoca reflexões sobre a experiência da revelação do diagnóstico, evidenciando nossa premissa de que aquilo de que se trata para o saber médico provavelmente não irá coincidir com aquilo de que se trata para o sujeito. A objetividade presente na fala de Henry – própria do trabalho do médico e esperada quando ele aplica o saber da medicina – sobre a doença finalmente identificada no corpo de seu paciente, não é compreendida por Roy, para quem a doença representa muitas outras coisas.

O mesmo saber médico que se responsabiliza pela revelação diagnóstica da doença também aparece como precursor da associação inicial entre a homossexualidade e a aids, num momento de investigação que se pautava no saber da ciência construído até então; os primeiros sintomas fabricavam o elo entre um modo específico de vivência da sexualidade e as formas de transmissão. É exatamente essa associação que é intragável para Roy, mas seu médico parece não apreender o sofrimento por trás do nome (aids); sofrimento que não corresponde à objetividade do corpo orgânico, uma vez que é aí que a subjetividade de Roy entra em cena.

Numa cadeia lógica de elementos, ter aids é ser gay, ser gay é ser impotente política e socialmente, e para usar o significante específico de

Roy, é não ter influência. Ser gay para ele não implica necessariamente a questão explícita da sexualidade, de com quem sente prazer; um outro sentido é construído para esse nome (gay), um sentido que toca a marca de sua imagem para o Outro e representa um lugar relacionado a poder. Se a aids é praticamente sinônimo de ser gay naquela época – o que, para o funcionamento psíquico de Roy, é insuportável – existe uma tentativa de negação do diagnóstico. Portanto, o lugar fantasmático de submissão à potência do Outro pode ser evitado. Câncer de fígado é um significante que pode representar Roy para si mesmo, aparentemente, sem fazer com que a angústia emerja. Isso tem uma função psíquica e evita o contato com os nós da história do sujeito.

Nesse sentido, podemos reconhecer que todo diagnóstico é um evento na vida do sujeito que, tendo vivido uma sucessão de eventos anteriores, recebe um lugar de pertencimento. Uma cadeia diagnóstica de representações, não só feita de diagnósticos de doenças, mas também de nomes recebidos ao longo de uma vida e atrelados por alguma significação inconsciente. O diagnóstico vai ativar algo da fantasia do sujeito presente nesses diversos momentos, ou seja, o diagnóstico médico não é o primeiro evento, a pessoa já foi atravessada por muitos outros discursos diagnósticos.

Mandil (2007) faz uma análise psicanalítica sobre essa cena específica da série e entende que a recusa de Roy pelo diagnóstico de aids corresponde à dificuldade do sujeito de confrontar o vínculo estabelecido entre a descrição médico-científica da doença e uma comunidade de gozo específico, na qual esse diagnóstico o inscreveria. Pode-se ler nas entrelinhas que a demanda de Roy abarca a necessidade de ver seu modo particular de gozo ser levado em conta como determinante de seu lugar hierárquico na teia de poder da sociedade tradicional americana. Ele rejeita a atitude da comunidade de relacionar a patologia a seu gosto sexual e à sua vivência de relacionamentos afetivos.

Com o propósito de sugerir uma divisão didática da experiência do recebimento de um diagnóstico médico, tendo por base nossa experiência no campo da revelação e tomando, neste primeiro momento, o diálogo apresentado acima, elaboramos o seguinte modelo: interpretamos o ato de revelação do diagnóstico – momento em que o médico oferece um significante novo ao paciente – como um primeiro tempo do processo subjetivo; a identificação com o significante ofertado, como um segundo tempo; e a nomeação com o nome-diagnóstico – circunstância de apropriação do nome – como um terceiro tempo. Os três tempos estão atrelados logicamente e não, impreterivelmente, de forma cronológica.

Essa divisão numa tríade articulada é o que pretendemos defender ao longo deste livro. Ela se pensa como um modelo alternativo a protocolos de anúncios de diagnóstico, os quais exemplificaremos mais adiante, incluindo a dimensão subjetiva de cada paciente. Normalmente, um protocolo é construído para orientar práticas profissionais e ser seguido fielmente; ele não possibilita adaptações situacionais e tem como foco a objetividade do processo. Esse modelo alternativo dos três tempos, que não se pretende uma cerimônia formal e burocrática, nem precisa ser seguido linha a linha, se desenrola como auxílio para os profissionais de saúde – tanto entre nosso grupo de psicanalistas como entre psicólogos, médicos, enfermeiros, assistentes sociais etc. – que se deparam com essas situações em suas práticas, ao ouvir a singularidade de seus pacientes e pensar o percurso da revelação a partir de um novo lugar. Essa é nossa real proposta.

A lógica desse modelo é fundamental para nosso raciocínio clínico diante dos pacientes que nos procuram arrebatados por algum sofrimento ligado à problemática da revelação diagnóstica, uma vez que podemos defender o fato de novos nomes se atrelarem a antigos autodiagnósticos da história do sujeito, movimentando, *a posteriori*, antigas marcas que fazem a cadeia significante se movimentar. As ideias incutidas nos três momentos da experiência enfatizam uma dimensão temporal subjetiva. A proposta é que levemos em conta, atentamente, os significantes únicos que aparecem no discurso de cada paciente, evitando qualquer generalização das vivências.

Essa diferenciação temporal é essencial e foi implicada pela escuta do psicanalista, sobretudo quando ele se viu convocado a lidar com o sofrimento do paciente diante do diagnóstico recebido e, inclusive, ao se deparar com ocasiões em que se escancara a dificuldade de seguir um tratamento específico. Isso é bem compreensível, uma vez que, seguramente, aquilo de que se trata na aids não é aquilo de que se trata no câncer de fígado, pensando em termos do corpo orgânico e não das representações do sujeito, pois sabemos que são doenças com reivindicações de distintas técnicas e intervenções que compõem uma gama de coerentes recursos terapêuticos indicados.

A descrição do modelo dos três tempos, junto com uma explicação detalhada e a defesa de sua lógica, será realizada nas próximas páginas, na tentativa de indicar a possibilidade de um novo paradigma no contexto da revelação do diagnóstico. Começaremos com o tempo da revelação, primeiro tempo, alinhavando a nossa experiência diante da necessidade de oferecer um diagnóstico ao paciente com as palavras de autores que refletiram sobre essa temática; em seguida, percorreremos o caminho da identificação, como um segundo tempo, adentrando a teoria psicanalítica deste conceito e mencionando um recorte clínico que ilustra o mecanismo em questão; e, por fim, cuidaremos do tempo da nomeação, indicando as vicissitudes dessa noção na trajetória da psicanálise lacaniana, e defendendo sua função de terceiro tempo do recebimento de um diagnóstico médico.

4.1. A INSUSTENTÁVEL LEVEZA DO DIAGNÓSTICO: PRECISAMOS FALAR SOBRE *REVELAÇÃO*

Delinearemos aqui a experiência do instante inicial de receber um diagnóstico médico, que chamamos de "a revelação" propriamente dita. Como abertura, explicaremos a nossa escolha pelo uso do vocábulo *revelação* diante da nossa temática que abarca o contexto do diagnóstico médico.

Essa escolha já foi discutida em detalhes anteriormente. Castellani (2014) defende a escolha do termo para tratar desse campo, em vez de anúncio ou comunicação, por exemplo – quando foi abordado o caso específico do HIV –, pois tal termo apresenta dentre suas acepções uma conotação de desvelar o que está guardado em segredo. Além disso, o mesmo termo indica a informação de um atributo, antes desconhecido, e podemos avaliar que o atributo relacionado ao diagnóstico de uma certa patologia é aquilo que ainda estava silenciado para o sujeito, inominável.

O termo *revelação* tem como objetivo padronizar uma significação, principalmente quando está em jogo no contexto médico também o termo *comunicação*, uma vez que este último carrega um sentido mais informativo, explicativo, instrutivo de uma condição de saúde da ordem da aquisição de um saber, de receber uma notícia, portanto, relacionado ao aspecto consciente do funcionamento psíquico. Acreditando que a problemática do diagnóstico ultrapassa o anúncio de uma notícia e, levando em conta a dialética inconsciente do sujeito, a opção pelo termo *revelação* é mais plausível e coerente. Julgamos primordial incluir ainda, aqui neste ponto, algumas considerações, sobretudo em relação ao ato de revelar algo a alguém, sob o ponto de vista psicanalítico.

Os substantivos *revelação, comunicação* e *anúncio*; e os verbos *contar, dizer* e *compartilhar* surgem com frequência nas situações práticas e nos escritos sobre o momento de dar a notícia de um diagnóstico a uma pessoa, tanto no tempo inicial, que envolve a relação médico-paciente, quanto num segundo tempo, o da decisão particular de cada um de informar a notícia para terceiros, com todas as possíveis repercussões envolvidas, imaginadas ou não.

"A **revelação** do diagnóstico de câncer para João foi muito difícil, já que existem questões genéticas em jogo, o que mobilizará toda sua família"; ou "Maria, você precisa **contar** seu diagnóstico de HIV para seu namorado, ele tem direito de saber." Essas falas são exemplos comuns dos usos dos substantivos e verbos mencionados acima, como parte de situações relacionadas ao diagnóstico médico. Notamos que sempre existe o envolvimento de um interlocutor junto ao paciente, que dá ou recebe a informação; vale lembrar que a postura do paciente em relação a seu interlocutor estará embasada na posição subjetiva na fantasia, para que não haja a emergência da angústia. Optamos por nos atentar nesse momento à relação do paciente com o interlocutor que dá a informação e o nomeamos aqui como "reveladores."

4.1.1. Reveladores ou revelar dores?

Pretendo contar para vocês um pouco sobre como ocupei o papel de "reveladores" - algo que alguns anos atrás, sem os desenvolvimentos tecnológicos e as mudanças das políticas públicas brasileiras, não seria possível –, para posteriormente seguir com o intuito de abordar o terreno do que já foi pensado e desdobrado por outros autores, não só no âmbito psicanalítico, sobre a revelação de diagnósticos.

Minha trajetória com a prática da revelação do diagnóstico de uma patologia a seu portador se deu especificamente no contexto da disponibilização dos testes rápidos de HIV no Sistema Único de Saúde (SUS) brasileiro, que se tornaram o modelo empregado em todos os outros centros de testagem. O trabalho era o de exercer as duas funções: a primeira, como profissional técnica responsável por realizar o teste; e a segunda, com o laudo em mãos, como responsável por anunciar o resultado.

A portaria 34/SVS/MS do Ministério da Saúde entrou em vigor no ano de 2005, regulamentando o uso de testes rápidos para o diagnóstico da infecção pelo HIV. Até aquele momento, os testes eram feitos exclusivamente em laboratório e por profissionais com formação na área da enfermagem. O resultado demorava alguns dias para ficar pronto – logo no início da epidemia, na década de 1980, até os primeiros anos de 1990, não eram dias, mas meses que se atravessavam na espera de um resultado – em consequência do tempo levado pela metodologia aplicada à leitura do teste conhecida na época.

Atualmente, nos serviços públicos de saúde que dispõem de centros de testagem, o diagnóstico é fornecido pelo teste rápido, feito com a coleta de uma gota de sangue ou de fluído oral, sem a necessidade de estrutura laboratorial e com a mesma confiabilidade e segurança do teste tradicional. O resultado demora no máximo 30 minutos para ficar pronto. Em caso de resultado negativo, o diagnóstico é informado ao paciente no mesmo instante. No entanto, se esse primeiro teste revelar um resultado positivo, é realizada uma nova testagem rápida para confirmação; somente após o resultado positivo desse segundo teste, o diagnóstico comprovado de HIV positivo é anunciado ao paciente (Brasil, 2013).

Com a criação dessa nova portaria, ficou estabelecido que todos os profissionais que fizessem parte do programa de treinamento específico para a testagem rápida, pertencentes às diversas categorias da área da saúde, não só a enfermagem, estariam habilitados e autorizados pelo Ministério da Saúde para a prática da realização do teste. A emissão do laudo e a revelação do diagnóstico estão incluídas na autorização dada a esses profissionais, porém os conselhos que regulamentam cada área devem estar de acordo com essa função. Caso contrário, o profissional pode realizar a etapa de pré-testagem, mas não o teste propriamente dito nem a emissão do laudo.

É importante pontuar que no início da epidemia da aids a revelação do diagnóstico, acompanhada das informações e repercussões sobre a doença, além da devida autorização para início de tratamento, era função exclusiva do médico – e isso ainda é assim nas diversas outras especialidades médicas, e mesmo, por exemplo, nas indicações de internação hospitalar. A figura deste profissional foi representativa na descoberta do diagnóstico nos primeiros 20 anos de existência da aids. O relato de experiência que se segue só foi possível em função dessa significativa mudança de paradigma, que autorizou profissionais de outras áreas a atuarem no processo.

Como já indicamos anteriormente, o início da epidemia de HIV foi marcado por uma larga sequência de revelações de diagnósticos trágicas e fatais, por exemplo, "Você tem aids e seis meses de vida." Era acreditando na verdade da ciência e com a boa intenção de preparar o paciente para o "pior" que sentenças como essa eram enunciadas pelos médicos. Por outro lado, elas também indicavam que ainda se conhecia muito pouco sobre o prognóstico e sobre as surpresas do caminho do tratamento da aids. Revelações de diagnóstico como essa tiveram efeitos devastadores no modo como os pacientes viviam o processo de adoecimento e como aderiam ao tratamento.

Exatamente por se constatar que a revelação do diagnóstico podia ter fortes consequências e o potencial de gerar traumas, a testagem para o HIV passou a ser sempre acompanhada, no contexto do SUS, da prática do aconselhamento pré e pós-teste. A proposta funciona como um facilitador da experiência do sujeito diante da revelação e do conhecimento de seu status sorológico.

O vínculo entre testagem e aconselhamento está regulamentado e previsto por lei. Atualmente, ambos são realizados em conjunto por profissionais de saúde do SUS. A mesma instituição responsável pela testagem será responsável pelo aconselhamento, que acontece nos minutos que antecedem e que sucedem o resultado do teste. A técnica do aconselhamento é organizada metodologicamente e segue a aplicação de um questionário preestabelecido.

No momento da implantação e início da prática, o aconselhamento foi descrito pelo Ministério da Saúde (Brasil, 1998) como:

> um processo de escuta ativa, individualizado e centrado no cliente. Pressupõe a capacidade de estabelecer relação de confiança entre interlocutores, visando resgate dos recursos internos do cliente para que ele mesmo tenha possibilidade de reconhecer-se como sujeito de sua própria saúde e transformação (p. 8).

O aconselhamento é um apoio educativo que objetiva:

- a troca de vários tipos de informação no âmbito das DST e do HIV/aids, de acordo com a necessidade de cada indivíduo;
- a abordagem das formas de transmissão, prevenção e tratamento;
- a avaliação da vulnerabilidade individual relacionada às medidas preventivas ou à exposição ao vírus, o que propicia uma reflexão sobre atitudes e condutas;
- o planejamento de estratégias de redução de riscos;
- a contribuição para reduzir os riscos de transmissão;
- a comunicação facilitada para diminuir o impacto do diagnóstico positivo;
- a oferta de apoio emocional, que pode se dar na forma de acolhimento (Brasil, 1998).

Na prática e nos objetivos descritos pelo Ministério da Saúde, podemos constatar que não somos convocados a realizar o teste rápido e dar aconselhamento como psicanalistas da instituição. Inclusive, podemos refletir que existe uma importante mudança de função quando comparamos uma prática guiada pela escuta e pela transferência, na qual o psicanalista se coloca como objeto causa de desejo, contando com a interpretação como seu ato, e o "aconselhador" que representará a verdade do discurso médico e revelará um atributo desconhecido do corpo do paciente, promovendo atitudes educativas e de orientação e incorporando um saber científico que não corresponde à sua área de saber.

No entanto, foi na atribuição de psicóloga de uma equipe multiprofissional de um equipamento de saúde para tratamento da aids que fui convocada, após o treinamento mencionado para a testagem rápida de HIV, sífilis e hepatites virais, a ocupar o lugar de "aconselhadora", "testadora" e "reveladora", no qual atuei entre 2011 e 2016.

Por ora, cabe assumir que essa experiência foi atravessada por minha escuta psicanalítica e habitada pela psicanálise que há em mim e que conduz minha clínica. Consideramos importante situar o leitor em relação ao processo e ao fluxo de atendimento da testagem rápida, implementado na instituição de saúde da qual fiz parte, para logo em seguida relatar dois casos atendidos por mim que suscitaram reflexões e questionamentos.

À época, eu integrava o serviço de testagem e aconselhamento que compunha o Projeto de Prevenção do SEAP-HIV/AIDS do Hospital das Clínicas da Faculdade de Medicina. A partir de 2014, com nova configuração, o projeto contava com a participação de dez profissionais na equipe multidisciplinar: duas enfermeiras, três psicólogas, duas assistentes sociais e três médicos.

As assistentes sociais não estavam inseridas em todo o processo da testagem, pois o conselho regulador da profissão não permitia a realização do teste em si, nem a emissão do laudo diagnóstico, restringindo a participação delas apenas à parte do aconselhamento pré e pós-teste e à matrícula administrativa na instituição como caso novo quando o paciente diagnosticado com HIV optava por ser tratado no SEAP. A função dos médicos não era a de realizar o processo da testagem, mas, sim, exclusivamente, de atender e acompanhar os casos, provenientes dos atendimentos da testagem, com indicação para profilaxia pós-exposição[9] (PEP) e de oferecer uma consulta inicial para esclarecimentos aos pacientes cujo teste se revelasse positivo.

9 A profilaxia pós-exposição é uma forma de prevenção da infecção pelo HIV. As pessoas que supõem ter entrado em contato com o vírus recentemente, num período máximo de 72 horas, pelas mais variadas formas de transmissão possíveis, podem iniciar um tratamento com uma medicação que faz parte do coquetel para tratamento da aids. Os comprimidos precisam ser tomados por 28 dias, continuamente, para impedir a infecção pelo vírus, sempre com orientação médica. Disponível em: http://www3.crt.saude.sp.gov.br/profilaxia/hotsite/.

A equipe da Prevenção se reveza em horários e dias preestabelecidos e fixos, com uma abertura de agenda de três horas livres, nas quais um dos profissionais era responsável pela cobertura, para atender os interessados à testagem. O atendimento se dava por ordem de chegada e era possível atender uma média de quatro ou cinco pessoas por período. Na chegada ao ambulatório, era necessário realizar um pré-cadastro na recepção e gerar um número de atendimento que acompanhava o paciente desde a testagem até o aconselhamento.

O paciente era chamado individualmente pelo profissional que realizaria seu teste, para iniciar o momento do aconselhamento e responder a algumas perguntas sobre sua saúde sexual, sobre o conhecimento de métodos de prevenção de HIV e de outras DSTs, e para receber informações pertinentes à execução do exame. Logo em seguida, acontecia a fase da testagem propriamente dita e o paciente escolhia se gostaria de realizar os três testes disponíveis, incluindo o de sífilis e de hepatites B e C, ou apenas o teste de HIV. Isso influencia na duração do processo todo da testagem.

Após o tempo de espera para a leitura do teste, o aconselhador convocava o paciente para lhe entregar o resultado. Essa última fase era chamada de aconselhamento pós-teste e consistia tanto na revelação do diagnóstico quanto de um momento de disponibilidade de escuta para dúvidas ou inquietações dos pacientes.

O diagnóstico negativo era normalmente recebido de forma mais tranquila e não vinha seguido de muitas perguntas do paciente. O processo então era finalizado com o oferecimento de métodos de prevenção e de encaminhamento para vacinação, caso fosse necessário. Já a revelação do diagnóstico positivo era mais delicada, e seguia-se da coleta de uma nova amostra de sangue ou fluido oral para a realização do teste confirmatório. De acordo com minha experiência, era raríssimo o segundo teste dar negativo, o que invalidaria o primeiro e todo processo deveria ser recomeçado. Portanto, o primeiro positivo indicava uma grande suspeita de um positivo conclusivo.

A segunda revelação era feita de forma muito cuidadosa e sempre baseada nas informações colhidas no pré-teste e na percepção das expectativas demonstradas pelo paciente. O aconselhador fornecia um ambiente de escuta e acolhimento das questões suscitadas pelo diagnóstico positivo. O processo só era finalizado com o duplo encaminhamento, de um lado para o início do cuidado clínico integral, com um médico que forneceria informações sobre a doença e solicitaria outros exames; e de outro para a formalização administrativa da matrícula no serviço junto ao acolhimento institucional necessário, feita pelos profissionais da assistência social. A inclusão de novas inscrições para seguimento assistencial no SEAP-HIV/AIDS, um ambulatório referência no tratamento e acompanhamento de pessoas que vivem com HIV ou aids, representaram nessa época uma iniciativa da cidade de São Paulo de corresponder à meta 90/90/90[10] perante a ONU.

No ano de 2016, foi realizada uma pesquisa[11] na tentativa de compreender o impacto do diagnóstico positivo de HIV a partir das ações do projeto de prevenção do SEAP neste novo momento da aids, no qual há muito mais recursos para o tratamento e a prevenção da aids. A ideia era entrevistar alguns dos pacientes testados no SEAP que se matricularam para acompanhamento no ambulatório, buscando entender a relação entre a vivência da revelação do diagnóstico no contexto pós-teste rápido e as formas com que as pessoas estavam lidando com a nova condição.

Podemos ressaltar dois resultados principais dessa pesquisa que interessam no presente contexto. Primeiro, foi constatado, com base no discurso dos entrevistados, que a representação da aids no início da epidemia – uma doença de homossexuais e pessoas promíscuas que levaria à morte rapidamente – ainda permanece como forte influenciadora nas representações sociais do que é viver com HIV. Portanto, observamos que o imaginário social não acompanha, necessariamente, os avanços das tecnologias de tratamento e prevenção ao HIV, já que existem também os aspectos subjetivos implicados.

---

10 A meta se compromete a ter 90% das pessoas com HIV diagnosticadas no país; nesse grupo, ter 90% em tratamento; e no grupo das pessoas tratadas, ter 90% com carga viral indetectável. Esse acordo, criado em 2014 pelo Programa Conjunto das Nações Unidas sobre HIV/Aids, foi nomeado Declaração de Paris.

11 O estudo em questão foi intitulado *O impacto da revelação do diagnóstico positivo de HIV no contexto do aconselhamento pós-teste*, realizado pela aprimoranda Danielli Rocha Cavalieri, sem publicação até o presente momento.

Um segundo ponto relevante da pesquisa foi verificar a fala praticamente geral dos entrevistados ao reconhecer a importância da equipe multiprofissional no processo de recepção do diagnóstico positivo. Além disso, os entrevistados assumirem o espaço de escuta no serviço de testagem e aconselhamento como um potencial colaborador no acolhimento e na elaboração das emoções vividas. A segurança e a confiança na equipe e no serviço de testagem, representantes do momento inicial do contato com a doença, podem ajudar para a extensão do cuidado da saúde do paciente. Ou seja, a atenção ao profissional que exerce esta função é fundamental se queremos atingir a forma como o paciente irá se apropriar de seu diagnóstico. Mas acreditamos que há alternativas aos protocolos de formação em saúde e às falas prontas que o profissional deve utilizar nesse contexto.

A experiência como "reveladora" mostrou que cada indivíduo atendido era único e carregava consigo uma bagagem histórica relacionada às representações e aos conhecimentos sobre o HIV, a aids e o processo de adoecer em geral. A revelação dos diagnósticos negativos nunca era igual, por mais que significasse a mesma coisa do ponto de vista orgânico, ou seja, o saber científico da ausência de vírus no sangue da pessoa. A escuta das palavras "o resultado do seu teste deu negativo" parecia tocar em lugares emocionais muito diferentes de cada indivíduo e afetá-los de maneiras muito particulares.

Podemos fazer o mesmo comparativo com a revelação do diagnóstico positivo. Algumas vezes, as expectativas dos profissionais de saúde acabavam sendo frustradas, pois a previsão de o momento da revelação ser trágico ou traumatizante, representado pela fala "o resultado do seu teste de HIV deu positivo", não se confirmava. Essa fala por vezes causou certa surpresa no paciente, mas não angústia. No entanto, em outras ocorrências causou surpresa, angústia, sofrimento, tudo junto. Isso nos leva a concluir que devemos cuidar dos nossos pré-conceitos antes de adentrar a cena da revelação e nos mostrar abertos a escutar o que o paciente terá para nos contar, ou não, respeitando a subjetividade dele.

Gostaríamos de incluir nessa conjuntura o relato de duas experiências durante a prática de testagem e aconselhamento no Projeto de Prevenção do SEAP. Ambas se mostraram representativas do que abordamos até aqui sobre as vicissitudes da revelação do diagnóstico e fazem com que estejamos sempre atentos e reflexivos para esse momento, que pode configurar a entrada no discurso da doença ou a marca para o cuidado com a prevenção.

"Hoje eu quero voltar sozinho": um enfrentar *juntos*

Antonio, 40 anos aproximadamente, procura o serviço para atendimento voltado à PEP. Recebe a informação na recepção administrativa que, para iniciar o uso do medicamento profilático, ele deve passar primeiro por uma testagem rápida para o HIV. Essa resposta sobre a necessidade de iniciar uma profilaxia foi a que ele me deu quando o questionei sobre o motivo da procura pelo teste. A profilaxia é utilizada com o objetivo de evitar que o vírus se multiplique no sangue a ponto de configurar uma infecção pelo HIV, caso a pessoa tenha vivido uma situação de exposição ao vírus. Porém, se a pessoa já está infectada, ela passa a ser um novo caso de HIV positivo a ser tratado e a profilaxia não tem mais efeito. Antonio me conta que está casado há alguns meses com Pedro, mas que continua mantendo relações sexuais extraconjugais, pois tem maior necessidade de sexo. Na última delas, no dia anterior, a camisinha tinha se rompido, e como ele não conhecia o status sorológico da pessoa, achou prudente iniciar uma profilaxia para evitar que contraísse o HIV; essa era sua maior preocupação. Questiono sobre o uso de métodos preventivos nessas relações, e ele me conta que sempre usa camisinha, pois não quer correr o risco de se infectar e transmitir alguma coisa para o marido, com quem tem relações sexuais sem camisinha. Introduzo o assunto da possibilidade de obter um diagnóstico positivo e, segundo Antonio, essa possibilidade não existe, já que ele fez um teste há seis meses e o resultado foi negativo, menciona ter o hábito de se testar com essa frequência. Acabo de preencher um formulário-padrão do aconselhamento e inicio a testagem. O procedimento é simples e rápido, e é preciso aguardar 15 minutos para a confirmação do resultado. Durante esse período, normalmente, o paciente escolhe esperar fora da sala, mas Antonio começou a me contar sobre sua relação, a me mostrar fotos da festa de casamento, narrar os detalhes apaixonantes que viveu com Pedro, até a lua de mel. Mostrava-se muito animado com esses acontecimentos, inclusive mencionando como foi uma conquista para os dois viverem cada momento daquela experiência. Passados uns cinco minutos de conversa, bati o olho no teste e vi que linha vermelha da indica-

ção do positivo estava aparecendo. Confesso que aquela manifestação foi uma surpresa para mim que, atenta ao discurso de Antonio, estava aguardando um resultado negativo, como ele. Não falei nada ao paciente naquele momento e continuamos a conversa até o alarme que indicou o final do tempo de espera para o resultado. Optei por pegar o teste e mostrar ao paciente, revelando o que aquelas duas linhas vermelhas queriam dizer. "Positivo?", ele perguntou. Confirmei e deixei que ele pegasse o teste em suas mãos. Ele me encarou com nítido ar de surpresa. "Não é possível!" E começou a fazer uma retrospectiva dos últimos seis meses de relações sexuais, tentando identificar quando o contato com o vírus poderia ter acontecido. Depois, me disse: "Pedro vai me matar."Escuto isso de duas maneiras: primeiro, o desejo de revelar o diagnóstico ao marido; segundo, a revelação da posição subjetiva que ocupa diante do Outro. Pergunto como ele pensa em fazer essa revelação, e ele quer saber se posso ajudá-lo. Ele não sabe bem como dizer, mas parece não querer se sentir sozinho *na tarefa. Então, digo que estamos ali* juntos *para pensar nisso também e que podemos conversar um pouco mais. Ele se emociona e lembra cenas do casamento. Ele e Pedro,* juntos, *conquistando uma vitória. Com o passar do tempo, Antonio vai se acalmando e pensando em si, em como cuidar dele e iniciar um tratamento. Forneço as orientações necessárias e respondo suas dúvidas. Ele diz que precisa pensar em tudo* sozinho, *mas que gostaria de voltar para conversar comigo. Ofereço um horário e digo que veremos* juntos *como a notícia o afetará nos próximos dias. No dia seguinte, recebo uma ligação no ambulatório. Antonio me conta que tinha conseguido revelar seu diagnóstico para Pedro, o que não tinha sido fácil, mas que depois de muito choro e discussões, eles tinham decidido enfrentar* juntos *a nova situação. Disse que pretendia levá-lo para realizar a testagem quando fosse conversar comigo e queria saber se seria possível a realizaçao do teste no mesmo horário. Verifiquei a disponibilidade e confirmei o horário. Ao final da ligação digo que o espero para nossa conversa. Antonio e Pedro chegam* juntos *e entram,* sozinhos, *cada um em seu compromisso. O resultado do teste de Pedro dá negativo e Antonio se sente aliviado, afirmando que pelo menos só ele tinha se infectado. Não conhecia a história de vida de Antonio antes do encontro em que lhe revelei o diagnóstico positivo de HIV; ele não era um paciente em atendimento comigo, do qual eu podia entender um pouco a dinâmica psíquica, ler sua posição fantasmática e ter uma hipótese de sua posição subjetiva e de seus modos de gozo. Não podia imaginar sua reação frente à revelação do diagnóstico nem seus recursos para a apropriação da notícia. No entanto, pude escutar em sua fala a dialética dos significantes* sozinho e juntos, *que pareciam representá-lo como sujeito. Suspeitamos que essa dialética acompanharia toda a sua trajetória de portador do vírus HIV, da qual ele teria de cuidar* sozinho, *mas poderia enfrentar* juntos.

"Um estranho no lago": a sexualidade como culpa

Oliver é um jovem de 20 e poucos anos que chega para realizar a testagem de HIV no SEAP durante meu período de cobertura da escala. Entra na sala com um ar muito apreensivo, digamos até um pouco assustado e envergonhado. Pergunto por que ele está ali, e ele me relata que viveu uma experiência de risco e precisava ter certeza de que não tinha pegado o HIV. Tento entender o que ele estava chamando de risco e peço para ele me contar um pouco o que aconteceu. Depois de alguns instantes em silêncio, percebo seu receio em narrar sua história. Oliver parece embaraçado e oscilante. Faço, então, uma das perguntas do questionário para tentar disparar sua narrativa. Peço a ele para me contar o que sabe sobre as formas de transmissão do HIV. Ele responde "pelo sangue, pelo sexo, uso de drogas". Como a orientação do protocolo *de testagem é esclarecer detalhadamente todas as formas de transmissão, me ponho a explicar uma por uma. Quando discorro sobre a transmissão sexual, e indico que a prática de sexo oral sem camisinha pode transmitir o vírus, mas que é um evento raro, que só acontece em situações muito específicas de contato de machucados na boca com fluidos sexuais, Oliver me pergunta "E masturbação? Pode né?". Eu digo que não. Ele diz: "Pode sim. Me falaram que pode". Percebo que esse é o teor de sua inquietação e devolvo isso em nossa conversa. Ele concorda e fala que está com muito medo. Peço mais uma vez para ele me contar o que aconteceu, o que o deixou com tanto medo. Ele diz estar com muita vergonha, que não sabe como fez isso, não entende como foi parar naquele lugar. Diz que estava andando na rua e percebeu um menino olhando para ele. Os dois se encararam, entraram no bar e foram direto para o banheiro. Dentro de uma das cabines ele masturba o menino, e o menino o masturba. Então, ele diz: "Sem beijo, sem nada, mas ele gozou na minha mão. Nunca podia ter feito isso. Eu tenho namorada e eu amo ela. Não podia. Não sei o que me aconteceu.*

Nunca tinha me aproximado de um cara antes. Foi a primeira vez." Era culpa, ele estava tomado por muita culpa. Digo a ele que entendo sua preocupação e que sei o quanto está sendo muito difícil pra ele lidar com tudo aquilo. Porém, mesmo calculando, baseada na minha posição de analista, que a orientação não ia apaziguar sua culpa, pensei que era minha função explicar de novo que a masturbação não é uma forma de transmissão. Ele diz que precisa fazer o teste de todo jeito. Sim, eu sabia que o mais importante era vermos o resultado do teste juntos. Fizemos o teste e, como esperado, o resultado foi negativo. Oliver pareceu um pouco aliviado, por alguns segundos, mas logo em seguida voltou a falar sobre sua experiência e me questionar se era certeza que a masturbação não transmitia HIV. Tive a sensação de que seu desassossego tinha muito mais a ver com a descoberta de que podia sentir desejo e prazer de maneiras que ainda não tinha se permitido. Falei que percebia as muitas dúvidas dentro da cabeça dele e que isso o estava angustiando. Questionei se ele não queria um encaminhamento para algum lugar onde pudesse falar dessas angústias e tentar pensar em tudo que estava acontecendo. Oliver rejeitou minha oferta e disse que estaria bem logo. Mas não tive a mesma impressão. Finalizamos o atendimento quando ele estava um pouco mais tranquilo, mas ainda com um ar inquieto. Depois de alguns dias, Oliver retornou à instituição com o objetivo de realizar uma nova testagem. Não é meu dia de cobertura e a profissional responsável vem falar comigo, na tentativa de entender melhor a situação e refletir sobre qual seria a atitude mais adequada a ser tomada. Discutimos um pouco sobre o caso. A profissional argumentou que o caso do paciente não configurava uma necessidade de retestagem, uma vez que ele não tinha sido exposto a nenhuma situação de risco. Ao ouvir sua posição, sustentei que mandar Oliver embora apenas esclarecendo que a masturbação não era uma forma de transmissao e que um novo teste seria desnecessário, não abordaria o real sofrimento, pois o que estava em jogo ali não era a ausência de um vírus no corpo orgânico, havia questões psíquicas que precisavam de atenção e cuidado. Ao mesmo tempo, o que fazer? Ele não aceitava o encaminhamento para um atendimento psicológico e não tínhamos o que, de fato, ele queria, a absolvição para o que ele considerava seus pecados. Nomear a sexualidade de outra forma e sair do campo da culpa para o da (des)culpa era um processo a ser atravessado.

4.1.2. Especificidades da revelação do diagnóstico: das representações ao mito individual

O momento de revelação do diagnóstico de uma doença a um paciente, seu portador, é o passo inaugural de muitas questões, por exemplo, a oferta da possibilidade da instituição de uma relação médico-paciente ou até a escolha de construção do tratamento mais eficaz para cada caso. Nesse tempo de entrada no âmbito do cuidado à saúde, inclui-se a participação do indivíduo que acabou de receber uma nova e, às vezes, surpreendente notícia e que terá facilidade ou dificuldade, certeza ou dúvida, confiança ou resistência, defesa ou entrega, relativas à adesão ao tratamento e aos comportamentos e às atitudes que assumirá no futuro para conviver com o adoecimento.

Não podemos deixar de pontuar e refletir sobre como as diferentes formas de receber um diagnóstico, as distintas circunstâncias e, sobretudo, os diversos nomes de doenças a serem revelados, afetam a posição do sujeito no processo de revelação e até mesmo o acompanha na trajetória de vivência da nova condição de saúde.

O paciente que se encontra no processo de investigação de uma doença, que requer a realização de inúmeros procedimentos, como exames de sangue ou de imagem, consultas com mais de uma especialidade médica, novos hábitos de vida etc., está mais próximo do tema do diagnóstico, já chegou a cogitar hipóteses sobre isso, do que aquele que descobre uma doença numa consulta de rotina ou por causa de um mal-estar súbito que resulta numa hospitalização de urgência. Como a espera por uma doença ou o distanciamento total dessa temática impactam nos lugares subjetivos e até nas atitudes de um paciente diante da revelação de um diagnóstico?

Devemos considerar também as milhares de patologias existentes, das mais graves, com expectativa de mortalidade elevada e tratamentos complexos e invasivos, às menos complexas em termos de abalos biológicos e de disponibilidades de recursos terapêuticos. Com certeza, ser diagnosticado com uma gripe ou com uma esclerose lateral amiotrófica não é a mesma coisa e não produz o mesmo impacto em quem passa pela experiência do diagnóstico. Nesse sentido, outro aspecto a ter em mente na hora de escutar o sofrimento de uma pessoa que acabou de receber um diagnóstico diz respeito às expectativas de cura, de melhora ou à possibilidade de aproximação com a morte.

Além disso, existem outros fatores influenciadores das situações de vivência do diagnóstico, por exemplo, os fatores histórico, econômico e social. As mudanças de resistência do corpo humano diante das moléstias ao longo do tempo; as populações que são mais ou menos acometidas por cada doença, mostrando os investimentos das políticas públicas de saúde no cuidado em cada contexto; bem como a maneira como são disponibilizadas as informações decorrentes do saber científico sobre cada patologia merecem nossa atenção.

Se nos interessarmos e repararmos bem nas narrativas sociais de cada doença, veremos que as transformações são constantes, não existe um curso estável das semiologias, das nomenclaturas, das opções de tratamento e de como tudo isso vai influenciar no "romance" da doença. Por exemplo, as gripes do século XIX e início do século XX mataram milhares de pessoas no mundo todo, causando muito alvoroço e pavor. Na atualidade, a maioria dos casos de gripe são bem controlados e em raríssimas exceções levam a óbito ou a complicações sérias da saúde, salvo a recém epidemia de Covid-19.

Nesse sentido, é raro encontrar um sujeito que sofra psiquicamente porque recebeu a informação de que está com gripe – mas claro, pode acontecer. De modo inverso, o vírus da Zika, transmitido pelo mosquito Aedes aegypti, que não existia em outros períodos da história, chegou ao Brasil no século XX como uma novidade para a saúde pública, afetando inúmeras pessoas e causando preocupação diante da falta de conhecimento inicial. Sem um passado no qual se apoiar, o presente da doença provocou pânico na população e, podemos ressaltar, ainda amedronta muita gente, mesmo depois das descobertas de prevenção e tratamento.

Aliás, temos um ponto complexo no Brasil relacionado à ausência de investimentos do governo para dirigir um cuidado específico frente às diferentes vulnerabilidades da população, em termos de compreensão e nível educacional para o entendimento dos diagnósticos e das doenças – provavelmente, esse problema não é uma exclusividade nossa, e deve ocorrer em outros países em desenvolvimento. O não reconhecimento da dificuldade de cada indivíduo em entender e apreender as informações relativas à sua condição de saúde pode ser um potencial obstáculo ou até um impedimento para a adesão ao tratamento.

Lembro-me agora de um caso específico que me foi encaminhado no ambulatório de tratamento para HIV/aids. Uma mulher de 50 anos, Madalena, diagnosticada com HIV há aproximadamente um ano, foi encaminhada para atendimento psicológico a pedido de seu médico infectologista, indicando que a paciente não aceitava seu "diagnóstico recente", pois apresentava problemas de adesão ao tratamento e não tomava a medicação corretamente. Na instituição, existia um grupo multidisciplinar criado exclusivamente para cuidar dos frequentes problemas de adesão dos pacientes, e Madalena já tinha passado por várias consultas com esse grupo, mas não tinha adiantado. Como meu objetivo não era diretamente o de fazer a paciente aderir ao tratamento – isso poderia acontecer, mas como resultado da análise – coloquei-me na posição de escuta para conhecer sua história e saber o que ela tinha pra me dizer sobre seu sofrimento. Ela passou algumas sessões sem fazer referência ao motivo de seu encaminhamento, mas estabeleceu uma narrativa sobre ela e sobre seus incômodos na vida. Algumas semanas depois, comentou que estava satisfeita com o fato de o grupo de adesão tê-la encaminhado para atendimento comigo, que nossos encontros a estavam ajudando a pensar nela mesma. Aproveitei essa fala para questionar sobre a experiência dela com o grupo e sobre seu tratamento. Ela me disse: "Sabe, doutora, preciso te confessar uma coisa. Esse tratamento é muito difícil de fazer, eles botaram lá no papel quando tenho que tomar os remédios, mas eu não entendo nada do que está escrito. Não sei ler. E em casa ninguém sabe da minha doença, então ninguém pode me ajudar." Essa confissão me surpreendeu. Como em quase um ano de acompanhamento médico ninguém do ambulatório tinha percebido que Madalena não sabia ler? Como esta mulher tinha se protegido e escolhido não dizer sobre sua falta, mesmo isso impactando sua saúde? Questionamentos para a manifestação de um sujeito do inconsciente, e ainda bem que ele chegou até a minha escuta.

Na fala de Madalena, aparece um outro ponto fundamental ao qual é preciso dedicar atenção na hora da revelação do diagnóstico: quem acompanha o sujeito em seu adoecimento ou na experiência de receber a notícia de um diagnóstico? Existe um Outro com quem o sujeito pode contar na hora do seu sofrimento, alguém vai sofrer junto? Retomando uma cena já apresentada, existe um *juntos* ou apenas um *sozinho*?

Temos consciência de que tratamentos são mal aderidos, interrompidos ou nem começam – Madalena é nosso exemplo claro disso – porque o paciente não conta com uma rede social de cuidado, não quer compartilhar sua vivência da doença com outras pessoas ou pelos mais diversos motivos. São bem comuns as falas "não contei pra ela porque não queria que ela ficasse preocupada comigo" ou "não vim na consulta porque não tinha ninguém pra me trazer, não queria incomodar meus filhos com isso". Essas escolhas demonstram como o sujeito se posiciona frente ao Outro quando o diagnóstico e o adoecer estão em jogo.

A implicação, ou não implicação, do outro no percurso do adoecimento tem consequências para a saúde do paciente e interfere no modo como ele vai encarar o diagnóstico. Portanto, se haver com o próprio diagnóstico e decidir compartilhá-lo é trazer para perto alguém que servirá de companhia no sofrimento do diagnóstico é incluir alguém em sua própria narrativa de sofrimento e, por outro lado, nas conquistas do tratamento. Mas não estamos aqui para recomendar que a implicação do outro é uma boa maneira de lidar com o diagnóstico nem julgar o que é melhor ou pior; cada pessoa vai encontrar sua fórmula subjetiva em relação a isso. Nossa atenção estará voltada para cada escolha particular e para o sofrimento que ela pode causar.

Para entrar no terreno dos fatores sociais influenciadores no impacto da revelação do diagnóstico, analisemos a comparação do diagnóstico de HIV, por exemplo, nos vários momentos de sua história. Veremos que a narrativa social sobre ele vai variar no tempo, embora haja algumas marcas fixas de estigmas antigos, como o discurso moral e punitivo presente na sociedade. A variação do impacto do diagnóstico em função da passagem do tempo acontece também com outras doenças. O câncer, por exemplo, tem atualmente uma narrativa que envolve ferramentas inovadoras, tomografias por *pet scan*, quimioterapias, radioterapias, cirurgias, frequência de controles, possibilidade de recidivas de tumores etc.; esses são alguns dos significantes que vão fazer parte dessa narrativa, embora não estiveram sempre presentes na história da doença.

Além do mais, se nos propuséssemos a fazer uma comparação entre a aids e o câncer, veríamos narrativas muito distintas, uma contando com um imaginário social que a indica ainda como uma doença do "pecador"; e a outra como a doença do "coitado". Portanto, podemos analisar que receber o diagnóstico de doenças com características tão particulares, atreladas a um imaginário social fundamentado tanto nos conhecimentos científicos quanto em construções populares, vai influenciar distintamente na reação do sujeito.

Sabemos que a teoria das representações sociais, cunhada a partir das ideias do psicólogo social Serge Moscovici, no final do século XX, é amplamente utilizada na área das pesquisas com fenômenos sociais, colocando-se como conceito a dialogar com outras áreas do saber. Essa teoria visa entender como uma sociedade, em cada época, elabora e representa os aspectos da sua vida cotidiana através de uma perspectiva coletiva. Traremos bem sucinta e pontualmente o que as teorias das representações sociais afirmam e faremos um contraponto com o caminho teórico em que nos amparamos pela psicanálise.

Para isso, cabe indicar o que Jodelet (1989) alega na sua doutrina, baseada na linha de pensamento de Moscovici. Para ela, as representações sociais têm o poder de guiar os indivíduos a nomear e definir os fatos da realidade em conjunto. Segundo a autora, essas representações estão arraigadas nos discursos, veiculadas pelas palavras e imagens transmitidas, determinando as condutas e os pensamentos de uma sociedade. Neste texto, inclusive, Jodelet (1989) exemplifica uma forma de representação social em ação, trazendo o caso da aids e explicando como os conhecimentos biológicos de uma doença podem ser atravessados por um discurso moral, o que influenciará a maneira como a imagem dela será representada na cultura.

Spink (1993) acrescenta a essas ideias que as modalidades de conhecimento prático, que são as representações sociais, constroem-se e espalham-se no grupo social para fabricar uma realidade comum que permite a comunicação e o entendimento entre seus membros. A autora diz que a representação é fruto da construção de um indivíduo social; elas não são meras reproduções dos objetos do mundo, mas, sim, as construções de um indivíduo perante um objeto observado; esse indivíduo é visto como produtor em cada contexto social específico, fazendo circular suas representações.

Veio-me à mente outra situação da minha experiência com a testagem rápida para o HIV. Um paciente chegou e declarou já ter o resultado do teste positivo, feito em outro serviço de saúde. No entanto, estava inseguro com o resultado, por conta de como se configurou a revelação de seu diagnóstico e gostaria de fazer uma retestagem para ter certeza. Comenta que estranhou muito o discurso da enfermeira que o atendeu, quando lhe deu a notícia do positivo. Segundo o paciente, a enfermeira disse que o diagnóstico era positivo, mas que ele não ficasse triste nem preocupado, porque não estava sozinho. Segundo ela, grande parte do grupo de homossexuais, do qual ele fazia parte, também estava infectada. E que com esse diagnóstico, ele teria vários benefícios sociais, por exemplo, o direito ao transporte público gratuito.

Essa nos parece uma boa ilustração do que pensamos ser o não reconhecimento do sofrimento subjetivo e o que se supõe ser a vantagem das questões do coletivo. A profissional, na tentativa de evitar a eclosão de um possível sofrimento do paciente, negou qualquer possibilidade de escuta a sua dor particular, mencionando informações que, para ela, seriam bons motivos para eliminar as dificuldades de lidar com o novo diagnóstico de HIV. No entanto, sua fala não obteve bem o efeito que ela desejava.

A teoria das representações sociais e esse exemplo da linha de pensamento da enfermeira tendem a criar uma cobertura de escala populacional de massa, na qual não há lugar para o sofrimento individual comparecer. Outra ferramenta que caminha no mesmo sentido são os protocolos de má notícia, que pretendemos apresentar mais adiante neste capítulo. A preocupação com o tamponamento do sofrimento é tanta que o resultado é a produção de ferramentas genéricas para um indivíduo superficial e geral. Advogamos que a psicanálise vai pensar na contramão dessa linha. Ela vai levar em conta como um sujeito, no seu percurso singular, vai ser afetado pela revelação do diagnóstico e se implicar na questão.

Para tratarmos a revelação do diagnóstico como uma problemática, dissemos que partiríamos da clínica psicanalítica, da escuta de sujeitos em sofrimento que se mostravam angustiados ou se queixavam sintomaticamente dos nomes-diagnósticos que tinham recebido. Portanto, convém sair do âmbito social da doença e nos debruçar no caso a caso, no sofrimento singular, na escuta da diferença por trás das queixas.

Com isso, consideramos que falar em sofrimento nesse contexto é propor a transformação do diagnóstico médico, atrelado ao corpo orgânico, com suas imagens sociais e econômicas, em história do sujeito, narrada por ele e dirigida ao psicanalista. Del Volgo (1997) preconiza as expressões "história do doente" ou "romance da doença", afirmando que para cada um dos sujeitos, eles têm valor de mito individual. Entendemos que partirá desse mito a construção do relato das origens do laço do sujeito com a doença, que terá uma função de instaurar, de dizer como algo nasceu. O mito, por ter substância de linguagem, estará a cargo de reconstruir uma realidade histórica, imbuída da verdade do sujeito e não da exatidão do saber científico; sua lógica é outra.

A revelação do diagnóstico pode ser o ponto de princípio de uma narrativa do sujeito, um ponto de gênese desse mito individual, que toma a realidade psíquica do paciente e provoca articulações com pontos de sua história de vida e tentativas de compreensão do novo acontecimento, o que, por vezes, como temos visto, envolve sofrimento. Para que esse sofrimento seja tratado, ele precisa ser reconhecido como único, como parte da dinâmica psíquica de um determinado sujeito. Ora, temos certeza de que o não reconhecimento produz efeitos importantes.

4.1.3. Revelar o indizível

Pretendemos, neste momento, refletir sobre a revelação do diagnóstico de diversas doenças com a ajuda de alguns autores, que se embasaram na psicanálise para se dedicar a essa tarefa. De acordo com nossa proposta da tríade didática do receber um diagnóstico, interpretamos o ato de revelação, a oferta de um significante novo ao paciente, como o primeiro tempo subjetivo. Nesse sentido, a revelação seria vista como um ato definido, representando o momento em que um inédito e desconhecido nome vem à tona, pela fala de um profissional da saúde, ou pela escrita de um exame médico.

No entanto, essa dimensão precisa no tempo cronológico, tempo do desvelar do obscuro, partiu de um contexto de investigações, hipóteses, confirmações ou negações de todo um percurso anterior do saber científico, que tomou o corpo e os sintomas como norte de descoberta. Com isso queremos dizer que o contato de um paciente com suas possibilidades diagnósticas, antes do ato diagnóstico final, pode ter uma duração indefinida, mobilizando inseguranças e influenciando o impacto psíquico do diagnóstico final.

Portanto, organizar os sintomas e o mal-estar em torno de uma palavra, de um nome, que representa o diagnóstico, poderia ter uma função tranquilizadora, aliviando a insegurança frente ao desconhecido e introduzindo o paciente no caminho do tratamento para recuperar a saúde perdida. Por outro lado, apesar de sabermos que isso ocorre de fato em alguns casos, com base em nossa experiência, podemos dizer que esse posicionamento do doente aparece com frequência menor na clínica. Temos a hipótese de que a palavra, nome da doença, tem efeito significante para o sujeito, e que só fará sentido se estiver atrelada a outros significantes da cadeia, construindo-se, então, um efeito de significação particular.

Neste caminho, Soler (2007) faz colocações sobre o que foi desenvolvido e proposto por Lacan a respeito do nome e a função do significante em relação ao real, que podem ser usadas no contexto aqui abordado, do diagnóstico médico relativo ao real do corpo. A autora sinaliza que o sujeito não quer ter conhecimento sobre o que ele é como "coisa", sendo que por meio do significante ofertado pela nomeaçao, o sujeito consegue manter uma distância necessária do real, uma vez que tal significante construirá bordas simbólicas no real e o nomeará, mesmo mantendo de fora algo que não passa por tal significante.

Ao se aprofundar especificamente no momento da revelação do diagnóstico de HIV, Cavallari (1997) declara que esse momento tem uma característica disruptiva, pois traz à tona aspectos não tocados e desconhecidos do inconsciente de cada sujeito. Esses aspectos podem ser relacionados a diversas questões do funcionamento psíquico, por exemplo, a fantasias de desamparo diante de laços sociais; a fantasias de rejeição, de fracasso, de impotência e de solidão; ou, inclusive, a fantasias de morte e finitude, que aludem a um contexto inicial e constantemente fatal em que a epidemia de HIV/aids estava inserida.

A autora afirma, ainda, que receber o diagnóstico de HIV não é apenas ter conhecimento de um agente infeccioso que pode provocar progressivamente a falta de defesa do organismo perante doenças oportunistas, ou seja, aquilo que contempla o saber médico, mas é essencialmente se deparar com a vulnerabilidade dos aspectos fundamentais da constituição do eu. Diante desse quadro, parte-se do pressuposto de que o diagnóstico HIV positivo pode ter caráter traumático e que as gradações desse trauma dependem das condições de cada sujeito.

Almeida e Santos (2013) também levantam a questão traumática atrelada ao diagnóstico de uma doença, nesse caso o câncer. As autoras consideram que o afeto da angústia também pode aparecer em casos do diagnóstico de doenças que não estão relacionadas à morte antecipada. Essa angústia nasce da falta de simbolização, própria de um encontro com o instante traumático. Segundo as autoras, receber o diagnóstico de câncer faz o sujeito vivenciar um momento desorganizador com sentimento de desamparo. A fixação nesse instante traumático, causado pelo diagnóstico, faz com que o sujeito responda com a angústia, o silêncio, o impedimento dos processos de luto.

Uma outra pesquisa, exclusivamente sobre o vasto mundo do diagnóstico do câncer de mama em mulheres (Ziguer *et al.*, 2016), expõe que, após a revelação do diagnóstico, alguns sentimentos são prevalentes no discurso das mulheres, como angústia, medo, desespero, tristeza e surpresa. Os autores acreditam que a grande frequência dos sentimentos negativos se explica pelo impacto de um diagnóstico que se refere a uma doença com um estigma social de gravidade, dor e morte. Além disso, eles sustentam a importância do cuidado e do apoio do profissional de saúde na tentativa de minimizar os efeitos traumatizantes do diagnóstico.

De forma mais abrangente, fazendo referência às diversas formas de revelação do diagnóstico de uma doença grave, Gori e Del Volgo (2005) as definiram como um ato que pode representar para o sujeito tanto uma interpretação selvagem da pulsão de morte como a punição justa ou injusta de ter cedido ao seu próprio desejo; ou, ainda, como a injusta consequência das imoralidades familiares. Quando essas inclinações psíquicas vêm à tona, os médicos se deparariam com acontecimentos além da razão e do poder da medicina exclusivamente.

Aquino (2005), diante do cenário da doença de Alzheimer, atesta que o diagnóstico não é um segredo, ele deve ser construído pelo médico, para o paciente. O diagnóstico, sob seu ponto de vista, não seria dado, informado, fornecido ao paciente, mas seria, sim, a base de uma troca, de um compartilhamento entre os dois. O autor pondera que a revelação não é uma tarefa árdua só para o paciente, ela o é também para o médico confrontado com a problemática das características específicas da doença e do sentido que poderá atribuir e construir em suas palavras para endereçá-las ao paciente.

A doença de Alzheimer traz outra discussão importante à cena da revelação do diagnóstico: a obrigação ou não de informar ao paciente seu diagnóstico ou direcioná-lo exclusivamente aos familiares cuidadores. Essa é uma discussão sem consenso fechado, mas com bons argumentos dos dois lados do debate. Existem aqueles que acreditam no dever da revelação ao paciente, já que este, munido da informação do diagnóstico, pode ser mais participativo em seu tratamento; também se vê a revelação como uma maneira de evitar as mentiras e os efeitos psíquicos do não dito. Do outro lado, estão os que são contra a revelação, defendendo que é difícil estabelecer o diagnóstico com 100% de segurança, e que se pode evitar um sofrimento desnecessário no fim da vida do paciente. No fim do seu texto, Aquino (2005) afirma que percebe a revelação do diagnóstico não como uma maneira de se livrar de uma sentença ao informar o paciente sobre sua doença, mas, sim, como o momento da implicação do médico e do paciente numa relação de confiança e de apoio, que marca o início de um caminho até o fim da vida.

Aliás, muitos estudos (Almeida; Santos, 2013; Cavallari, 1997; Cunha *et al.*, 2010; Giovanini, 2011; Douville, 2005; Guerra; Sidl, 2009; Karkow *et al.*, 2015; Keller, 2005; Magro, 2016, Wagner; Bosi, 2013; Ziguer *et al.*, 2016 etc.) já se dispuseram a investigar a questão do impacto da revelação diagnóstica de algumas doenças, considerando a vivência dos pacientes, de seus familiares e da equipe de saúde e preconizando a criação de diretrizes específicas, com base em conhecimentos estratégicos, para a boa qualidade das práticas de saúde que cuidem do momento da revelação, inclusive se preocupando com a formação do profissional para assumir esse papel.

Com base em casos, provindos do cenário de doenças distintas, podemos formular que o fato novo na história de vida do indivíduo – o diagnóstico – abarca algo da ordem do real de um corpo, aquilo impossível de ser simbolizado, que tenta se ver representado pela palavra e vai de encontro com a realidade psíquica do paciente, carregada de significantes; isso demanda uma resposta, um posicionamento.

Sendo assim, é necessário cuidar do modo como a revelação do diagnóstico é feita, já que as patologias implicam muito mais do que o conhecimento das complexidades orgânicas; é significativo cuidar do modo como vai ser oferecido esse significante do Outro para representar o sujeito. Por esse ângulo, parece-nos razoável priorizar a oferta de um espaço para a manifestação dos sentimentos e dos temores do paciente nessa etapa.

No Colóquio de Psicanálise e Medicina, promovido em 2005 pelo Centro de Pesquisas Psicanálise e Medicina (CRPM) com a equipe da Escola Doutoral Pesquisas em Psicanálise da Universidade Paris 7[12], Danièle Brun, diretora-organizadora do colóquio, propôs o tema "Violência do anúncio, violência do dizer" para as apresentações e os debates e convocou diversos profissionais – psicanalistas, enfermeiros, médicos pediatras, oncologistas, infectologistas etc. – para dar testemunhos com base em suas experiências. Brun partiu do argumento de que o anúncio é fato cotidiano e promove o encontro entre médicos e pacientes, causando diferentes efeitos imediatos, por meio da palavra do médico que é, ao mesmo tempo, muito esperada, mas também pode ser assustadora.

Seus questionamentos iniciais são: Pode-se considerar a possibilidade de uma melhora nas formas de anúncio? Podemos antecipar e cuidar dos seus efeitos? As contribuições da psicanálise junto aos médicos e aos profissionais cuidadores, aos pacientes e suas famílias são transmissíveis? Se

---

12 As informações sobre o colóquio foram retiradas de Mendelsohn (2005).

é verdade que a psicanálise tem lugar na violência da vida psíquica, a medicina pode ganhar mais humanização a partir do contato com ela? Por mais que a autora estivesse trabalhando questões voltadas para a sociedade francesa do início dos anos 2000, presumimos que elas permanecem ainda atuais e podem ser transportadas para o contexto brasileiro da nossa época.

A autora questiona o estatuto e a função do diagnóstico médico revelado ao paciente, fazendo uma articulação com o problema da violência desse dizer. Seu objetivo foi mostrar a "face escondida" da informação sobre a doença, dada pelos médicos como uma violência muda. Ela afirma que as palavras pronunciadas pelo discurso médico, na ocasião da revelação diagnóstica, podem redobrar o trauma do sujeito, reconfigurar a relação estabelecida entre o paciente e o inquietante estrangeiro no seu próprio corpo; ou, também, refazer os laços ao seu redor e modificar a imagem já construída; ou, enfim, reorganizar as fantasias convocadas quando da formação da cena do diagnóstico. Concluindo, a autora enfatiza que a palavra provoca um impacto radical na vida do paciente, já que modifica a realidade conhecida.

Essa mudança provocada pela cena do diagnóstico introduz uma novidade baseada no campo epistemológico da medicina, que organizou cientificamente seu saber sobre as doenças e consequentemente sobre os diagnósticos. Pode-se reconhecer a hipótese da violência do dizer ligada à palavra do médico, mas ela será reconhecida apenas pela fala e queixa do paciente, uma vez que o violento para um sujeito talvez não o seja para outro. A violência pode ser entendida como um excesso, além do limite do suportável para o psiquismo. Ora, suspeitamos que cada psiquismo configura seus limites de tolerância de acordo com suas experiências e sua constituição como sujeito.

Keller (2005) trouxe um recorte interessante sobre esse tema na sua intervenção feita no colóquio citado acima. O diagnóstico em jogo era o de diabetes, recebido há dezessete anos. O paciente se referia a ele de forma superficial num primeiro momento, pois sua queixa não transitava por esse assunto, quando o analista fez a marca no discurso do paciente: ele trazia com precisão a data de revelação do diagnóstico. Então, nesse momento, o paciente declarou nunca ter recebido uma fala tão violenta em toda sua vida. "Violenta?" questionou o analista, ao que o paciente responde:

> Você se dá conta? Ele me condenou a estar doente para sempre, e ao mesmo tempo, ele queria me fazer acreditar que não era mais grave do que ter que escovar os dentes todos os dias! Eu fiquei muito chocado... não pude dizer uma só palavra. Voltei para casa. Mas desde então, eu sempre fiz como se isso não existisse. Faço qualquer coisa, sem vigiar nada, sem respeitar nada (p. 208).

Não é possível prever o alcance subjetivo da palavra do Outro. Podemos perceber que uma fala que pretende ser bem-intencionada e cuidadosa, cujo objetivo é atenuar os efeitos de um diagnóstico, tem a chance de ser entendida como uma violência psíquica difícil de ser suportada, podendo transmitir efeitos impactantes por tempo indeterminado na vida da pessoa, já que será vivida de acordo com a lente subjetiva de cada um.

Isso pode acontecer independentemente do tipo de doença, grave ou banal, com risco de mortalidade ou não, de tratamento complexo ou simples, como o diabetes do paciente acima. Não há necessariamente uma associação entre gravidade da doença e sofrimento psíquico; seria interessante não esperarmos sempre o pior depois de um diagnóstico, em termos emocionais, pois sempre existirão as doenças que falam, enquanto outras permanecerão silenciosas.

A palavra, violenta ou não, com função de nome, emitida pelo saber do médico, ou seja, a revelação do diagnóstico de uma doença que parte do campo do Outro, de um saber que não é próprio ao sujeito, coloca em palavra algo que precisa ser transmitido, com um sentido dado, posto. Isso nos sinaliza que o ato da revelação diagnóstica uniformiza os indivíduos sob um mesmo nome, é revelado o sentido completo do que estava perdido em meio aos sintomas, às dores, aos incômodos orgânicos da doença, antes da descoberta da doença.

Forbes (1999) desenvolve o pensamento de que "quando se inicia algo, rouba-se algo do campo do Outro [...]. Definimos o campo do Outro como estrutura de linguagem e marcamos essa estrutura quando delimitamos um campo" (p. 21). O autor continua sustentando que ao anunciar um campo, há uma apropriação, um roubo de algo do campo do Outro. Existe um recorte do Outro que inaugura o campo do sujeito. No nosso caso, esse recorte diz do diagnóstico recém-revelado, retirado do campo da medicina.

E, partindo daí, para entrar no campo subjetivo, alguma operação terá de ser realizada. Claro que essa operação não poderá ser a mesma em todos os casos, porque cada indivíduo organiza uma saída, uma forma diferente de reação diante do saber, que remete ao específico da resposta à questão *Che vuoi?* – Que queres de mim? –, quando o sujeito se pergunta o que o Outro quer dele. A pergunta remete ao enigma do desejo do Outro e à impossibilidade de conhecer a verdade genuína de seu desejo, servindo de alicerce para a construção da fantasia na neurose. Assim a trajetória do sujeito estará marcada pela maneira como responderá a essa questão fundante.

Sobre essa questão da fantasia no contexto da revelação, fortalecendo sua lógica inconsciente e demonstrando sua articulação com a questão da angústia que aparece vinculada ao ato de revelar, Castellani (2014) defende que os indivíduos vão escrevendo o texto de sua história, estabelecendo novas relações e se havendo com legítimos sofrimentos a partir de sua posição subjetiva. Em suas palavras:

> a fantasia fundamental, como vimos, faz parte da constituição do sujeito, exerce a função tanto de fazer face à realidade quanto de ser filtro para a angústia. Portanto, é a fantasia que posicionará o sujeito frente à questão da revelação do diagnóstico [...]. Nesse sentido, nos parece que escutar a fantasia na clínica é uma proposta indispensável para cuidar da angústia frente à revelação do diagnóstico (p. 115).

A cena da fantasia, ou a fantasia como cena inconsciente do sujeito, sua marca antiga, atualiza-se na cena da revelação do diagnóstico, introduzindo a repetição de um modo específico de gozo do sujeito, que se sustenta face ao objeto *a*, face a um encontro com o real do corpo evidenciado no diagnóstico, o que proporcionará a elaboraçao da sua possível resposta.

Nem sempre o diagnóstico de uma doença vai aparecer na fala do paciente na clínica psicanalítica como causa do desejo de compartilhar seu sofrimento com o analista. Muitas vezes, é no curso do tratamento que certa violência vem à tona, amparada no significante do diagnóstico, mesmo sem conseguir ser claramente verbalizada, quando outro contexto o evoca, no deslizar da cadeia significante. Isso pode confirmar nossa hipótese de que o diagnóstico não é o marco número 1 na vida do sujeito, ele vem se atrelar a outros eventos, a outros autodiagnósticos, a antigos significantes que representam o sujeito.

Forbes (1999) exemplifica distintas formas neuróticas de reagir ao novo saber. O obsessivo pode tentar destruí-lo, supondo que na verdade o saber não pode ser novo, pois ele já o conhecia. A histérica pode não escutar exatamente o que está sendo dito na revelação do novo saber e se interessar pelo que está nas entrelinhas, o que tem de não dito no saber, atentará ao tom do dizer, a sua forma e as suas razões.

Outro caminho, levando em conta as especificidades de respostas a partir de distintos funcionamentos psíquicos, seria o indivíduo só encontrar como saída possível para a descoberta do novo saber uma identificação totalizante a esse saber, tornando-se ele próprio o saber, estando colado a ele. Podemos inferir, então, que existe uma tentativa do sujeito de acomodar o novo sentido em seu repertório antigo, um novo nome que aperta o mesmo botão do seu funcionamento psíquico. Isso pode acontecer no momento da revelação de um diagnóstico, por exemplo, e quando esse mecanismo não é escutado e cuidado devidamente, pode se estender para as vivências do adoecimento.

Ou seja, na clínica psicanalítica sempre nos interessa sair do campo do sentido fechado do Outro, que nesse caso se mostra oferecido e bem-organizado no saber médico, para adentrar as peculiaridades da subjetividade, focando na escuta do significante e na compreensão da sua localização na cadeia significante daquele determinado sujeito. Cuidar do sofrimento que advém do novo nome começa com a percepção da relação do paciente com seu diagnóstico, da função que essa relação passa a ter na vida do sujeito.

Tendo em mente a escuta e o trabalho na clínica psicanalítica diante do sofrimento de quem nos procura, queremos finalizar este tópico com a tese da autora Marie-José del Volgo em seu livro "O instante de dizer: o mito individual do doente na medicina moderna", publicado em 1997. A autora aborda um percurso sobre as queixas dirigidas a ela em consultas médicas dentro de um hospital geral, porém as quais escuta desde seu lugar de psicanalista.

Ela parte da premissa de que o discurso médico exila a subjetividade do adoecer e do cuidado com o paciente, não deixando espaço na sua prática e em seu saber científico, para o drama imaginário, a determinação simbólica e a finalidade ética do sofrimento que aparece no contato entre médico e paciente. Nesse sentido, o "doente" passa a ser um mero porta-voz dos signos da medicina, o lugar intermediário necessário entre o médico e a doença. Em seu ponto de vista, esse foi o preço a ser pago para o progresso eficaz do conhecimento, o rigor e a precisão técnica do saber da medicina. Na tentativa de sair dessa posição e arquitetar uma forma de poder acolher o discurso de sofrimento dos pacientes, ela se debruça em sua clínica para oferecer um lugar de encontro com o paciente, lugar este que pretende receber a mensagem endereçada ao Outro, reconhecer e dar vez aos significantes pelos quais o paciente está a tentar dizer seu sofrimento.

Em sua obra, ela propõe e teoriza o "instante de dizer" - inspirada pela formulação de Lacan dos três tempos lógicos, a saber, o instante de olhar, o tempo para compreender e o momento de concluir, no texto "O tempo lógico e a asserção de certeza antecipada", de 1945 -, enquanto dispositivo da prática psicanalítica no meio médico. A ideia é que ela possa se utilizar da posição de médica nas consultas para encontrar a singularidade da história do paciente com sua doença. Ela descreve o instante de dizer como:

> um instante de gênese, no sentido de ser criador de eventos psíquicos. Para ser exata, ele os engendra. Desde que o encontro ocorra. Esse tempo mútuo deixa a lembrança de um encontro, suas marcas na história dos pacientes e na nossa, e é como fato de história que o instante de dizer inscreve uma irreversibilidade; abertura a uma criação, a esse "instante mítico do começo", o instante de dizer é produtor de reelaboração e reconstrução[13] (Del Volgo, 1997, p. 38).

Encontramo-nos numa posição distinta da autora, não somos médicos num serviço hospitalar, destinados a cuidar de um corpo orgânico doente e dispondo de apenas um breve encontro com o paciente. No entanto, podemos nos servir de sua teorização para refletir sobre a prática clínica psicanalítica. Ainda mais se lembrarmos, com Lacan, que após o instante de olhar, virá o tempo para compreender, logicamente e sem limitações temporais. Portanto, o "instante de dizer" pode ser lido como o passo inicial, o recebi-

---

13 Livre tradução nossa a partir da versão original francesa de Del Volgo (1997).

mento de uma queixa, tanto o atendimento no contexto hospitalar após um pedido médico, como a primeira sessão em âmbito particular por procura espontânea do paciente. Ali, quando o diagnóstico aparece como queixa, nos atentaremos às suas entrelinhas, a como uma demanda nasce e nos é dirigida, a onde está a posição subjetiva naquela narrativa de sofrimento.

4.1.4. Dialogando com o protocolo de más notícias

Acabamos de apontar uma linha discursiva de como nossa área de conhecimento pode refletir e se posicionar diante da problemática da revelação do diagnóstico e do sofrimento psíquico advindo dela. No entanto, sabemos, desde as primeiras experiências, que ao tratarmos desse tema, estamos fazendo fronteira com outras áreas do saber que não seguirão nosso caminho diante da mesma racionalidade e, portanto, não pensarão o normal e o patológico como a psicanálise, nem o sofrimento e a cura, por exemplo. Não queremos evocar aqui a melhor ou pior maneira de caminhar, pensar, teorizar, mas, sim, uma maneira diferente. E diante do diferente, tivemos curiosidade.

Queremos apresentar outro entendimento possível do que fazer, de que atitudes tomar diante da revelação do diagnóstico de alguma doença. Diante disso, abriremos uma conversa com os protocolos de comunicação de más notícias (CMN), técnica que tem se tornado frequente em hospitais que se pretendem mais humanizados e que pensam em considerar o sofrimento emocional vinculado não só à questão diagnóstica, mas também, por exemplo, a tratamentos invasivos ou à prática de cuidados paliativos.

Podemos supor que a comunicação do que está sendo chamado de má notícia tem uma função informativa, mas com a possibilidade de grande impacto psíquico, que envolve tanto o emissor (médico, profissional da saúde), quanto o receptor (paciente, familiares), e terá alcance de afetar as duas posições, de formas distintas. Inclusive, é por esse motivo que o discurso médico tem se preocupado em elaborar protocolos e escalas que avaliem esse contexto, na tentativa de mitigar consequências delicadas e desagradáveis para o paciente e sua família e para a equipe de saúde.

Nas últimas décadas, o tema da comunicação de más notícias passou a ter grande importância no meio da saúde, sendo foco de muitos estudos científicos e discussões acadêmicas. Constatamos a existência de palavras-chave para se referir a essas pesquisas, que ajudam nas buscas nas bases científicas, em três diferentes línguas: a expressão *breaking bad news*, em inglês; *annonce de mauvaises nouvelles*, no francês; e, principalmente, comunicação de más notícias, na língua portuguesa, com trabalhos desenvolvidos, sobretudo, no Brasil.

De forma geral, os estudos (Buckman, 1984; 1992; Baile *et al.*, 2000; Camargo *et al.*, 2019; Cruz e Riera, 2016; Galam, 2005; INCA e Einstein, 2010; Krieger, 2017; Lobo e Leal, 2019; Lino *et al.*, 2011; Narayanan *et al.*, 2010; Oliveira-Cardoso *et al.*, 2018; Pereira *et al.*, 2017) reconhecem a ferramenta da habilidade da comunicação de más notícias (CMN) como sendo essencial na área da saúde e defendem que é necessário identificar quais são as dificuldades dos médicos e demais profissionais de saúde em jogo, para que existam menos efeitos colaterais na relação médico-paciente e, inclusive, no processo do tratamento de alguma doença.

A maioria dos estudos parte de uma definição-padrão, abrangente e comum do que consideram uma má notícia; essa definição vai amparar os desenvolvimentos teóricos e os olhares na prática clínica. Uma má notícia é definida, então, como qualquer informação que carregue forte impacto emocional e tenha o potencial de alterar negativamente a vida e a perspectiva de uma pessoa – o paciente ou seus familiares. Nesse sentido, indica-se que as más notícias podem estar relacionadas tanto à informação de um diagnóstico grave ou terminal, a um tratamento invasivo e delicado, ao fracasso de tentativas terapêuticas disponíveis ou à morte de um paciente.

Consideramos importante dizer que uma má notícia nunca é previsível e talvez não consigamos antever sua chegada, ela sempre tem uma característica relativa e está incluída em uma ordem de evolução do tempo. Para Galam (2005), a má notícia tem um vínculo com a questão da verdade, que não se sustenta de forma unívoca ou absoluta. Ela envolve um relacionamento do paciente com seus vários interlocutores e traduz representações, medos, desejos: o que já se sabe, o que ainda se vai descobrir, o que se quer ou não se quer descobrir, as notícias esperadas, as que não são bem-vindas. A verdade da má notícia terá efeitos colaterais que podem estar ligados a um fracasso da medicina em proporcionar uma vida sem sofrimento e sem fim. O autor pontua ainda que existe uma diferença entre o anúncio das más notícias e as más notícias em si. No entanto, acreditamos que eles – o anúncio e a realidade da má notícia – podem ser mutuamente afetados, sendo interdependentes.

Krieger (2017) acredita que a maneira com que se estabelece a comunicação entre o médico e o paciente tem impactos nas reações emocionais no momento da recepção da notícia, mas também perdurará, influenciando no enfrentamento de cada fase do processo de adoecer, ao longo da adesão terapêutica, das novas perspectivas de vida e das reorganizações dos recursos internos para lidar com a doença. Portanto, a dificuldade na comunicação é claramente vista e percebida, bem como frequentemente ouvida na queixa de pacientes que se contam psiquicamente traumatizados com os momentos de CMN.

Por este ângulo, a dificuldade da má notícia envolve vários interlocutores que ocupam distintas posições na ocorrência da comunicação. A CMN vai confrontar sentimentos e ideias dos dois lados, de quem emite e de quem recebe a notícia. O paciente ou a família precisam lidar com a angústia, o desapontamento ou mesmo o desespero da informação; e o profissional de saúde se confronta com a necessidade de lidar com a autoconfiança e sua impotência diante da vida e da morte, assim como com seu posicionamento diante da reação de quem recebe a má notícia.

Os pacientes, na maioria das vezes, apresentam em seus discursos a vontade de ter acesso a informações detalhadas sobre suas patologias, desde a etapa inicial diagnóstica, até informações mais complexas, como o que pode acontecer em cada fase do tratamento, admitindo ser essencial que nada lhes seja escondido ou evitado de tocar no assunto. Isso fortalece o pressuposto de que a informação clara e acessível ao paciente deve ser priorizada e, além disso, é relevante convocar a participação dele em todas as decisões terapêuticas que lhe dizem respeito.

Para Camargo *et al.* (2019), não se deve focar apenas no ponto de vista dos profissionais na questão da má notícia. Levar em conta a perspectiva dos pacientes é fundamental. Sobre tal perspectiva, os autores trazem uma série de informações relacionadas aos desejos e às vivências dos pacientes: estes últimos dão importância ao fato de o médico ser capaz de vê-los como indivíduos integrais, o que inclui sua estrutura psicológica, indivíduos que atribuem sentidos únicos e singulares para cada doença; sentem-se acolhidos quando o médico ouve atentamente suas inseguranças e é capaz de manifestar suas próprias emoções; preferem receber informações claras, de maneira direta e franca, sem que o médico seja agressivo e conte com o respeito e a empatia como ferramentas emocionais; querem um médico que seja aberto com relação às opções de tratamento, inclusive, com o posicionamento de indicar outros profissionais quando necessário; julgam a atitude do médico de questioná-los sobre quanta informação querem receber e se têm dúvidas como uma atitude delicada que demonstra interesse; o comportamento da emissão de diversas informações técnicas de uma vez, com muitos detalhes, é visto como uma posição indiferente do médico.

Na contramão dessas preferências dos pacientes, os médicos se percebem sem recursos para compartilhar más notícias ou dar informações detalhadas, principalmente as que exigem preparação emocional e envolvem, seguramente, impactos negativos na vida dos pacientes. Nesse sentido, muitos profissionais reclamam de não ter conhecimento sobre técnicas de comunicação terapêutica, o que faz com que se esquivem de um contato estreito e atento com seus pacientes. Embora eles reconheçam que essa conduta não está correta, declaram não saber direito o que fazer, pois julgam não estarem suficientemente capacitados para a tarefa. Essa dificuldade na comunicação é atravessada por questões sociais e culturais de maneira regional, o que influencia na formação dos profissionais da área da saúde e na prática da medicina em cada país.

Foi diante da preocupação com essas dificuldades, das queixas tanto de profissionais como de pacientes e dos sofrimentos diários relatados no contexto da CMN, que pesquisadores da área da saúde se propuseram a sistematizar e formalizar regras básicas de habilidades de comunicação, visando auxiliar os dois lados da situação. O formato dos protocolos foi lançado no fim da década de 1990 e início dos anos 2000, pretendendo ser uma ferramenta simples e de fácil acesso aos profissionais. O mais conhecido deles é o protocolo SPIKES (Baile *et al.*, 2000), que abordaremos mais detalhadamente a seguir. Mas há outros, como o ABCDE (Camargo *et al.*, 2019), o BREAKS (Narayanan *et al.*, 2010) e o PACIENTE (Pereira *et al.*, 2017).

Robert Buckman é conhecido mundialmente quando se trata da temática da comunicação de más notícias. Em 1984, ele escreveu um artigo intitulado "*Breaking bad news: why is it still so difficult?*" abordando suas inquietações e percepções sobre o assunto. Percebemos que o título evocava, já naquela época, 35 anos atrás, o advérbio de temporalidade "ainda" (*still*), ou seja, para o autor a questão já deveria ter ultrapassado sua dificuldade. No entanto, vemos essa dificuldade persistir e chamar a atenção de cientistas e teóricos até hoje.

Em seu escrito, ele define "más notícias" como qualquer informação que possa alterar drasticamente a percepção de um paciente sobre seu futuro, o que inclui tanto o momento do diagnóstico quanto a ausência de um método curativo. Buckman atesta que, obviamente, a malignidade da notícia vai depender das expectativas de cada paciente, de quão doentes eles se notam e dos conhecimentos sobre sua condição de saúde e sobre o diagnóstico. O autor reconhece dois principais problemas a serem enfrentados pelo médico ao comunicar uma má notícia: primeiro, os próprios sentimentos, como medo e ansiedades, que dificultam o início de uma conversa com o paciente; segundo, o hábito de assumir a responsabilidade sobre a doença, sobre sua cura e seu tratamento, tornando a relação com o paciente mais difícil depois de já ter se estabelecido algum contato.

Isso quer dizer que, desde este início de sua teorização, Buckman indica os comportamentos do médico, a visão que tem de seu papel na sociedade e sua postura diante de suas práticas como fonte dos impedimentos da execução da incumbência de comunicar uma má notícia. Ele acredita ser necessário olhar para a habilidade de conversar com os pacientes como algo vital e almejado, já que ela não consiste em "um dom divino", podendo ser transmitida, assim como os outros ensinamentos que fazem parte do cuidado médico com pessoas doentes. Ele sugere, então, que essa temática seja incluída com ênfase no currículo médico e sustenta que, "com mudanças relativamente pequenas no currículo da faculdade de medicina, no futuro poderemos produzir médicos que são melhores em lidar com essa parte estranha (mas importante) da medicina clínica" (p. 1.599).

Persistindo com seu interesse na área, Buckman, apoiado em sua própria experiência clínica e docente, mas também na percepção de como seus colegas e seus alunos lidavam com a prática de comunicação de más notícias, publica, em 1992, um livro que recebeu como título *How To Break Bad News: A Guide for Health Care Professionals*. Sua ideia era abordar as habilidades de comunicação em saúde e esboçar um passo a passo com algumas regras básicas, de seis etapas, para ser aplicado no momento da CMN. A importância do modelo era sustentar a possibilidade do ensino dessas habilidades aos profissionais e estudantes, fazendo com que ficassem menos desamparados nas situações em que se viam convocados a fornecer as más notícias.

O autor menciona ainda que não existiam muitas pesquisas e publicações daquela época que propusessem modelos para auxiliar na comunicação dos profissionais. Verificava-se a dificuldade crescente na prática médica relacionada à CMN, mas pouco se falava em termos de soluções. Para ele, isso se devia a certa negação, na cultura dos profissionais de saúde, de que a CMN fosse um obstáculo ou uma questão a ser resolvida.

A partir desse contexto, o autor, com a ajuda de outros colegas provindos de dois importantes centros de tratamento e pesquisas para o câncer, publica um artigo com a formalização descritiva e detalhada de um protocolo para a aplicação em seis etapas, que nasceu das experiências na área oncológica, mas não se pretendia restritivo à CMN para profissionais que atuam no tratamento do câncer (Baile *et al.*, 2000). Os autores acreditam que muito ainda pode ser investido na tarefa de melhorar a CMN e isso pode ser feito pela tentativa de compreender o que está envolvido no processo do diálogo com o paciente e com a aplicação de alguns princípios que preconizem uma boa comunicação e o aconselhamento ao paciente.

Naquele momento, os autores continuam a se apoiar na definição de más notícias cunhada por Buckman em 1984, mas acrescentam um significativo adendo, mencionando que a má notícia se dará sempre "nos olhos de quem vê", ou seja, eles incorporam a perspectiva do ponto de vista do paciente, pois acreditam que o impacto da má notícia poderá ser calculado somente após compreendermos as expectativas, o entendimento e a reação de quem a recebe.

Os pesquisadores se baseiam na informação de que grande parte dos cursos de graduação e pós-graduação não possui disciplinas que contemplem um treinamento específico para a CMN na grade curricular. Os profissionais se formam despreparados para encarar uma prática que será cotidiana, ou seja, estará o tempo todo presente nos afazeres do médico e no atravessamento da relação médico-paciente. Eles verificam que a maior parte dos médicos oncologistas investigados considera que sua aprendizagem da CMN ocorre na prática, com a observação de colegas mais experientes e de seus tutores nas situações clínicas. Diante disso, praticamente a totalidade dos médicos se beneficiaria com um treinamento formalizado das habilidades comunicativas, o que aumentaria a confiança para o cumprimento da tarefa, diminuindo o estresse ligado a ela.

No artigo (Baile *et al.*, 2000) são delineados quatro objetivos principais a serem atingidos para se exercer uma boa comunicação de má notícia. O alcance dos objetivos seria possível com o seguimento das seis etapas constituintes do protocolo, sendo que cada uma está vinculada a habilidades específicas de comunicação. Os objetivos são:

- recolher informações do paciente (a ideia é que o médico consiga ter o conhecimento de quanto o paciente sabe sobre sua situação e quais seriam as expectativas ao receber a má notícia);
- prover informação inteligível (ter em mente as necessidades particulares e os interesses de cada paciente);
- apoiar o paciente para reduzir o possível impacto emocional e a sensação de isolamento experimentados;
- desenvolver uma estratégia de acordo com um plano de tratamento em conjunto com o paciente, recebendo suas contribuições.

O protocolo recebeu o nome SPIKES, acrônimo construído com a primeira letra de cada palavra-chave que representa o título da descrição das diferentes etapas do processo.

Figura 4 – As seis etapas do protocolo SPIKES (Lino *et al.*, 2011).

S	Setting up	Preparando-se para o encontro
P	Perception	Percebendo o paciente
I	Invitation	Convidando para o diálogo
K	Knowledge	Transmitindo as informações
E	Emotions	Expressando emoções
S	Strategy and Summary	Resumindo e organizando estratégias

Explicitaremos resumidamente a função, estabelecida pelos autores, de cada uma das etapas do SPIKES, um protocolo que pretende ser alicerce e guia para os profissionais da saúde no manejo de suas habilidades de comunicação, diminuindo o impacto emocional negativo no processo, tanto para ele mesmo quanto para o paciente em jogo na situação.

Etapa 1: Planejando a entrevista – importante ter uma preparação anterior ao momento da comunicação em si. Isso pode ser feito elaborando-se um plano para contar ao paciente, tentando prever sua reação emocional e as principais questões que ele pode colocar. Apesar de as más notícias terem uma carga de tristeza, a informação é importante para o paciente planejar seu futuro. O local e a privacidade devem ser considerados para a escolha do momento da comunicação. Dicas: buscar alguma privacidade, sugerir ao paciente envolver pessoas importantes, sentar-se e tentar retirar barreiras físicas, conectar-se visualmente ou pelo tato, informar sobre limitações de tempo e interrupções.

Etapa 2: Avaliando a percepção do paciente – nas etapas 2 e 3 o médico deve priorizar as perguntas antes de dar as informações. Isto é, antes de colocar em cena os achados médicos, devem ser feitas perguntas abertas, na tentativa de descobrir precisamente como o paciente percebe a situação. Exemplos de perguntas: O que já foi informado sobre o quadro clínico até agora? Qual a compreensão sobre as razões da realização de determinado exame? Essas informações podem ajudar a corrigir erros de interpretação e a calcular a melhor forma de comunicar a má notícia para a compreensão do paciente.

Etapa 3: Obtendo o convite do paciente - existe uma maioria de pacientes que demonstra a vontade de conhecer detalhadamente seu diagnóstico, tratamento e prognóstico; porém, existem muitos que não querem isso. É essencial investigar qual a posição do paciente antes de transmitir um relato minucioso das notícias. Se o paciente não quer saber dos detalhes, colocar-se à disposição para responder qualquer pergunta quando ele precisar é fundamental.

Etapa 4: Dando conhecimento e informação ao paciente - prevenir o paciente a respeito das más notícias pode diminuir o choque da transmissão inicial e facilitar o processamento da informação. Alguns exemplos de frases: "Infelizmente tenho más notícias a dar"; "Sinto ter de dizer que..." É importante ter um nível simples de linguagem; não priorizar termos científicos; evitar ser frio e duro nas palavras, pois isso provavelmente afastará e traumatizará o paciente; subdividir a notícia e verificar sua compreensão constantemente; evitar frases radicais na circunstância de um prognóstico ruim.

Etapa 5: Abordar as emoções dos pacientes com respostas afetivas - sabe-se que a resposta dos médicos diante das emoções dos pacientes é um dos desafios mais difíceis na CMN. As reações emocionais dos pacientes vão variar muito, desde um silêncio profundo até uma crise de raiva, por exemplo. O médico pode oferecer apoio e solidariedade com uma resposta afetiva. A discussão de outras questões deve ser evitada até que a emoção intensa fique mais leve, isso quer dizer que, se o paciente tomar tempo para se acalmar, o médico deve permanecer na posição de empatia e de oferecimento de respostas afetivas. Os pacientes reconhecem em seus médicos figuras que são fonte de apoio emocional; para dar o suporte necessário, considera-se razoável misturar frases afetivas com perguntas exploratórias que validem o sentimento do paciente.

Etapa 6: Estratégia e resumo - os planos e previsões dos próximos passos tendem a diminuir a ansiedade e a insegurança do paciente. No entanto, antes de discutir um plano de tratamento, vale a pena verificar se o paciente está preparado para isso. Convocar a participação do paciente, compartilhando responsabilidades na tomada de decisão, mostra-se um redutor de possíveis sensações de fracasso da parte do médico se o tratamento não for bem-sucedido. Deixar claro os detalhes e alcances do tratamento, conferindo sua apreensão pelo paciente, previne expectativas não realistas, fantasias de cura e de eficácias não atingíveis.

Em sua discussão, Baile *et al.* (2000) apresentam resultados de aplicação do protocolo com médicos e residentes, no contexto do tratamento oncológico, que indicaram percepções positivas dos participantes. Na tentativa de aumentar o conforto do paciente e a segurança do médico diante das más notícias, foram propostos treinamentos para aprimorar as habilidades dos profissionais em comunicar e discutir notícias difíceis com seus pacientes.

O SPIKES tem sido o protocolo mais disseminado e utilizado desde sua criação na área da saúde relacionada às más notícias, embora existam vários outros com a mesma funcionalidade. Por ser considerado um produto bem-sucedido, vem sendo objeto de debates, pesquisas acadêmicas, propostas de adaptações regionais e, além disso, vem representando um lugar de prestígio e notoriedade, escolhido frequentemente para ser a ferramenta central das estratégias de treinamento dos profissionais em vários hospitais e equipamentos de saúde para a educação continuada, com foco na relação médico-paciente, voltada à CMN.

Um projeto chamado "Comunicação de notícias difíceis: compartilhando desafios na atenção à saúde" foi uma experiência brasileira no contexto do SUS, com o treinamento de profissionais da saúde para a comunicação de más notícias. Ele representa uma conquista nos termos da Política Nacional de Humanização (PNH), foi preconizado pelo Ministério da Saúde e desenvolvido em parceria entre o Instituto Nacional do Câncer (INCA) e a Sociedade Beneficente Israelita Brasileira Albert Einstein. Realizou-se no ano de 2009, contando com a participação de 109 profissionais da saúde, em sua maioria médicos, de redes hospitalares públicas voltadas ao tratamento do câncer do Rio de Janeiro.

O objetivo principal do projeto foi a qualificação de profissionais da área da saúde, nas habilidades de comunicação e acolhimento, provocando a melhora dos vínculos entre pacientes e profissionais, no âmbito do tratamento oncológico. Participaram da constituição e desenvolvimento do projeto: médicos, enfermeiros, pacientes, assistentes sociais, psicólogos, psicanalistas, gestores, financiadores, incentivadores. A metodologia do projeto contou com diferentes estratégias pedagógicas: oficinas de sensibilização; encontros de grupos formados no modelo Balint-Paideia,[14] nos quais o protocolo SPIKES foi usado como referencial na discussão sobre o desenvolvimento das habilidades de comunicação; diários de bordo; plataforma de ensino a distância e trabalhos de consolidação.

A equipe teve como base as diretrizes da Política Nacional de Humanização da Atenção e da Gestão do SUS, incorporadas pelo INCA como fio condutor e justificativa do projeto. Demonstrou-se a necessidade de tratar a questão da comunicação de notícias difíceis e seus efeitos nas relações pacientes-profissionais de saúde de forma integral e interdisciplinar, defendendo a importância dos diferentes olhares ao problema. Partiu-se da percepção e do conhecimento de que os profissionais estão despreparados para lidar com tarefas cotidianas relacionadas à comunicação efetiva e ao suporte emocional aos pacientes, causando, entre outras coisas, prejuízos à relação terapêutica. Nesse sentido, a ênfase do projeto foi direcionada ao "cuidar de quem cuida."

As avaliações finais dos coordenadores e dos participantes do projeto foram muito positivas, o que contribuiu para a ideia de uma possível aplicação do treinamento em diferentes e novos contextos da área da saúde, sustentados pela necessidade da humanização nas práticas interdisciplinares e pela importância de cuidar da atividade da comunicação de notícias difíceis. Um aspecto específico que apareceu nas análises das experiências dos profissionais chamou nossa atenção e caminha no sentido dos nossos questionamentos sobre a aplicação de métodos com ênfase nos protocolos. Temos a hipótese de que esse olhar pode aparecer porque muitos dos atores do projeto amparam sua práxis e sua escuta na teoria

---

14 Os grupos apoiados na metodologia psicanalítica de Balint, adaptada para o cenário hospitalar e centrada no tema da comunicação de más notícias, em conjunto com o método Paideia, desenvolvido por Gastão Wagner de Sousa Campos no trabalho de gestão com coletivos e com a clínica ampliada.

psicanalítica, estando mais atentos às questões da subjetividade das relações e das práticas clínicas. As avaliações dos participantes nos dizem que

> no final das contas, o que rapidamente todos os participantes do grupo puderam constatar é que o "protocolo" não pode ser um totem a que se reverencia como detentor de uma verdade. Afinal, as verdades trazem consigo uma dose considerável de sofrimento pessoal. O protocolo é o mais fácil, disse um participante. O difícil é perceber e trabalhar os limites e os envolvimentos pessoais em cada atendimento prestado (INCA; Einstein, 2010, p. 58).

Os protocolos podem ter o objetivo de auxiliar os profissionais da saúde na prática clínica diante da necessidade de se haver com o momento da comunicação da má notícia. No entanto, mostra-se essencial considerar que o protocolo também pode ser uma ferramenta que ajuda o médico ou o profissional de saúde a reconhecer seu não saber e suas angústias frente ao mal-estar de comunicar o que, na sua visão, pode representar seu fracasso na prática médica.

Inclusive, podemos refletir sobre os efeitos do nome "má notícia"; o nome não agrada muito nossos ouvidos, pois sinaliza uma posição de julgamento *a priori*. Aquilo a ser comunicado, quando entra no pacote das más notícias, leva o carimbo negativo, prejudicial, maléfico, difícil de receber. Questionamos, então, para quem é a má notícia? Como pode ser má notícia para quem a recebe, se a pessoa ainda nem sabe o que ela é? Será que a predeterminação do estigma da má notícia interfere na maneira como ela vai ser revelada?

Não há como padronizar uma revelação, não há receita. É impossível prever exatamente o que pode se passar no encontro entre "revelador" e paciente; já demos exemplos dessa imprevisibilidade em nosso texto. O encontro será uma criação de várias mãos, entre parceiros. Cada revelação será singular e partirá de como os sujeitos se posicionarão diante dela, tanto o sujeito médico, quanto o sujeito paciente, com seus percursos e histórias singulares.

Não queremos, de forma alguma, invalidar os protocolos de más notícias, nem sua presença nos treinamentos para desenvolver as habilidades de comunicação dos profissionais da saúde. Pelo contrário, reconhecemos sua importância, no sentido de serem uma tentativa de cuidar de um problema grave percebido na prática diária dentro da área da saúde. Nosso objetivo aqui é anunciar a possibilidade de alternativas, pois podemos calcular que esses protocolos, ao se constituírem para aplicações gerais e universalizantes, estão equilibrados em regras que não conseguem incluir e preservar a pura diferença dos sujeitos.

4.2. OS NOMES DO SUJEITO: A RELAÇÃO ENTRE A *IDENTIFICAÇÃO* E O DIAGNÓSTICO MÉDICO

Acabamos de dizer que o processo de identificação é uma das alternativas de o sujeito se haver com um diagnóstico novo, um nome recém-conhecido. O acontecimento da nova revelação diagnóstica provoca uma série de efeitos da revivência de diagnósticos anteriores, mal resolvidos, inclusive de autodiagnósticos que o sujeito cria para si mesmo, frutos de uma ampla gama de identificações. Existe aí uma verdade do sujeito, que vem à tona no nome provindo de um discurso médico que o antecede. Tal discurso faz sua marca inicial no sujeito, carregando as determinações imaginárias de um campo do saber, e motiva a evocação do processo de identificação, que já foi, antes, responsável pela constituição subjetiva.

A identificação é um movimento da segunda etapa lógica do processo trifásico de receber um diagnóstico. Depois do instante da revelação, que acabamos de descrever, o nome do diagnóstico passa a ser do sujeito e ele deverá se haver com ele a partir de seus recursos psíquicos subjetivos; o diagnóstico passa a fazer parte de quem aquele indivíduo é, passa a ser um dos traços entranhados na sua identidade. A identificação, com base na teoria psicanalítica, é um processo complexo que fará parte de toda uma vida e terá vários usos e incidências.

Fingermann (2005) constrói uma formulação poética do que é o conceito de identificação. A autora diz que "a identificação é a passagem de um ser paradoxalmente sem essência a um sujeito inexoravelmente evanescente" (p. 21) e completa essa ideia com a afirmação de que "a identificação é o processo de humanização que, ao se efetivar, deixa de lado uma parte maldita que, embora excluída, constitui o cerne, o âmago do ser humano" (p. 22). Diante dessas ideias, pensamos a identificação como algo constituinte do sujeito; especificamente do sujeito, intrínseco ao humano, que terá seu papel em formar um ser que antes era nada, puro organismo, mas que ao mesmo tempo não dá conta de abarcar na identidade tudo de real que o sujeito é.

Os nomes do sujeito, os diversos atributos que o representam, encarregam-se do processo de identificação. Lembremos que esses nomes vêm do Outro e tentarão representar um sujeito, mas, ao mesmo tempo que englobam alguns traços, deixam outros de fora, desvendando, por outro lado, uma falta do sujeito. Não existe uma palavra que dê conta de definir o sujeito e sua identidade, ele será constituído por seu equívoco inconsciente. Um processo identificatório se inicia, causa uma abertura no psiquismo, tendo uma origem, um traço 1, que posteriormente formulará toda uma cadeia de identificações.

O diagnóstico médico não é o traço 1 da constituição subjetiva, mas representará uma das identificações posteriores, referente aos pontos de amarra da cadeia singular de cada sujeito. Nesse sentido, o processo de identificação vai estabelecer uma divisão do sujeito "entre seus nomes e seu inominável" (Ibid., p. 22). E assim, simplesmente, encaminha-se uma das possibilidades de questionamento do cogito cartesiano – penso, logo sou – ao qual Lacan sustenta substanciais críticas, pois a verdade do sujeito não se encontra nessas aparências dos nomes acessíveis ao pensamento e plenamente responsáveis por quem o sujeito é. Muito existe por trás da divisão subjetiva.

Podemos ponderar que se um sujeito investe libidinalmente mais em um significante, um nome, do que em outros, como no caso de se fixar num diagnóstico médico, por exemplo, que marcará uma das linhas de identificação deste sujeito, este significante ocupa uma posição que faz ressonância ao traço 1, que abriu a cadeia, representante de uma satisfação inconsciente que faz vibrar o sujeito de uma forma diferente e instaura um corte específico em relação aos outros traços da identidade.

4.2.1. Teorizando o processo de identificação em psicanálise com Freud e Lacan

O conceito de identificação tem um valor central na obra de Freud, compõe o percurso teórico robusto e bem desenvolvido de sua metapsicologia, pois é tido como operação pela qual o eu do sujeito se constituiu outrora, nos tempos iniciais da infância. No texto de Freud, de 1921, "Psicologia das massas e análise do eu", o autor afirma em sua frase célebre que "a psicanálise conhece a identificação como a mais antiga manifestação de uma ligação afetiva a uma outra pessoa. Ela desempenha um determinado papel na pré-história do complexo de Édipo" (Freud, 2010, p. 60). Essa afirmação nos remete a uma identificação primária, original, anterior ao Édipo, que faz uma marca, deixa um traço e serve de base para as demais identificações ao longo da vida do indivíduo. A partir da ideia de que a identificação está presente desde a constituição subjetiva, ela se caracteriza também como um modo de operação do desejo para tecer uma realidade inconsciente, que claramente tem efeitos sobre a formação do eu.

Faremos uma breve consideração sobre a teoria da identificação em Freud, baseada especificamente no capítulo VII, "A Identificação", do texto "Psicologia das massas e análise do eu", escrito em 1921. Em seguida, nos debruçaremos sobre as construções teóricas de Lacan, que nunca dispensou as construções freudianas e, inclusive, se apoiou nelas e as utilizou como referência para trazer inovações ao longo do seu pensamento, tendo como uma das consequências ultrapassar o aspecto da identificação ao outro semelhante. Expondo uma ênfase na importância do tema, Lacan ministra, ao longo de todo o ano de 1961, um seminário intitulado "A Identificação", o qual será retomado mais adiante no presente texto.

No capítulo VII, "A Identificação", do texto "Psicologia das massas e análise do eu", Freud ([1921] 2010) se dedica ao tema e demonstra três mecanismos específicos da identificação: a identificação primária, a identificação regressiva e a identificação histérica.

A primeira identificação é a identificação ao ideal do pai e se instala temporalmente em momento anterior à passagem pelo Complexo de

Édipo. Nessa primeira identificação ao pai, não existe um tom hostil, de rivalidade em função do direcionamento do desejo ao mesmo objeto, a mãe; o pai ainda se apresenta como a figura daquilo que a criança gostaria de ser. Cabe aqui darmos ênfase ao aspecto principiante, inaugural, dessa identificação, já que é ela que permite a engrenagem de todas as outras.

Essa primeira identificação é referenciada por Freud anos antes, no seu texto "Totem e Tabu" (1912-13), quando ele delineia uma operação embasada no mito do assassinato e da incorporação do pai da horda primeva por seus filhos. O pai sustentava a representação dual de quem está autorizado a gozar do objeto desejado e, ao mesmo tempo, de quem interdita os outros de gozar do mesmo objeto. Esse pai absorvido seria a marca da identificação primordial que promove a inscrição da lei simbólica, instituindo a interdição do incesto. Assim, a primeira identificação promove como decorrência o desenvolvimento dos vínculos iniciais do sujeito e dirige as energias pulsionais para objetos externos.

A segunda identificação aparece na estrutura do sintoma neurótico, trata-se de uma identificação regressiva. Sobre seu funcionamento, Freud ([1921] 2010) conclui que a identificação aparece no lugar de uma escolha de objeto amoroso, e a escolha de objeto regride até a identificação. O sujeito acaba por se identificar com o objeto que o decepcionou, recusando sua demanda de amor. Ele exemplifica com o caso hipotético de uma garotinha que apresenta como sintoma a mesma forte tosse da mãe. A leitura de Freud indica que a garotinha tem o desejo de ocupar o lugar de sua mãe por conta de seu amor objetal pelo pai em sua vivência edipiana, e influenciada por um sentimento de culpa, replica o sintoma da mãe.

O terceiro modo de identificação, chamado identificação histérica, faz com que o indivíduo reconheça no outro uma situaçao que vive ou gostaria de viver. Ela se dá no nível do desejo. O exemplo de Freud é de uma mulher que recebe uma carta de seu amante secreto e, por um sentimento de ciúmes, tem um ataque histérico. Suas amigas, que sabem da sua experiência amorosa, sofrem o mesmo ataque, por uma "infecção mental." A interpretação da cena infere que o desejo das outras mulheres é de terem também um amor secreto e, novamente pela via da culpa, aceitam padecer do mesmo ataque da amiga.

Um ponto importante a ressaltar, com base nos passos de Freud e acompanhando as ideias de Fingermann (2005), é que temos sempre como motor do processo de identificação uma coisa perdida, uma satisfação mítica não mais alcançável pelo significante, pelas vias da representação, que faz marca no psiquismo e introduz o sujeito no ciclo da formação do eu e das assunções dos nomes que tamponarão a ausência da satisfação inalcançável.

Em um dos capítulos finais do seminário "A transferência", de 1960, Lacan, considerando as três formas de identificação estudadas por Freud, defende que apenas nas duas primeiras, as identificações primária e regressiva, a operação de se identificar com o outro se dá sempre na via do *ein einziger Zug*, do traço único. Nesses casos, a identificação é sempre parcial, limitada e representa um traço específico da pessoa que é tomada como objeto.

Importando as ideias do texto de Freud, "Psicologia das massas e análise do eu", e atrelando requintes de seu próprio ensino que aí se concentrava nos registros Imaginário e Simbólico, o autor trabalha o conceito *ein einziger Zug* de Freud, como uma primeira identificação do sujeito. Para Lacan (1960-1961), o *ein einziger Zug*, traço único, tem pertinência estrutural e define o "caráter pontual da referência original ao Outro na relação narcísica" (Lacan, 2010, p. 433).

Naquela ocasião, o autor retoma o esquema óptico, base da teoria lacaniana do estádio do espelho, que sustenta uma identificação imaginária para trabalhar a questão do desenvolvimento das noções de ideal do eu e eu ideal, e da função participativa do Outro nesses processos de constituição do eu. O pensamento de Lacan explicava que o eu não é produto do corpo biológico, nem de um desenvolvimento cronológico deste. O eu representa a constituição de um corpo unificado pela imagem especular.

O esquema óptico traz como argumento interessante a introdução do Outro como função implicada no processo de elaborar o ideal de eu e o eu ideal, conotados do narcisismo. Tal esquema exprime que, quando o Outro faz o intermédio da relação do eu com o pequeno outro semelhante, é viável a produção fecunda da própria relação narcísica. Vemos já aí a importância que carrega o imaginário presente no discurso de Lacan para a constituição do sujeito, tendo foco na imagem representativa do espelho.

Esse momento elaborado por Lacan é exposto na sua apresentação no Congresso Internacional de Psicanálise em Zurique, no ano de 1949, com nome de "O estádio do espelho como formador da função do eu tal como nos é revelada na experiência psicanalítica", e convoca uma ideia do prematuro do corpo biológico do bebê humano que implica a necessidade de constituição de uma integração imaginária.

O estádio do espelho configuraria uma estruturação da formação do eu a partir do olhar e da confirmação do Outro, oferecendo uma resposta de quem se é, de que aquela imagem integral vista corresponde ao real do corpo. Está posta aí a participação do Outro materno para a constituição da imagem do eu como representativa de um corpo antes fragmentado, que agora é marcado pelos traços da linguagem do Outro. Uma imagem é assumida, como produto de uma identificação imaginária, que fornece um corpo unificado pela imagem especular caracterizada pela mítica completude.

Souza e Danziato (2014) enfatizam que essa suposta completude se mostra unicamente como ficção do indivíduo, instaurando o narcisismo primário, origem propriamente dita do eu. A antecipação da completude equivaleria à entrada na constituição do sujeito através de um júbilo que deixa algo de fora, que repara a incerteza da completude, o pedido de confirmação, adentrando o campo das relações afetivas e sociais. Os autores detalham que "o estádio do espelho instala é a formação do corpo imaginário, unidade gregária que reveste o organismo, passagem da carne ao estatuto de corpo". E dão continuidade à ideia assegurando que esse momento da identificação imaginária, mesmo estando em jogo uma falsa imagem do corpo no espelho, é essencial para a formação do eu: "um engano fortuito sem o qual a constituição do sujeito poderia estar irrevogavelmente prejudicada" (p. 56).

Retomando os aspectos presentes no texto de Lacan de 1960-1961, que abre as portas para uma identificação simbólica, vemos ali sustentado que existe uma diferenciação extrema entre o ideal do eu e o eu ideal; temos o primeiro como uma introjeção simbólica e o segundo como causa de uma projeção imaginária. O termo *ein einziger Zug*, termo simbólico primordial, genitor da noção de traço unário, possibilita a satisfação narcísica que se desenvolve na relação com o ideal. A presença e a utilidade do Outro, relacionadas à elaboração das instâncias eu ideal e ideal do eu, trazem a marca do *ein einziger Zug*. Nas palavras de Lacan:

> este olhar do Outro, devemos concebê-lo como sendo interiorizado por um signo. Isso basta. Ein einziger Zug. Não há necessidade de todo um campo de organização e de uma introjeção maciça. Esse ponto, grande I, do traço único, este signo do assentimento do Outro, da escolha de amor sobre a qual o sujeito pode operar, está ali em algum lugar e se regula na continuação do jogo do espelho. Basta que o sujeito vá coincidir ali em sua relação com o Outro para que este pequeno signo, este *einziger Zug*, esteja à sua disposição (Lacan, [1960-61] 2010, p. 434).

Para Masagão (2004), o traço unário, esse *ein einziger Zug*, é uma estrutura fundamental da base do significante que serve de condição para o significante, um requisito obrigatório para que haja uma representação de qualquer coisa. Ele viabiliza a escrita do S1, o significante unário que inaugura a cadeia e permanece recalcado para o sujeito. O traço possibilita que o sujeito se conte 1 entre os demais, ele é a marca mais radical da diferença, o que traz de unicidade no sujeito. Ao propor essa noção, Lacan pretende sinalizar para o que há de radicalmente único no sujeito; o traço unário é essa diferença pura que considera o singular no campo da linguagem, é o que faz cada indivíduo se dizer 1, e marca a identidade e a diferença, ao mesmo tempo.

Esse trabalho de Lacan, de uma conceituação enriquecida sobre o traço unário, investigada e aprofundada em seu seminário "A identificação", de 1961-62, faz a transição de uma identificação imaginária para uma identificação simbólica. Segundo Kaufmann (1996), a articulação da falta com o traço institui uma lógica do significante, cujo objetivo é marcar a diferença pura; ele é significante não da presença de signos, mas, sim, de uma ausência que se apagou. A inscrição de um S1, significante primordial, o apagamento da marca de gozo, é o primeiro significante do registro simbólico a dar início a uma história.

Sobre uma passagem da identificação imaginária para a identificação simbólica, em termos de apresentação didática e não de forma desenvolvimentista ou cronológica, Assoun ([2003] 2017) brinca que se o eu é imaginário, o sujeito é falante, ele fala, o que convoca a necessidade de uma teoria do significante e do simbólico.

Dunker (2002) aponta, de forma muito didática, características diferenciais entre o traço e o significante. Este último terá como herança do traço "três propriedades fundamentais: a repetição, sua estrutura posicional e seu caráter diferencial" (p. 3). Porém, em oposição ao traço, que é fixo, inscrito como marca fundamental, o significante é instável. Além disso, existe outra característica relativa à linguagem, extremamente relevante, que marca a diferença entre traço e significante, o primeiro remete à estrutura da escrita e o segundo está articulado com a língua.

Cabe, neste momento, então, relembrarmos as palavras de Lacan naquele seminário "A Identificação" sobre outra diferenciação: a entre signo e significante. O autor explica que um significante não é um signo, pois este último representa alguma coisa para alguém, que está aí como suporte para o signo, não existindo ainda o conceito de objeto. Já o significante manifesta a presença da pura diferença e representa o sujeito para um outro significante. O significante indica que a relação do signo com a coisa deve ser apagada, e os vários apagamentos, que originam o significante, concedem os modos originais da manifestação do sujeito. A cadeia significante será inaugurada com a insistência do traço em sua marca da ausência e, assim, será determinada a repetição e o deslizamento significante.

A estratégia de Lacan durante o seminário sobre identificação é apostar na construção da gênese lógica do significante. Isso teria como consequência refletir sobre cada etapa da formação do significante e atrelá-la a uma vicissitude do processo de identificação e, continuamente, cada etapa do processo de identificação seria uma operação lógica do sujeito e de sua constituição. Nesse sentido, as noções de identificação, de significante e de sujeito promovem laços produtivos entre si, contemplando o que o saber sobre a constituição do sujeito ligada à teoria do estádio do espelho não dá conta. Fica claro que novos desenvolvimentos para elucidar os estudos sobre a noção de significante são, então, vantajosos.

As reflexões de Parker (2007) sobre a questão da identificação, articulando a problemática do significante com a negação e o traço unário na obra de Lacan são extremamente úteis para o encadeamento da nossa escrita neste ponto. O autor acredita que existem importantes marcas teóricas no seminário sobre a identificação que abordam de maneira inaugural a questão do significante, e que terão consequências importantes para avanços nos estudos sobre transferência e interpretação. Há uma novidade sobre a relação entre o sujeito e o significante. O significante é entendido como um ponto de identificação, mais do que uma unificação. Isso quer dizer que existirá uma identificação simbólica com o significante que se repetirá ao longo da vida do sujeito.

Somente a título de referência, no seminário "A Identificação" (1961--62) Lacan discorre sobre a função do nome próprio para o sujeito - o que veremos em detalhes no próximo capítulo - e atribui uma diferença importante entre o significante e o nome próprio; enquanto o primeiro terá função de representação do sujeito, o nome é o ponto de amarra onde o sujeito se constitui, indicando que seu fundamento o posiciona como um significante, provavelmente, em estado puro, sonoro. Sustentando o ponto de distinção entre um e outro, Lacan aponta para a significativa característica de intraduzibilidade do nome próprio, uma vez que sua estrutura permanece a mesma, ele não carrega um sentido traduzível, independentemente da língua em que ele se insere. Isso evidencia uma dimensão da linguagem que não é a do enunciado, do sentido, e se aproxima da escrita, da letra, do dizer.

Aqui se apresenta a entrada no terreno de uma modalidade de identificação simbólica, que é a gênese do sujeito do inconsciente, colocando em cena a cadeia significante e o traço da diferença. A modalidade de identificação imaginária se ocupava com a origem do eu diante da imagem especular, formação do narcisismo diante do olhar do Outro, aspecto essencial da identificação para que seja possível a constituição do eu, mesmo que como ilusão imagética de completude e organização de um corpo despedaçado.

Sobre a diferenciação entre identificação imaginária e identificação simbólica, visando mais uma apresentação didática, uma vez que sabemos que para Lacan os três registros são indissociáveis entre si, Souza e Danziato (2014) refletem que assim como essa identificação inicial, imaginária, referida ao estádio do espelho, que pretende a representação de um eu corporal numa imagem completa e totalizante, qualquer identificação que pretenda fechar um sentido, fornecer um ideal identitário, transita no campo do imaginário e não no campo simbólico da proposta do significante e do traço.

Os autores escrevem que

> onde o imaginário busca um fechamento de sentido, o simbólico aparece como abertura para a significação, onde a identificação imaginária pressupõe uma identidade permanente a identificação simbólica é marcada pela substituição sucessiva numa série de identificações (p. 57).

As identificações são o meio pelo qual a cadeia significante se movimenta, fazendo com que novas significações sejam produzidas pela circulação dos significantes.

Eles continuam discorrendo sobre a identificação simbólica, aquela que engendra o significante, afirmando que ela sempre marca a falta e cria uma abertura para significância. Um traço da identificação pode ser substituído repetidas vezes, mas a repetição que está em jogo é a da diferença, e por ter a chance de marcar essa diferença em qualquer coisa, inaugurando novas manifestações do sujeito, pode ser pensado como o ápice do simbólico. Assim, o sujeito não é inteiramente representado por seu nome, e não está colado de forma totalizada em suas imagens. Ele sempre será mais do que isso.

Percebemos a engrenagem das identificações e suas conexões na fala do sujeito. Em 1953, Lacan faz sua estreia oficial no ensino psicanalítico com o texto "Função e campo da palavra e da linguagem em psicanálise", no qual a importância da linguagem e a concepção de estrutura assumem o eixo principal. Muita coisa vai mudar nas ideias de Lacan encontradas nesse texto durante seu ensino, que contradizem alguns dos pontos que ali aparecem, principalmente com o investimento na noção de gozo e de Real; porém, isso não quer dizer que ele perde seu posto de referência de um momento primordial das construções teóricas, mantendo sua relevância até os dias hoje.

Ali podemos localizar o famoso aforisma de Lacan, elaborado naquela época: o inconsciente é estruturado como linguagem, não entendamos essa frase como algo da ordem do inconsciente ser linguagem, mas sim que sua estrutura é composta como a estrutura da linguagem. Portanto, perceberemos as formações do inconsciente na fala de um sujeito e elas poderão ser decifradas segundo a lógica da linguagem, sob o pano de fundo de uma experiência analítica em que o sujeito toma a palavra e conta sua história. Barroso (2015) enfatiza que no "lugar da rememoração, a reconstrução; em lugar de relembrar, reescrever. É assim que o sujeito poderia vir a surgir, tendo sua existência não precedente à linguagem, mas decorrente dela" (p. 60).

Naquela época de seu ensino, Lacan conferia duas funções distintas à fala de um indivíduo. Nomeou-as fala plena e fala vazia, cada qual com suas características e usos específicos na linguagem. Em um eixo imaginário, mediando a relação entre o eu e o outro semelhante, composta de um discurso que se supõe verdadeiro, o autor aponta a palavra vazia. A palavra plena se mostra num eixo simbólico, é performativa e responsável por produzir o ser do sujeito. Está na base do objetivo da experiência analítica, que buscaria realizar a verdade do sujeito, verdade que não se pretende nunca inteira. A mensagem da fala nesse contexto não está nos enunciados que o sujeito profere, ela evoca um ato de retroação significante, e representa a enunciação, o que está latente e se refere ao inconsciente. Ou seja, é num *aprés-coup* retroativo que a mensagem vai tomar forma a partir do significante recém-emitido, a mensagem antecipa um traço, enquanto ela se formula. Nesse sentido, vemos Lacan ([1953] 1998, p. 301) às voltas com as especificidades da linguagem na experiência analítica:

> a função da linguagem não é informar, mas evocar. O que busco na fala é a resposta do outro. O que me constitui como sujeito é a minha pergunta. Para me fazer conhecer pelo outro, só profiro aquilo que foi com vistas ao que será. Para encontrá-lo, chamo-o por um nome que ele deve assumir ou recusar para me responder. Eu me identifico na linguagem, mas somente ao me perder nela como objeto.

Em seu texto "Instância da letra no inconsciente ou a razão desde Freud", de 1957, Lacan designa que a estrutura da linguagem é descoberta pela experiência analítica no inconsciente. Isso faz da linguagem uma ferramenta central para a psicanálise lacaniana, e a experiência da fala passa a ter outro estatuto, que não será encontrado em outros campos do saber. A psicanálise vai se interessar pela linguagem de um jeito único, como aquela que atravessa o sujeito e o posiciona em relação ao seu inconsciente.

Os efeitos da fala determinam o estatuto do sujeito como sujeito do inconsciente, e essa fala traduz um poder sustentado a partir das escolhas das palavras que vão tocar o corpo real, além de tomar um lugar e uma função para o sujeito. Veremos sempre vários usos possíveis e múltiplas intenções das palavras e da fala, como, por exemplo, o insulto e a injúria abordados por Lacan em alguns contextos, como no seminário sobre as psicoses de 1955-56, que, por meio da palavra, estão articulados a certa violência da fala e sua relação com o desejo do Outro.

No texto de 1957, Lacan se apoia na linguística de Saussure (1972) para construir sua teoria do significante, principalmente no famoso compilado de aulas entre 1906 e 1911, que resultou na obra *Curso de Linguística Geral*, publicado pela primeira vez em 1916, no qual Saussure parte do signo linguístico como unidade básica da língua que liga um significado, ou seja, uma ideia, a uma imagem acústica, o significante, que produz a fórmula s/S. A relação entre significante e significado é puramente arbitrária, eles não têm semelhança entre si, e eles estarão ligados por dois eixos: o sintagmático – conexão com outros significantes – e paradigmático – analogias de significado.

É, então, a partir dessa lógica da linguagem que Lacan fará a proposição de sua revolução significante, na qual ele inverterá as posições, indicando o significante no topo e o significado embaixo da barra S/s, o que o coloca em posição dominante em relação ao significado e como algoritmo. O significante está destituído de uma função meramente representativa recebendo primazia em relação ao significado. Existe uma ênfase na separação dos dois pela barra, o significado e o significante não são somente distintos, eles estão separados. Sobre esse ponto, Assoun ([2003] 2017) indica que uma palavra será menos decifrada no elo com seu significado e mais na sua posiçao de se remeter a outras palavras, e o efeito de sentido se constrói nas articulações significantes, o que abre a ideia de cadeia significante.

Quando Lacan diz repetidas vezes que um significante representa o sujeito (a continuação do aforisma seria: para outro significante), vemos entrar em movimento uma lógica da substituição, um caminho metafórico e metonímico de uma cadeia, submetendo o sujeito à lei do significante, à lei da linguagem. Ele mostra os efeitos desse movimento da cadeia no rumo horizontal, que se refere à metonímia, e em contiguidades verticais, à metáfora.

A primeira operação inscreve uma "estrutura metonímica, indicando que é a conexão do significante com o significante que permite a elisão mediante a qual o significante instala a falta do ser na relação de objeto, servindo-se do valor de envio da significação" (Lacan, ([1957] 1998, p. 519). A segunda corresponde a uma "estrutura metafórica, que indica que é na substituição do significante pelo significante que se produz um efeito de significação que é da poesia ou criação, ou, em outras palavras, do advento da significação em questão" (*Id.*).

Um significante não está ligado e colado a um significado exclusivo, ele estabelece relações em termos relativos. O significante não se permite isolável e convoca sempre uma relação binária - S1 - S2 -, caracterizando-se na diferença quanto ao próximo significante. Nesse movimento da cadeia existe um constante reenvio significante, produzindo o desejo na posição de resíduo.

E aqui é essencial lembrar que o significante não tem sentido nenhum sozinho, ele não representa nada, só é um significante se estiver em relação a outro significante e, ainda, referindo-se a e incluindo um sujeito. Um significante não é capaz nem suficiente para representar pura e totalmente um sujeito para lhe dar consistência. Nessa perspectiva, o diagnóstico só representa um sujeito para outro significante, localizando-se em sua cadeia, por isso sustentamos que o diagnóstico entra num lugar convocando autodiagnósticos passados do sujeito. É através das identificações que a cadeia significante se movimenta, a articulação significante produz novas significações pelo sujeito.

O termo Nome-do-Pai é introduzido por Lacan como um significante, para representar uma identificação ao pai, fato central do complexo de Édipo, instaurando um laço decisivo entre o pai e a linguagem. O autor se baseia no mito do pai da horda trazido por Freud e mencionado acima, para delinear o Nome-do-Pai como um elemento de linguagem que representa uma lei estruturante do inconsciente do sujeito, afirmando ser o "significante que, no Outro como lugar de significante, é o significante do Outro como lugar de lei" (Lacan, [1957] 1998, p. 590), lei esta condutora das operações de metáfora e metonímia na cadeia significante.

A ideia de que o Nome-do-Pai tem uma função de metáfora aparece no texto de Lacan "De uma questão preliminar a todo tratamento possível da psicose", escrito entre dezembro de 1957 e janeiro de 1958. Como essa função é caracterizada pela substituição de um significante por outro, vemos indicar-se a criação do pai enquanto significante no lugar substituto do desejo da mãe, manifesto na operação de ausência da mãe, que indica a inclusão lógica do falo, de acordo com o advento da significação fálica. Como o significante Nome-do-Pai entra num lugar de substituição, também ganhará lugar de metáfora paterna. De acordo com Assoun ([2003] 2017, p. 49), o desejo da mãe está no centro da metáfora paterna "que engendra o Pai como Nome, a partir da fala da mãe que o veicula."

A esse respeito, Porge ([1997] 2013) indica que o Nome-do-Pai não traduz nem o nome próprio do pai nem o laço da palavra "pai" na linguagem. Nesse momento teórico – veremos no próximo capítulo que novas conceituações sobre o pai como nome guiarão o caminho de Lacan na década de 1970 –, o pai representará uma função de instaurar o discurso do inconsciente e barrar o acesso do sujeito a posição de objeto pleno de gozo materno, causando uma divisão subjetiva e sua manobra desejante em relação ao falo. Ou seja, o sujeito sofre uma transição de lugar, passando de um objeto de gozo a um sujeito desejante.

Vai ser através da palavra que se dará o surgimento do sujeito, e este só vai aparecer quando houver a entrada do significante Nome-do-Pai. Portanto, esse é um significante que possibilita a circulação dos outros significantes da cadeia, abrindo o caminho do sujeito para as identificações e a nomeação. Essa ideia do Nome-do-Pai relacionado à função simbólica apareceu, mesmo que de forma mais primitiva, já no texto "Função e campo da fala e da linguagem em psicanálise" (1953), pois nele Lacan assume que "é no *nome do pai* que se deve reconhecer o suporte da função simbólica que, desde o limiar dos tempos históricos, identifica sua pessoa com a imagem da lei" (Lacan [1953] 1998, p. 279). É importante indicar que, como resultado da presença desse significante para o sujeito, veremos o estabelecimento de algumas diferentes funções o atravessarem, por exemplo, vemos a interdição do incesto, a significação do significante com a lei, a função de nomear. Esta última muito nos interessa aqui.

Não é nosso propósito detalhar a teoria, a gênese e os desenvolvimentos lacanianos sobre o significante Nome-do-Pai, uma vez que isso é extremamente complexo, pois a extensão desta temática na obra de Lacan e de seus comentadores introduz um percurso de aproximações e recuos que remete à história da psicanálise lacaniana. A obra de Erik Porge, "Os nomes do pai em Jacques Lacan", de 1998, se propõe a traçar, de forma densa e bem minuciosa, as etapas do caminho de Lacan diante deste significante, revelando as múltiplas facetas envolvidas e sua ligação aos diversos conceitos da obra, atingindo sua pluralidade no final do ensino de Lacan.

Queremos neste instante, após um importante desvio sobre a teorização do conceito de identificação que nos serviu de alicerce para nossas elucubrações, retomar a lógica defendida, da fase de identificação do sujeito a um diagnóstico médico, determinante para um terceiro momento de nomeação, evocando, em um próximo passo, o sentido de apropriação.

4.2.2. O diagnóstico médico: um significante que marca o corpo e promove identificações

Para retomar o questionamento de a identificação ter a ver com a história da revelação diagnóstica, levando em conta nossa hipótese da factível identificação ao nome de uma doença, oferecido pelo Outro do discurso médico, trazemos a ideia de Moretto (2013) ao defender que, frequentemente, o sujeito, procurando um alívio de sofrimento e priorizando lutar por sua vida, acaba por submeter-se ao discurso médico, como objeto da investigação médica, e perde sua referência própria ao identificar-se com a própria doença. Ela passa a ter lugar na constituição do sujeito diante do Outro, em como o sujeito se apresenta e se nomeia. Por essa identificação imaginária, totalizante, fechada de sentido, o sujeito pagará uma conta, a do sofrimento psíquico.

O nome sustentado pelo diagnóstico médico, queremos enfatizar aquele nome que pode ter valor significante para o sujeito e foi extraído do Outro, tem a função de inserir o indivíduo num registro da saúde, de dar a ele lugar num discurso que comporta o saber científico sobre o que acontece em seu organismo adoecido. Um certo diagnóstico faz o paciente passar a existir para a medicina e para determinada especialidade; é ele que provoca o nascimento de um novo paciente, e é ele que serve de referência para possíveis identificações, fazendo o sujeito se designar em seu recém-descoberto contexto de vida. No entanto, os médicos que oferecem um diagnóstico ao paciente não consideram que existe ali no indivíduo que o recebe, um sujeito do inconsciente.

Morais (2015) observa em sua prática de psicanalista no contexto da saúde que o sujeito, quando recebe um diagnóstico hipotético e se vê num processo de identificação com tal diagnóstico, ocupa um lugar de tolerar, muitas vezes sem ver outra saída, que o conhecimento da ciência se sobreponha ao saber que o constitui como sujeito desejante, seu saber inconsciente. Efeitos são visíveis a partir dessa operação, como um afastamento da própria história e do conhecimento sobre seu corpo. Nesse sentido, a patologia ganha lugar principal e deixa o sintoma inconsciente em segundo plano.

Porém, efeitos apaziguantes também podem resultar desse mecanismo de saber. Enganchar-se a um significante imaginariamente é uma das formas possíveis de se posicionar diante da falha que ele convoca ao ser anunciado, é eleger um nome que supostamente representa o sujeito. O diagnóstico pode ser o significante com o qual o sujeito se identifica, que passa a representá-lo e dar a ele um lugar no laço social. Esse lugar engloba o pertencimento a uma época específica – a aids não compartilha do mesmo momento histórico que a peste, por exemplo –; uma região geográfica – alguns países têm alta incidência de febre amarela, enquanto outros desconhecem a doença –; uma faixa etária – diabetes e hipertensão são mais comuns em idade mais avançada que nos jovens –; e, ainda, poderíamos considerar a questão genética da linhagem familiar, o contexto financeiro ou mesmo os hábitos laborais de cada indivíduo.

Um grupo pode trajar a marca da igualdade possibilitada pelo nome-diagnóstico, os "doentes de câncer" ou os "portadores de HIV", que abarca o funcionamento da doença no corpo biológico, o modo como as células infectadas abalam a imunidade e causam o adoecimento, o tipo de medicação que traz efetividade ao tratamento ou mesmo as necessidades psicossociais que são encontradas em cada condição.

No entanto, esse nome, ao mesmo tempo que marca a igualdade, porta o rastro da diferença, diferença original e autêntica, levando em conta o que tem de próprio em cada sujeito, como cada um é tocado pela nova experiência de adoecimento. No cenário do recebimento do diagnóstico, o desafio passa a ser, então, o sujeito se representar pelo seu diagnóstico, nomeando-se sem se fazer um com o nome, sem que sua identidade seja resumida a ele, abrindo espaço para algo da ordem do único, do próprio de cada sujeito, mantendo reconhecido o seu saber inconsciente em cena.

A partir dessas considerações, traçamos um paralelo entre o momento inicial da constituição subjetiva elaborado por Lacan, referente à entrada do indivíduo na linguagem, no arcabouço da cultura, e a entrada do indivíduo no mundo da medicina, a partir do significante representado pelo diagnóstico. Claro que sem a pretensão de indicar uma coincidência entre esses dois cenários, mas sim uma aproximação na lógica constitutiva, o primeiro no terreno da constituição da subjetividade, e o segundo na constituição de um paciente no campo do saber médico, das proposições de cura e tratamento.

Não adentraremos detalhadamente um movimento de retomada nem sustentaremos as importantes distinções das fundamentais teorias sobre a constituição subjetiva em Lacan – o estádio do espelho, os três tempos do Édipo, alienação-separação – para estabelecer essa aproximação dos dois cenários mencionados. Interessa-nos o movimento despretensioso e primordial do oferecimento dos significantes pelo Outro, que nos faz constatar que o sujeito é uma construção, não emerge com o bebê recém-nascido, não é natural, é efeito da linguagem e da presença do Outro.

Mariani (2014) lembra que Lacan, em vários de seus seminários, demonstra a participação do Outro na constituição subjetiva do indivíduo. O Outro representa o tesouro dos significantes, sua função é oferecer tais significantes ao ser de necessidade, para sua subjetivação e sua entrada na linguagem, na cultura. A autora formula que pelos ensinamentos de Lacan o campo da linguagem é preexistente ao nascimento do indivíduo; ela já está lá quando o indivíduo chega. Será o ser humano que adentrará o campo da linguagem. Portanto, a constituição subjetiva acontece com a transmissão de significantes que ainda não são do sujeito e sim do Outro, dos quais o sujeito deverá se apropriar, para torná-los seus. Nas palavras da autora:

> o corpo biológico de um recém-nato, enquanto puro real, para subjetivar-se se inscreve nesse Outro, sendo significantizado por aqueles que dele se ocupam para inscrevê-lo em uma novela familiar, em uma linhagem, em uma discursividade que permitirá o nascimento de um sujeito (p. 136).

Ou seja, um significante S1, marca da singularidade do sujeito, provém do campo do Outro, é preciso que o outro oferte essa marca inicial. Esse significante mestre, S1, representará o sujeito para outro significante, S2, colocando em movimento o deslizar da cadeia do sujeito, como já observado acima. É com esse chute inicial metafórico que existe a possibilidade da entrada do sujeito na linguagem, no campo do Outro, engendrando a sequência das identificações posteriores.

Atribuir um nome ao sujeito faz sua estreia na cadeia significante, posicionando-o face ao desejo do Outro, uma vez que esse nome pode assumir uma instância de S1 e ter função de fazer o sujeito emergir no campo do Outro. Dessa forma, o ato de nomear fornece um lugar ao sujeito, algo é dito sobre suas características e especificidades, o que, para a autora, confere a máxima de Lacan de que o inconsciente e por conseguinte o sujeito são estruturados como linguagem.

A questão das identificações tem íntima ligação com a temática da nomeação, mostraremos isso no próximo capítulo. Isso ocorre porque, durante um bom período, a nomeação se refere ao ato de dar um nome pelo outro, ao que ainda permanece inominável no sujeito. Portanto, seria um primeiro passo antes da identificação ao nome. Vimos que é pela via da identificação que o sujeito se coloca numa trajetória de constituição enquanto ser falante e desejante, já que o que é oferecido pelo Outro faz marca tanto no inconsciente como no corpo, e inaugura uma trama do romance singular de cada sujeito.

As nomeações, ainda teorizadas com a característica de se relacionarem a uma ordem simbólica, serão constantes e sucessivas, irão proporcionar uma operação de impulsionar o sujeito a se apropriar daquilo que recebeu do outro, em qualquer tempo da vida que for convocado a se haver com algum acontecimento, interpelado por um Outro que exige posicionamento em relação ao desejo; ceder ou não ceder será a questão.

O significante do nome-diagnóstico ressoa no psiquismo do sujeito e faz nele algum tipo de amarração, produz efeitos subjetivos únicos que constataremos na fala e, sobretudo, na posição de queixa de um sujeito na experiência analítica. Existem distintas possibilidades de identificação, e elas podem transpassar a história do sujeito na relação com seu diagnóstico. Uma identificação imaginária, totalizante, que inclui e cola o paciente no discurso da medicina, não precisa ser permanente e determinar todo o caminho do adoecer. No entanto, entender os sentidos atribuídos por um sujeito ao seu diagnóstico só é possível quando ele está disposto a falar sobre isso. A experiência analítica facilita o ato da fala e o trabalho de equivocar um nome-diagnóstico, ou seja, questionar a colagem de determinado significante a um significado único e específico, abrindo uma multiplicidade de possibilidades e de significações.

Para concluir este subcapítulo, optamos por expor um breve recorte clínico, com a função de sair um pouco do terreno teórico e ilustrar a construção, evidenciada na narrativa em análise, de um tipo possível de elo entre dois significantes que passam a representar o sujeito diante do diagnóstico médico.

4.2.3. Um recorte clínico: Naruto, a tendinite e o medo do fracasso

Naruto vinha se queixando de dores no trapézio e cotovelos há alguns meses quando decidiu procurar um ortopedista. Após uma batelada de exames, veio o diagnóstico final: tendinite. Aparentemente um diagnóstico simples para o médico que comunicou, o paciente se mostrou extremamente incomodado e passou a tratar do assunto de forma recorrente em sua análise. Não conseguia acreditar como ele, tão jovem, tinha desenvolvido a doença, pensava que seu corpo era forte e resistente, pronto a ganhar mais massa e mais músculos torneados, não dores frequentes. Assim que descobriu o diagnóstico, por orientação médica, interrompeu todos os exercícios físicos e iniciou sessões de fisioterapia. Naruto não conseguia seguir seu tratamento, iniciou uma rotina de marca-desmarca exames, consultas médicas e até mesmo as sessões de fisioterapia. Sua imagem de um jovem forte e desejado pelas meninas aparecia em seu discurso na análise como um impossível de ser alcançado. Passou a ter dificuldades nos estudos e na vida social. Depois de algumas semanas, mostrando-se triste e desanimado, contando a respeito dos passos sobre sua escolha profissional, afirmou "se nem academia eu consigo fazer, imagina entrar na faculdade? Vou ser um fracasso na vida."

Alguns pontos importantes merecem ser destacados nesse recorte clínico, esclarecendo as construções teóricas aqui elaboradas. Primeiro, vale a pena contextualizar que Naruto estava em análise já fazia alguns anos quando viveu esse acontecimento, isso quer dizer que a narrativa de seu sofrimento estava sendo endereçada a uma analista, sob transferência. Era uma fala que previa um retorno e um trabalho inconsciente. A queixa se transforma em demanda na cena analítica e promove o encontro entre a fantasia do sujeito e o analista.

O significante fracasso já acompanhava a narrativa do sujeito e fazia ponto de sutura, de ancoragem psíquica, sutura da falta a ser do sujeito, como diz Lacan ([1966] 2001), e era peça sintomática em análise há algum tempo. Podemos analisar que o significante "tendinite" convocou retroativamente o significante "fracasso", e fez ponto de amarração, passou a representar o sujeito para outro significante, uma criação singular, encontrada especificamente naquele sujeito. A tendinite passa a ter o sentido de obstáculo aos ideais narcísicos de um corpo forte e desejado, causando intensa frustração. O sujeito se vê preso num movimento entre dois polos, o da idealização e o da impossibilidade, representado pelo sucesso *versus* fracasso.

Outro ponto relevante nos remete ao discurso do médico, que é previsto a não calcular a resposta do inconsciente, da fantasia, do sintoma do sujeito diante da sua linguagem científica. A fala de Lacan ([1966] 2001) "o frenesi da nossa ciência não se repousa sobre nada além da sutura do sujeito" (p. 200), vai ao encontro dessa questão se a entendemos, no nosso contexto de pesquisa, como um discurso científico que irá tamponar a falta do sujeito no oferecimento de um nome ao problema do corpo orgânico, promovendo uma identificação que exclui o saber inconsciente. No entanto, no caso de Naruto, o ponto de sutura produziu uma resposta sintomática, ligada à dificuldade de adesão ao tratamento, algo tão temido pelo discurso médico. A estrada para o caminho do "fracasso", de não "ser alguém na vida", de "depender dos pais até os 40 anos" retrata um funcionamento fantasmático que coloca em jogo uma posição de gozo e de objeto do Outro.

Consideramos um encontro com o real em jogo na experiência da revelação do diagnóstico, que suscitará respostas do sujeito na tentativa de encontrar uma saída para esse sofrimento psíquico que englobe a posição de gozo do sujeito em sua lógica fantasmática. Parece-nos que existe alternativa para essa identificação ao nome dado pelo Outro, para a consistência da representação imaginária. Se algo fica de fora dessa identidade e é impossível revelar inteiramente quem o sujeito é; se existe um resto que não possibilita a colagem ao nome e cria sucessivas reidentificações; se algo falta e, portanto, o desejo está em jogo, convocando o sujeito a dar conta do seu sofrimento, existe uma saída oferecida pelo significante, que faz ancoragem para o psiquismo e cria um sentido fechado, mas também podemos pressupor que exista uma saída que questione essa sutura significante e provoque outro enodamento que não só o do sofrimento no processo de nomeação.

Nos acontecimentos, ou seja, naquilo de real que demanda a resposta do sujeito, vemos a constituição subjetiva, os traços, as marcas, os significantes, as identificações, os pontos de gozo presentes na formulação de um ato de fala, de um reposicionamento subjetivo, assim determinando o que é nome do sujeito e o que não é. O nome, para ser assumido, fez eco numa marca e passa a ser um enodamento na linguagem. Ao nos ocuparmos com a teorização do traço unário, o sujeito é composto por sua marca primordial, marca do início da abertura de uma cadeia. Essa marca é presença em seu apagamento, deixando um traço, um vestígio do que foi um objeto que se perdeu – como uma pegada na areia, que representa quem passou ali, mas não está mais presente – o que constituirá o sujeito.

Lacan ([1968-69] 2008) aborda mais uma vez essa questão, indicando uma interessante concepção de sujeito, como aquele que apaga o traço e o metamorfoseia em olhar daquilo que está na fresta, no entrevisto, na presença e na ausência, para além do suporte do visível. Em suas palavras:

> um ser capaz de ler seu vestígio, basta isso para que ele possa reinscrevê-lo noutro lugar que não aquele a que o levara inicialmente. Essa reinscrição, é esse o vínculo que o torna dependente, a partir daí, de um Outro cuja estrutura não depende dele. Tudo se inaugura no que acontece com o registro do sujeito definido como aquele que apaga seus vestígios. Para deixar mais clara a dimensão original daquilo de que se trata, vou chamá-lo, em última instância, de aquele que substitui seu vestígio por sua assinatura (p. 304).

Uma assinatura abarca aquilo que é de mais singular e de fato indicador de um sujeito; remete a representação de um nome, do nome do sujeito. Avistamos um novo desafio à frente, uma trajetória que atravesse o campo dos nomes concedidos pelo Outro, fruto das identificações de toda uma vida, nomes que remetem a diagnósticos médicos, por exemplo, ou a nomes que resultam de uma posição fantasmática, como "o fracassado", e promovam a criação de uma assinatura, o que irá envolver as dimensões real, simbólica e imaginária da realidade, ou seja, o gozo, o significante e o corpo.

Isso posto, abrimos uma rodada sobre o último tempo da tríade apresentada, o momento vindo depois da identificação, ou seja, o tempo da nomeação diante do recebimento de um diagnóstico médico. Propomo-nos a discutir, de forma metapsicológica, sobre o enigma do nome, da nomeação em psicanálise dentro da teoria lacaniana, convocando suas múltiplas facetas e suas distinções de acordo com cada momento teórico em que ela estava incluída. Esse percurso nos será útil para construir as bases do tempo da nomeação e pensar suas consequências para a clínica psicanalítica.

4.3. A *NOMEAÇÃO* COMO UMA SAÍDA?

Pudemos perceber com a clínica psicanalítica e com as experiências institucionais no contexto da saúde que a relação do sujeito com seu diagnóstico médico não se encerrava no movimento dialético de se identificar ou não se identificar a um significante, nome da doença. Algo acontecia após a travessia que se iniciou com a revelação do diagnóstico, do oferecimento do nome da doença pelo médico, como vimos, e prosseguiu no tempo da identificação. A posição do sujeito em relação ao seu diagnóstico no tempo da identificação e depois dele, nitidamente, não era a mesma. Um balanço em direção à apropriação do diagnóstico começava a acontecer nesse novo tempo. O "diagnóstico para chamar de meu" demonstrava um traço subjetivo singular, que traduzia a marca única de cada sujeito. Para melhor compreender essa dinâmica recorremos a uma noção psicanalítica, a saber, a *nomeação*, e após os devidos aprofundamentos teóricos, escolhemos batizar nosso terceiro tempo da tríade do recebimento de um diagnóstico médico de nomeação.

Num primeiro momento, tendo a incumbência de abertura deste tópico, para efeito de esclarecimentos e posicionamentos diante de termos psicanalíticos, cabe-nos fazer uma apresentação das palavras *nomeação* e *nominação*, demonstrando semelhanças e diferenças implicadas nas circunstâncias da linguagem e da tradução do termo original do francês *nomination*, tradução essa que enfrenta divergências na teoria psicanalítica.

A não unanimidade da tradução do termo utilizado por Lacan faz com que alguns autores utilizem *nomeação* em suas obras, enquanto outros utilizam *nominação*, para tratar dos mesmos apontamentos teóricos indicadores de três cenários: um primeiro que trata do oferecimento do nome pelo Outro; um segundo que formula o estatuto do nome para o sujeito e a relação deste último com a marca única que ele carrega; e um terceiro que diz respeito às suas elaborações ao final do seu ensino que coloca em jogo a dimensão do Real e a formulação do nome como marca da identidade do sujeito.

Na língua portuguesa, temos os dois substantivos apontados acima, provindos dos verbos *nomear* e *nominar*, respectivamente, que apresentam dessemelhanças em seus usos na prática da fala e da escrita. Mas, afinal, qual é realmente a diferença entre eles e qual vocábulo será por nós escolhido para representar as construções teóricas de Lacan referentes à questão do nome?

Essa questão é relevante, pois pode interferir nas buscas bibliográficas psicanalíticas sobre o assunto; portanto, o leitor precisa ser advertido sobre as duas escolhas possíveis para o mesmo termo e contexto teórico. Parece-nos, então, fundamental explicar nossa escolha expondo o significado dos termos na língua portuguesa e relacionando-os ao sentido de *nomination*, termo em francês originalmente utilizado no contexto da psicanálise lacaniana. No *Dicionário Houaiss* (Houaiss; Vilar,

2001, p. 2.024-2.025), encontramos as seguintes definições, que nos fizeram perceber a verídica aproximação, e não um ponto de oposição, entre os dois vocábulos e seus empregos específicos:

> Nomeação – **1** ato ou efeito de nomear ou ser nomeado; **2** ato formal de atribuir um cargo público a alguém, efetuado por autoridade competente; **3** designação de alguém para cargo ou função privada *ETIM lat. nomînatî,ōnis* "apelação denominação; nome, nomeação (para função)", rad. de *nomînātum*, supn. de *nomînāre* "nomear, designar, chamar pelo nome, propor para uma função"; fig.divg.vulg. de *nominação*; ver nomin, f.hist. sXV *nomeaçom*.
>
> Nominação – RET figura de retórica que consiste em dar uma denominação a algo que não tenha nome ETIM lat. *nominatîo,ōnis* "apelação, denominação; palavra, termo; nomeação para um cargo", do rad. de *nominātum*, supn. de *nomināre* "nomear, designar, pôr um nome, chamar; notificar, citar para juízo, acusar, denunciar, nomear para um cargo"; f.divg. culta de *nomeação*; ver *nomin-*; f.hit. 1484 *nominaçion*.

Na língua francesa, diferente do português, existe apenas um termo para designar o substantivo do verbo *nomear*, a saber, *nomination*. Em consulta ao dicionário francês *Petit Robert* (2010), verificamos duas acepções: a primeira indica a designação de alguém a um emprego, uma função, um posto; a segunda indica a ação de nomear, denominar. Existe, portanto, uma aproximação ao verbo nomear, que supõe os atos de designar por um nome, distinguir por um nome, dar um nome.

Com base em nossas investigações semânticas, consideraremos central a primeira acepção do verbete nomeação em português - ato ou efeito de nomear - e seu vínculo intrínseco com o nome, levaremos em conta as aproximações entre *nomeação* e *nominação*, e nos pautaremos no sentido do verbo nomear, para adotarmos o emprego do vocábulo *nomeação*, sem perder de vista que muitas das obras consultadas para a organização de nossa escrita não fizeram a mesma escolha, mas, mesmo assim, estarão incluídas em nossa rede bibliográfica, dando ancoragem para a fundamentação teórica sobre a nomeação em psicanálise.

Esclarecido isso, vamos ao próximo passo a que nos propusemos no terreno da nomeação, agora especificamente traçado dentro da teoria psicanalítica lacaniana. Como mencionamos acima, reconhecemos três cenários diferentes nos quais essa noção aparece no discurso de Lacan. Nosso trabalho foi investigar as nuances desses cenários, analisando as diferenças epistemológicas ligadas às articulações conceituais, bases das mudanças de perspectiva. Após esse desenrolar de nossas descobertas, retomaremos as reflexões sobre as interlocuções possíveis entre nome, nomeação e diagnóstico médico, para apresentar novos diálogos e novas saídas clínicas.

4.3.1. Em nome de quem? Da nomeação do Outro à nomeação do sujeito

Este subcapítulo prevê um percurso teórico e histórico na doutrina lacaniana a respeito de uma noção que aparece muito cedo no ensino de Lacan, já durante seu primeiro seminário em 1953-54, e permanece em todo o seu ensino, a saber, a *nomeação*. Essa noção muda de acordo com as novas descobertas e proposições epistemológicas do autor, que fundam diferentes articulações conceituais, sobretudo quando ele inicia um movimento de reinvenção de sua própria teoria do sintoma - que colocará em cena sua combinação dos três registros da realidade: Real, Simbólico e Imaginário.

Lacan nos dizia em seu primeiro seminário:

> temos de nos aperceber de que não é com a faca que dissecamos, mas com conceitos. Os conceitos têm sua ordem de realidade original. Não surgem da experiência humana – senão seriam bem feitos. As primeiras (de)nominações [*(dé)nominations*][15] surgem das próprias palavras, são instrumentos para delinear as coisas (Lacan, [1953-54] 1988b, p. 10).

Portanto, trouxemos ao nosso texto comentários sobre a nomeação lidos através da prática analítica e epistemológica de Lacan. Trabalhamos com importantes referências lacanianas sobre a nomeação localizadas em um primeiro momento, o da primazia do significante e de sua relação com a identificação do sujeito, que marcou um período desde o início até a metade de seu ensino, e consideramos os efeitos de um último momento de seu ensino, quando esta noção ganha um estatuto específico relacionado ao nó borromeano e ao sinthoma.

15 Marcação nossa.

Construímos um percurso que engloba conceitos de vários momentos da teoria lacaniana com a condição de que eles estivessem ligados à noção de nomeação. Levamos em conta a pertinência e a atualidade de todos esses conceitos para a clínica psicanalítica, mesmo com as inovações propostas por Lacan em seus últimos seminários.

Nossa escolha foi produzida com base em uma série de questionamentos sobre a teoria psicanalítica e, principalmente, a partir de nossa experiência com a prática clínica, que é a fonte do interesse por esse tema. Utilizamos a psicanálise como método de investigação de fenômenos clínicos e mantivemos um diálogo, por vezes esquecido, com o que ouvimos no lugar de psicanalistas a fim de problematizar o conhecimento resultante da prática. Com base nesses achados da teoria, trazemos contribuições para uma eventual reelaboração da clínica em relação à posição e ao manejo do psicanalista, que estejam amparadas por um saber derivado dos últimos avanços de Lacan na teoria da nomeação.

Nossa clínica psicanalítica no contexto da saúde, especialmente aquela já aqui mencionada, em ambiente hospitalar, foi o que nos deu a experiência relacionada ao impacto da revelação do diagnóstico de determinadas doenças, e situa-se como motor de reflexões e responsável pela nossa aproximação ao tema da nomeação. Naquela época, circunscrevíamos a proposta de interlocução entre o nome, a nomeação e o diagnóstico médico.

Dito isso, convidamos vocês a entrarem na discussão sobre a nomeação na teoria psicanalítica lacaniana por meio de duas questões principais: 1. como podemos entender a função psíquica de receber um nome?; e 2. qual é o status que esse nome tem para o psiquismo?

Uma constatação relacionada de forma implícita a essas questões, mas que apoia o desenvolvimento teórico aqui proposto e, podemos até dizer, que serve como suporte para o nosso percurso na psicanálise lacaniana é: certamente, receber um nome – como vimos no subcapítulo anterior – não seria um processo homólogo ao de se dar um nome. O primeiro contexto envolve uma ação externa, vinda de outra pessoa, que coloca em jogo um desejo, uma fantasia ou mesmo um saber que não é próprio ao sujeito e que o leva a desenvolver sua maneira de lidar com uma possível representação de sua identidade; o segundo se refere a um ato do sujeito em relação a si mesmo, um ato de leitura de traços autorepresentativos, uma forma de dizer que se baseia naquilo que marca no corpo e no psiquismo.

Levantamos outra ideia fundamental em relação ao encontro do sujeito com o nome, que põe em questão a resposta do sujeito – e, de fato, essa resposta pode se dar de diversas maneiras – quando ele depara com o nome que lhe é imposto. Esse encontro, traduzido como a nomeação do Outro, não é da ordem da certeza, ele tem a ver com o sentimento de reconhecimento ou de indagação de uma imagem própria como semblante de uma identidade.

Durante um bom período, o conceito de identificação e a noção de nomeação andaram em parceria nas teorizações de Lacan. Muitas das ocorrências da palavra nomeação foram encontradas no contexto da sua teoria da identificação. Se afirmamos que a nomeação está relacionada às identificações do sujeito; aos nomes recebidos, que permitem o processo identificatório ao longo de toda a vida; àquilo que faz a construção de uma identidade e mostra sua marca única, o que aparece por muitos anos no discurso de Lacan antes de abordar a nomeação ligada aos três registros, reconhecemos também a ideia de que a identificação e a nomeação são noções diferentes na psicanálise, mas que operam com algum vínculo. Suas diferenças e articulações se mostram mais claras ao longo deste subcapítulo, quando perpassarmos a evolução lacaniana da noção.

Lacan faz uso da palavra *nomeação* para tratar o nome como indicação teórica em três cenários diferentes: um primeiro que trata da oferta do nome pelo Outro, fazendo uma conexão com o simbólico e a constituição subjetiva; um segundo que formula o estatuto do nome para o sujeito, ligado ao traço unário e à marca única que ele carrega, o que coloca em jogo a identificação; e finalmente um último que implica a noção de Real e a nova proposição lacaniana de Sinthoma. A noção de nomeação percorre um longo caminho que se inicia na época do "Seminário 1", passa pela relação com a linguística, pelo uso das palavras, pela função do significante que vem do Outro, pelo processo de identificação e pelo Nome-do-Pai, para mais tarde desembocar nos estudos topológicos que ressaltam os nós borromeanos e a articulação de seus três registros – Real, Simbólico e Imaginário – chegando até o "Seminário 23".

E, então, em que consistem as diferenças epistemológicas desses três cenários da nomeação? Que mudanças elas podem trazer para a clínica psicanalítica quando pressupomos a situação de uma pessoa que passa pela experiência de uma nomeação relacionada a um diagnóstico médico?

Para tentarmos responder a essas questões e para ilustrar a construção teórica que costura, em cada época específica, a noção de nomeação a outros conceitos lacanianos fundamentais, fizemos um retorno às origens com o objetivo de recuperar fragmentos pontuais da teoria e conhecer a fala de Lacan que representa os três cenários mencionados acima.

O texto foi estruturado com as ocorrências e os usos da noção de nomeação em todos os seminários em que ela se fez presente, apresentando-os num ordenamento cronológico e propondo uma análise de suas evoluções e vicissitudes.[16]

4.3.2. O simbólico e a nomeação do Outro

A primeiríssima ocorrência da palavra *nomeação* data de 5 de maio de 1954, no momento do seminário inicial "Os escritos técnicos de Freud" (1953-54). Lacan declara:

> a relação deste "eu" com o outro, essa relação especular com o outro, com a nomeação simbólica, com o reconhecimento do desejo, com o fato de que ele é reintegrado apenas em uma forma verbal, isso é o que Freud chamou de "núcleo verbal do ego". Isso nos permite compreender toda a técnica analítica (Lacan, [1953-54] 1986, p. 187).

16 Para contabilizar as ocorrências da palavra *nomeação* nos seminários de Lacan, utilizamos como ferramenta o site francês Staferla. No processo de comparação entre a versão dos seminários ali presente e as publicações existentes em língua portuguesa, percebemos que, em muitos casos, a palavra *nomeação* foi suprimida da tradução, uma vez que o texto foi rearranjado para melhor compreensão na nova língua. Em outros casos, ela foi traduzida por *nominação*, e como já mencionado anteriormente neste texto, nossa escolha pela tradução do vocábulo *nomination* foi por nomeação e não nominação. Então, optamos por, para sermos mais fiéis às palavras de Lacan, basear-nos nas ocorrências em língua francesa; ofereceremos uma tradução livre das palavras do autor quando a versão em português não contemplar a inclusão da palavra *nomeação*, ou quando o texto tiver sofrido cortes ou mudanças importantes de tradução, o que poderia interferir em nossa apresentação do contexto teórico em que a nomeação aparece.

Podemos analisar essa afirmação e enfatizar, sobretudo, quatro diferentes temáticas que nos interessam, às quais a nomeação está vinculada: existe uma relação da noção com os registros Imaginário e Simbólico; o eu (*je*) e o outro se posicionam em um tipo de ligação, e o outro se propõe a reconhecer e a nomear o desejo do eu; Lacan convoca a teoria freudiana da constituição do ego; a nomeação pode ser percebida na técnica da psicanálise.

Se continuarmos com as aparições do termo *nomeação* nesse mesmo seminário, as circunstâncias seguintes são essencialmente essas já descritas, e o autor deixa clara a importância do nome relacionado ao plano Simbólico da nomeação. Ele inclui a função da palavra como de reconhecimento, e a articula a uma dimensão pela qual o desejo do sujeito é autenticamente integrado ao plano Simbólico. O ponto do reconhecimento do desejo do sujeito na nomeação frente ao outro e o nível em que ele se situa na constituição do sujeito aparecem em seus questionamentos. Nesse cenário, podemos notar uma forte aproximação, nas palavras de Lacan, e quase até uma proposição de equivalência de sentido entre o reconhecimento do desejo do sujeito e a noção de nomeação, como se reconhecer o desejo fosse a função da nomeação.

Existe um contexto, na aula de 2 de junho de 1954, no qual Lacan não utiliza especificamente a palavra *nomeação*, mas, sim, o verbo *nomear*; entendemos que ele aparece nesta frase como um substituto com equivalência de função e significação. Em suas palavras:

> a intersubjetividade é, de início, dada pelo manejo do símbolo, e isso desde a origem. Tudo parte da possibilidade de *nomear*, que é, ao mesmo tempo, destruição da coisa e passagem da coisa ao plano simbólico, graças ao que o registro propriamente humano se instala. É daí que se produz, de maneira mais e mais complicada, a encarnação do simbólico no vivido imaginário. O simbólico modelará todas as inflexões que, no vivido do adulto, pode tomar o engajamento imaginário, a captação originária (Lacan, [1953-54] 1986, p. 250).

Nessa ocorrência, Lacan sai do terreno do reconhecimento e da nomeação do desejo do sujeito, a que vinha se dedicando até então nesse seminário, e evoca a "destruição da coisa" e a passagem ao Simbólico. No entanto, também podemos interpretar que também há nessa passagem uma teorização sobre a constituição do sujeito – ponto que se articula com o próximo tópico deste capítulo – já que o autor apresenta o papel da intersubjetividade na origem e a instauração do registro humano, sua gênese, representando o que Lacan conseguiu desenvolver na primeira década de seu ensino.

Seguimos para o próximo seminário no qual aparece palavra *nomeação*, o terceiro seminário, "As psicoses", proferido em 1955-56, quando Lacan utiliza essa noção por seis vezes.

A primeira vez aparece logo no início do seminário e está relacionada à referência dos comentários de Freud sobre a obra de Daniel Paul Schreber, "Memórias de um doente dos nervos" (1905), que narra as vivências do processo psicótico do autor. Lacan propõe que o discurso em jogo na escrita de Schreber é da ordem do discurso do alienado, questiona o que evidencia o material desse discurso do alienado e indica que, nesse caso, os elementos de nomeação estão relacionados com algo da ordem do imaginário. Segundo o autor:

> ele [o alienado] fala, mas não é no nível de seus vocábulos que se desenrola esse sentido traduzido por Freud, é no nível do que é nomeado: os elementos de nomeação deste discurso são emprestados de algo, no qual a relação é bem próxima do corpo próprio. É pela porta de entrada no simbólico que chegamos a vislumbrar, a penetrar essa relação do homem com o próprio corpo, o que caracteriza um campo reduzido, mas realmente irredutível no homem, o que chamamos de imaginário (Lacan, [1955-56] 1988a, lição de 16 de novembro de 1955).[17]

Mais para frente no seminário, a noção de nomeação aparece também ligada ao discurso e à linguagem quando, partindo também da análise dos relatos de Schreber, Lacan retoma os fundamentos do discurso, questiona sua referência simplista de superestrutura da realidade e refuta a pura e simples natureza de signo como uma possível equivalência entre a nomeação e o mundo dos objetos, elencando esses elementos como funções fundamentais da linguagem.

---

17 Nessa citação, trazemos nossa livre tradução da versão do seminário em francês publicado no site staferla.free.fr, na tentativa de ser fiel às palavras de Lacan, sem reproduzir algumas reduções feitas no seminário publicado em português pela Editora Zahar.

Uma nova e importante ligação conceitual da nomeação – que terá futuros desdobramentos na obra e permanecerá a ela intrinsecamente atrelada – se dá no momento em que Lacan faz menção ao relato de Freud sobre o sonho de sua filha, Anna Freud, uma criança de 19 meses na época: o desejo de grandes morangos, framboesas, pudins e mingaus. O elemento em jogo – para nós, fundamental – é a função da metáfora, da metonímia e da articulação significante no interior da linguagem, principalmente, levando-se em conta os recursos dessa etapa da vida. O autor explica: "estamos no plano de nomeação, da equivalência, da coordenação nominal, da articulação significante como tal. É somente no interior desse quadro que é possível a transferência de significação" (Lacan, [1955-56] 1988a, p. 260).

Uma última e breve incidência, aparentemente num contexto um pouco esdrúxulo de eventos naturais, como meteoro e arco-íris, mostra-nos uma interessante ligação entre a nomeação e o "é isso" (*c'est cela*). Lacan desenvolve uma explicação sobre a origem do nome de alguma coisa, uma primeira nomeação onde antes não havia nada. Chamar algo pela primeira vez de um nome específico produz um novo fenômeno na linguagem e estabelece uma marca primeira de constituição. No entanto, ainda fica a questão do que pode ou está sendo representado no nome que a coisa ganha em sua origem.

A expressão "é isso" nos remete diretamente à fala de Lacan "Tu és isto" que aparece em seu texto "O estádio do espelho como formador da função do eu" (1949). Naquele contexto teórico, o autor demonstrava o alvo do trabalho analítico, estabelecendo que "a psicanálise pode acompanhar o paciente até o limite extático do 'Tu és isto' em que se revela, para ele, a cifra de seu destino mortal, mas não está só em nosso poder de praticantes levá-lo a esse momento em que começa a verdadeira viagem" (Lacan, 1998, p. 103).

Essa forte conclusão de um dos objetivos da análise vai cair por terra na abertura de seu primeiro seminário de 1953-54, pois fica evidente a impossibilidade de ser atingida. Lacan sustenta algo essencial e determinante nos avanços da direção da análise:

> o id não é redutível a um puro dado objetivo, às pulsões do sujeito. [...] O ponto a que conduz o progresso da análise, o ponto extremo da dialética do reconhecimento existencial, é – Tu és isto. Esse ideal nunca é de fato

> atingido. O ideal da análise não é o domínio completo de si, a ausência de paixão (Lacan, [1953-54] 1986, p. 11).

Nesse sentido, retomamos a questão acima da nomeação do fenômeno em "é isto", meteoro ou arco-íris, uma referência pelo nome, e nos questionamos sobre o que o nome pode representar, o que o nome nomeia? Com certeza, a totalidade do sujeito não cabe nos diversos nomes que ele recebe no curso da vida, menos ainda em um nome só, o que aponta a expressão "Tu és isto." Podemos dizer que o sujeito é isso, aquilo, mais aquilo outro, uma infinidade de "istos" que incluem muitas características e deixam de fora, ao mesmo tempo, muitas outras que podem representá-lo. Mas isso não quer dizer que não possamos reconhecer uma marca de identidade do sujeito, algo que apareça ao longo de uma análise e que a seu termo seja reconhecido como um nome particular, uma assinatura única que marca uma possível representação do sujeito. Voltaremos a essa temática mais adiante.

No "Seminário 6 – O desejo e sua interpretação", de 1958-59, Lacan volta a fazer menções à noção de nomeação em seu ensino. O cenário ainda faz parte do que reconhecemos aqui como um momento teórico inicial que aborda a problemática da nomeação pelas margens, sem ser um ponto central dos avanços técnicos psicanalíticos, mas sempre demonstrando sua dimensão de laço e influência com conceitos fundamentais, como a linguagem, o simbólico, as primeiras denominações do mundo da criança, o Outro.

O cenário base das primeiras ocorrências da palavra *nomeação* no "Seminário 6" se deve a mais uma retomada do sonho de Anna Freud, o mesmo mencionado também no "Seminário 3" e já referido acima. No entanto, nesse momento teórico, o sonho aparece a fim de ilustrar a relação entre a escolha significante, o inconsciente, o desejo e a interdição. O fato de a série morangos, framboesas, pudins e mingaus ter sido pronunciada em voz alta pela criança durante o sonho nos leva ao encontro da manifestação inconsciente em estado puro e à leitura do desejo da criança através dos nomes escolhidos. Segundo o autor, "esta nomeação constitui uma sequência cuja escolha não é indiferente, porque, como nos diz Freud, é a escolha de precisamente tudo aquilo que lhe foi interditado" (Lacan, [1958-59] 2002, p. 51).

Quando Anna Freud emite sua série significante "morangos, framboesas, pudins e mingaus", existe uma mensagem atrelada ao sonho, levando em conta a função da linguagem, que tem a ver com a topologia do recalcamento, segundo Lacan. A estrutura do próprio significante entra em jogo em sua relação causal com o sujeito, trazendo a possibilidade da ordenação de uma série significante que estaria ancorada na ideia de haver uma topologia feita de duas cadeias sobrepostas, o que pode ser acompanhado na configuração e formulação do grafo do desejo.

E é nesse ponto que o autor se questiona sobre onde estaria localizada a cadeia de nomeações da filha de Freud, num primeiro ou num segundo patamar? Ele atribui funções diferentes a cada patamar, o primeiro se apresenta como algo da ordem do enunciado; e o segundo, como algo da ordem da enunciação – duplicidade de funções incutidas na linguagem geral que apresenta aquilo que é articulado e o que não é articulado no discurso, respectivamente. Por essa evolução em seu raciocínio, podemos interpretar que para Lacan, nessa altura de seu ensino, a nomeação tem estreito elo com a posição do sujeito enquanto fala; ela representa escolhas significantes e tem base numa determinação inconsciente.

Uma última ocorrência da palavra nomeação nesse seminário nos parece importante de ser exposta. Ela enfatiza uma distinção nos atos de linguagem determinados e determinantes de um ser sujeito, pontuando certo avanço da nomeação sobre outros processos no interior "do discurso que se interroga, que interroga as coisas com relação a ele mesmo, com relação à situação delas no discurso, que não é mais exclamação, interpelação, grito da necessidade, mas já nomeação. É isto que representa a intenção segunda do sujeito" (Lacan, [1958-59] 2002, p. 417). O que parece estar implicado nessa distinção é a marca de uma cadeia significante inconsciente, que faz emergir a presença de um sujeito desejante e não mais apenas de um ser de necessidade alienado na significância, fora da interrogação e do questionamento.

Finalmente, para resumir um primeiro momento da aproximação com a problemática do nome, partimos das ideias de Lacan que se referem à entrada num registro simbólico e demonstram a participação do Outro na constituição subjetiva do indivíduo. Nesse cenário, o Outro representa o tesouro dos significantes, sua função é oferecer tais significantes ao ser de necessidade, nomeando e reconhecendo seu desejo, o que irá favorecer sua subjetivação e sua entrada na linguagem, na cultura.

Aparece, então, um universo que dá existência ao motor responsável pela possibilidade de nomear as coisas, o Nome-do-Pai; nomear é uma das atribuições desse significante, responsável por ser o suporte da função simbólica do sujeito, instaurando a lei universal do Outro.[18] Consequentemente, a constituição subjetiva é produzida pela transmissão de significantes que ainda não são do sujeito, mas, sim, do Outro, dos quais o sujeito deve se apropriar para torná-los seus. Nesse sentido, existe uma passagem da constituição subjetiva, de um momento de oferecimento de significantes e entrada na linguagem para um tempo em que o sujeito se posiciona como sujeito de fala e escolhe seus próprios significantes, posicionando-os numa cadeia para criar seu processo de nomeação.

4.3.3. A função do nome próprio, a teoria do significante e a constituição do sujeito

Continuando em direção ao próximo seminário de Lacan, no qual a nomeação terá um notável ganho de sentido lógico que corresponderá a uma diferenciação do período anterior, saltamos para o nono seminário, "A identificação" (1961-62), no qual o autor formulou considerações expressivas e se aprofundou na articulação entre o nome e suas marcas no processo de identificação do sujeito, passo que muito nos interessa na presente pesquisa e que traremos como foco neste instante.

O autor abre o caminho para a noção de nomeação nesse seminário com suas perguntas sobre o status do nome próprio para o sujeito, tendo como base as elaborações lógicas da linguística sobre os nomes próprios nas teorias de Russel, Gardiner e Mill. Nesse contexto, Lacan ainda não se

---

18 Já aqui, onde delineamos um primeiro momento da problemática com o nome, o significante Nome-do-Pai mostra-se intimamente ligado ao ato de nomear, à nomeação. Essa nossa percepção desembocou numa escolha de não descartar o uso desse conceito ao longo do nosso texto, tomando o cuidado de incluí-lo quando for apropriado e de desenvolver mais adiante essa relação, que marcará inclusive os últimos arremates de uma teoria lacaniana frente à noção de nomeação.

serve diretamente do substantivo *nomeação*, mas, sim, emprega, sobretudo, o verbo *nomear*. Podemos observar seu interesse apoiado no nascimento, gênese, do significante ao longo de todo o ano do seminário, e para percorrer sua teorização sobre esse tema, ele sugere a articulação entre os elementos referentes à constituição subjetiva, como o nome próprio, a função significante, a identificação, o traço, a letra, a identidade.

Sobre esse ponto, Lacan (1961-62) enfatiza que o nome próprio não é qualquer coisa e realça sua relevância psíquica e inconsciente para o sujeito. Ele começa dizendo que o nome, muito especificamente o nome próprio, tem uma função que reflete seus efeitos inconscientes. Em suas palavras, "vocês sabem, como analistas, a importância que tem, em toda análise, o nome próprio do sujeito. Vocês têm sempre que prestar atenção em como se chama seu paciente. Nunca é indiferente", e ele continua seu raciocínio sublinhando aquilo que ele considerava uma das funções do nome próprio, que "toda espécie de coisas pode esconder-se atrás dessa espécie de dissimulação ou de apagamento que haveria no nome, referindo-se às relações que ele tem para pôr em jogo com algum outro sujeito" (Lacan, [1961-62] 2003, p. 83).

Nessa mesma ocasião, então desconfiado de que o nome em si tinha uma função mais profunda do que a mera designação de um indivíduo para seus pares; que para além das consolidadas e respeitáveis definições no campo dos linguistas, o nome poderia ter efeitos sobre o funcionamento psíquico de um sujeito, Lacan se perguntou "O que é um nome próprio?" (Lacan, [1961-62] 2003, p. 95).

Reconhecemos que o nome próprio de um indivíduo é composto pelo prenome comum, escolhido para o bebê que acaba de nascer, e o sobrenome ou patronímico, que traz a marca da linhagem familiar. Eles trazem diferentes marcas para a constituição psíquica e se referem a uma história. O primeiro representa uma escolha dentre inúmeras possibilidades, inscreve o desejo do Outro em relação ao sujeito, trazendo à tona os sonhos e as expectativas do Outro, diante dos quais o sujeito terá de se posicionar. O segundo é fonte de uma herança, transmitido automaticamente pelos genitores; ele oferece um lugar para o indivíduo na família.

Todos recebemos um nome quando estávamos na barriga de nossas mães ou assim que nascemos, ou seja, o nome é algo que nos acompanha desde o início de nossas vidas. Muitas histórias sobre os nomes, às vezes com uma carga cômica e, às vezes, com algum peso de tristeza ou nostalgia, carregam preferências, significados e crenças dos pais e familiares. É ao mesmo tempo significativo e curioso que esses Outros sejam responsáveis por fornecer uma das primeiras marcas no adentrar da criança ao mundo, que determinará sua representação para seus pares.

No início do seminário "A identificação", Lacan emite algumas possíveis respostas à pergunta que faz a si mesmo sobre o que é um nome próprio. Ele propõe "que não pode haver definição do nome próprio senão à medida que nós nos apercebemos da relação da emissão nomeadora como algo que, em sua natureza radical, é da ordem da letra" (Lacan, [1961-62] 2003, p. 89); e que "a característica do nome próprio é sempre mais ou menos ligada a esse traço de sua ligação, não ao som, mas à escrita" (Lacan, [1961-62] 2003, p. 94). Diante desses dois exemplos de resposta, temos uma pista do que Lacan procura com esse grande parênteses teórico sobre o nome próprio, ele tem interesse em determinar essa primeira marca, esse significante 1, traço inicial, responsável pelo início da identificação do sujeito.

Ora, pensemos então na ligação entre o nome próprio e o significante. Lacan favoreceu um encontro entre o nome e suas marcas no processo de identificação do sujeito, produzindo uma relação com a função do significante, pensando este último como um ponto de amarração de alguma coisa por onde o sujeito irá se constituir. Ele indica uma raiz dessa relação na seguinte passagem:

> eu lhes falei do nome próprio, já que nós o encontramos em nosso caminho da identificação do sujeito, segundo tipo de identificação, regressiva, ao traço unário do Outro [...] o que é o nome próprio? Parece que a coisa não se entrega à primeira abordagem, mas, tentando resolver essa questão, tivemos a surpresa de encontrar a função do significante, sem dúvida no estado puro" (Lacan, [1961-62] 2003, p. 95).

No final das contas, podemos sustentar que o nome próprio tem uma função significante para o sujeito, que o representa para outro significante?

O nome próprio, para Lacan, tem uma função de identidade, uma vez que o indivíduo responde ao seu chamado e é convocado a uma aceitação ou a uma negação do nome, mas, de qualquer maneira, o nome está longe de representar a totalidade do que aquele indivíduo é. Mesmo com essa presença na genealogia do nascimento e ao longo de toda a vida do indivíduo, algo imprescindível para sua localização na sociedade, arriscamos dizer que o nome, no dia a dia, passa a ter um funcionamento automático, sem causar tantas reflexões para o sujeito que o possui, a não ser quando ele é demandado a contar sua história.

Soler (2007) vai em direção a essas ideias de Lacan, mas as desenvolve de um modo muito específico, de acordo com sua própria compreensão do encadeamento entre o nome próprio e o significante. A autora explica que o nome próprio indica aquilo do ser que não é nem identificado nem identificável pelo significante. Ela pensa que o nome próprio é insuficiente para identificar, não finalizando sua função original de identificar um e somente um indivíduo. Uma vez que o sujeito assume seus significantes e se deixa representar por eles,

> estes, contudo, são apenas representantes que não dizem o que ele é, digamos assim, em si mesmo, fora da representação. Resta então um x. O nome próprio não é precisamente um significante que representa o sujeito, mas índice do que há nele de "impensável", daquilo que é dele, mas não passa no significante (p. 173).

A autora argumenta ainda que todos nós temos pelo menos dois nomes próprios, o nome comum, o nome de família, que pode trazer ressonâncias subjetivas específicas; e um nome particular, construído a partir da dinâmica psíquica de cada um, o nome do sintoma, que "é um verdadeiro nome de identidade, pois nomeia a partir de uma e apenas uma singularidade" (Soler, 2007, p. 174). Este último nome tem aparição no contexto de análise, como o que remarcamos nas palavras de Lacan acima, trazendo toda a arquitetura do funcionamento inconsciente e da repetição do sintoma. Retornaremos a essa tese da autora quando tratarmos das ideias de Lacan sobre a nomeação em seus últimos seminários, já que agora focamos as vicissitudes do nome próprio como um nome comum.

A premissa de que o nome próprio ultrapassa a perspectiva de ter serventia apenas para autorreferência do indivíduo também é encontrada nas pesquisas de Silva (2012). Ela declara presumir que o nome construirá, desde os primeiros tempos, o cerne do próprio Eu do sujeito, sendo responsável por uma marca que torna possível uma primeira identificação, dando um lugar à criança, ainda na condição de ser de necessidade, e retirando-a do silêncio do Real. Esse nome terá como missão inscrever o sujeito no desejo do Outro, irá produzir alienação ao Outro, ao mesmo tempo em que o separará, marcando uma falta.

Seguindo a proposta de embarcar no caminho da reflexão sobre aquilo que podemos extrair de único do nome próprio e de suas implicações no funcionamento inconsciente do sujeito, Mariani (2014), na tentativa de clarificar esse assunto, questiona se o nome fornecido ao sujeito é um nome próprio e se ele representa um destino para o sujeito. Discorre que o nome próprio pode, sim, ser usado pelo sujeito com o intuito de se representar, mas é impossível que ele consiga representar a totalidade do sujeito, sua essência e sua unicidade, uma vez que existe outra lógica de constituição que mantém de fora a possibilidade de um significado fechado e concluído. Para a autora, o nome próprio sustenta efeitos do significante do Outro, implicando a presença daquele que nomeia.

Depois desse breve desvio teórico, voltemos ao ensino de Lacan e retomemos a linha de ocorrências da palavra *nomeação*. Logo após ter dedicado as primeiras lições de seu seminário sobre identificação para estudar o contexto do nome próprio e sua relação com o traço 1 do sujeito – perspectiva resultante do discurso de Lacan muito importante para nossos argumentos sobre a noção de nomeação –, o autor continua a desenvolver suas ideias e atinge o terreno da nomeação. Acreditamos ser essencial para nossa elaboração teórica da articulação entre o significante, o nome e a constituiçao do sujeito citar literalmente a evocação número 1 dessa noção no cerne do seminário:

> o que há nisso, nesse ponto radical, arcaico, que precisamos com toda a necessidade supor na origem do inconsciente, isto é, dessa alguma coisa pela qual, enquanto a sujeito fala, ele só pode avançar sempre mais adiante na cadeia, no desenrolar dos enunciados, mas que, dirigindo-se aos enunciados, por esse fato mesmo, na enunciação ele elide algo que é, propriamente falando, o que ele não pode saber, isto é, o nome do que ele é enquanto

> sujeito da enunciação. No ato da enunciação há essa nomeação[19] latente que é concebível como sendo primeiro núcleo, como significante, do que em seguida vai se organizar como cadeia giratória, tal como representei para vocês desde sempre, desse centro, do coração falante do sujeito que chamamos de inconsciente (Lacan, [1961-62] 2003, p. 44).

Nessa citação existe uma relação entre, de um lado, a ideia da impossibilidade de saber algo próprio ao sujeito mesmo, um nome que o constitui como sujeito da enunciação, aquilo que causa a enunciação; e, de outro lado, um núcleo significante desta bela metáfora de Lacan, "coração falante", representante do inconsciente do sujeito. Essa construção parece testemunhar a gênese dos pensamentos aos quais Lacan chega quando formula sua teoria tardia do Sinthoma e da identidade como marca única e particular.

Uma passagem, que aparece um pouco mais à frente na mesma lição desse seminário, garante a coerência dessa hipótese, pois Lacan defende, em seus argumentos sobre o terreno do nome e sua proximidade com a constituição do sujeito, a existência de uma "relação com o que se dá na origem da nomeação,[20] já que é o que implica o nascimento do sujeito – o sujeito é o que se nomeia – se nomear é antes de tudo algo que tem a ver com uma leitura do traço 1, designando a diferença absoluta" (Lacan, [1961-62] 2003, p. 109).

Isso significa que Lacan exprime aqui uma faceta do nome que carrega a marca da diferença, diferença original e autêntica, que está presente até mesmo no nascimento do sujeito antes de qualquer nomeação, levando em conta o que é único e próprio em cada sujeito. Por outro lado, é importante lembrar que, ao mesmo tempo, especialmente tendo em vista a clínica que apresentaremos mais adiante neste texto, o nome pode ostentar a marca da igualdade de um grupo, em alguns casos em que destaca uma característica pontual que torna seus membros equivalentes.

Ainda nesse seminário, finalizando as aparições do vocábulo nomeação, Lacan faz outro uso dessa palavra quando estabelece uma relação en-

---

19 No original da versão em português do seminário de Lacan "A Identificação", publicada pelo Centro Psicanalítico de Recife, não é utilizado o vocábulo *nomeação* e sim *nominação*. Optamos por citar literalmente o texto desta versão, substituindo *nominação* pelo vocábulo *nomeação*, nossa escolha para representar a tradução de *nomination* na versão francesa.

20 Aqui encontramos a mesma situação descrita na nota anterior.

tre a nomeação e o falo como o objeto do desejo. Sendo a função radical do falo da ordem do puro significante, existe a possibilidade de que ele signifique a si mesmo, permanecendo, porém, inominável. Ora, três elementos, que têm papel indispensável para a constituição subjetiva, atuam juntos nesse caso: o falo, a função significante e o ato de nomear. O autor explica: "Digamos que ele [falo] é o único nome que abole todas as outras nomeações[21] e que é por isso que é indizível. Ele não é indizível, já que o podemos chamar de falo, mas não se pode ao mesmo tempo dizer falo e continuar a nomear outras coisas" (Lacan, [1961-62] 2003, p. 315).

A próxima menção, no contexto dos seminários de Lacan, da palavra nomeação ocorre dois anos depois, durante a aula de 10 de junho de 1964 do "Seminário 11 – Os quatro conceitos fundamentais da psicanálise", que se inicia logo em seguida da expulsão de Lacan da IPA e marca uma nova fase de seus ensinamentos. Nesse seminário, o autor se propõe a retomar conceitos fundamentais da psicanálise; por fundamentais podemos entender que são essenciais para a teoria psicanalítica, mas que, além disso, são formadores de sua base epistemológica e clínica. Ele se dedica a trabalhar os quatro conceitos principais: inconsciente, pulsão, transferência e repetição.

É diante dessa temática que se manifesta a única incidência da nomeação nesse seminário, a qual nos pareceu bem solta, sem ter uma amarração muito desenvolvida entre os outros conceitos inclusos no discurso de Lacan. No entanto, é referenciada numa conjuntura já conhecida por nós, na qual outras ocorrências da palavra também despontaram, a saber, a questão do significante, seu elo ao significado e sua relação com o sujeito. Trazemos fielmente as palavras do autor: "Não se trata de reduzir a função do significante à nomeação, isto é, uma etiqueta colocada sobre uma coisa. E deixar escapar toda a essência da linguagem" (Lacan, [1964] 1988b, p. 224).

Tivemos a surpresa de nos deparar com essa incidência da nomeação, pois ela parece fazer um corte com a linha de definições anteriores, que vinham sendo agregadas às ideias de Lacan sobre o que é a nomeação. Lacan já tinha abandonado a ideia de que uma nomeação se tratava de uma etiqueta, com função de representatividade total de um objeto, sem furo que desse margem

21 No original da tradução brasileira utilizada como referência se encontra a palavra *denominações*.

aos equívocos da linguagem. Nesse seminário, ele estava direcionando seus trabalhos para uma noção de nomeação que dizia mais respeito à constituição do sujeito, à escrita e à leitura das marcas de seus primeiros significantes.

Sem mais ocorrências da noção de nomeação no "Seminário 11", passemos, então, ao próximo contexto em que ela é resgatada por Lacan, ou seja, logo no ano seguinte durante o "Seminário 12 – Os problemas cruciais da psicanálise", 1964-65 – quando verificamos consideráveis ocorrências da palavra *nomeação*. Temos a impressão de que esse seminário, que ocorreu apenas um ano após sua expulsão da IPA, pertence a um momento em que o autor faz a escolha de percorrer um retorno às bases estruturais e indispensáveis à psicanálise e retoma pontos já desenvolvidos no seminário sobre a identificação, três anos antes, a saber: a questão do significante 1, traço unário, sua relação com o nome próprio, a nomeação e a constituição do sujeito, propondo-se a novos avanços.

Lacan resume bem como entende a temática de seu seminário daquele ano no início da lição de 7 de abril de 1965:

> Esse caminho, este ano, nós o seguiremos em torno da função do significante e de seus efeitos; de seus efeitos pelos quais ele determina o sujeito, singularmente por rejeitá-lo... por rejeitá-lo a cada instante pelos efeitos mesmo do discurso (Lacan, [1964-65] 2006, p. 281).

A partir dessa descrição, entendemos seu objetivo principal e notamos que o foco está em mostrar a relação do sujeito com a linguagem – o sentido, o signo, a significação – sustentando uma teoria do significante que pode explicar a constituição do sujeito.

Para alcançar êxito nesse objetivo, Lacan amplia sua fala e passa novamente pela teoria e função do nome próprio para os linguistas, trazendo ali pela primeira vez as contribuições dos estoicos. Ele propõe uma possível aproximação dessa função a sua teoria da identificação e do significante, que tem uma profunda relação com a função de nomeação como ato, ato de apropriação e não etiquetagem, o que aparece vinculado em seu discurso da época à noção de sutura do sujeito. Esses avanços trazem consequências para sua notável invenção, o conceito de objeto a, e põem em questão a formulação de um modelo plausível da prática clínica da psicanálise.

O "Seminário 12" representa para nós um ponto de virada epistemológica em relação à noção de nomeação no ensino de Lacan. Parece-nos importante enfatizar que o maior número de ocorrências da palavra nomeação, levando em conta todos os seminários, é encontrado especialmente neste, contando 27 ocorrências na versão francesa da Staferla. Temos a hipótese de que o principal motivo de o autor falar tanto ali em nomeação se deva ao contexto teórico, a saber, seus questionamentos sobre o caminhar da teoria do nome próprio para os linguistas e, também, a reconstrução de sua teoria do significante, que levará à elaboração da estrutura de tríade sujeito-saber-sexo nas últimas lições de seu seminário.

Assim como no contexto do seminário sobre identificação, a primeira ocorrência do vocábulo *nomeação* no "Seminário 12" está relacionada ao tema da função do nome próprio para os linguistas. Lacan remete principalmente a duas funções ali mencionadas, a conotação e a denotação. Ele explica que "a partir daí definiremos o nome próprio como alguma coisa que intervém na nomeação[22] de um objeto, em razão das virtudes próprias de sua sonoridade, fora desse efeito de denotação não há nenhuma espécie de avanço significativo" (Lacan, [1964-65] 2006, p. 65).

As próximas ocorrências seguem no mesmo terreno teórico, porém o autor se dedica especificamente ao que foi defendido sobre a função da nomeação pelo grupo de estoicos, no qual há uma importante distinção, podemos dizer até mesmo uma oposição, entre duas funções da linguagem relacionadas ao nome próprio, *onoma* e *rhésis*. É nesse ponto que aparece um movimento de aproximação à temática do significante e de sua relação com a origem e a determinação do sujeito. Isso dá suporte à ideia do nome no papel de chamar, nomear certa coisa, e aproxima a função do significante da função de nomeação, uma proposta que permanecerá relacionada às próximas incidências da noção de nomeação.

Lacan acrescenta, algumas lições mais adiante nesse mesmo seminário, que a nomeação faz jus a uma função original, diferente e oposta da função da enunciação, ou até mesmo da frase simplesmente. A enunciação corresponde a um registro de etiqueta que permite o reconhecimento de alguma

22 Idem.

coisa, uma vez que a primeira, pelo contrário "parte da marca, parte do traço, parte de alguma coisa que, entrando nas coisas e modificando-as, está na origem de seu estatuto mesmo de coisas" (Lacan, [1964-65] 2006, p. 283). Podemos sugerir, a partir dessa afirmação de Lacan, que ele continua a pensar na nomeação no caminho da marca única representante do sujeito, marca de uma originalidade singular – exatamente como aparece em suas observações no seminário sobre a identificação, mencionado anteriormente.

Um avanço primordial subsequente, ainda no que diz respeito à teoria da função da nomeação para o sujeito, refere-se à sua afinidade com a noção de sutura. Essa noção havia aparecido muito pouco no ensino de Lacan antes do "Seminário 12", e é neste contexto que ela é formulada detalhadamente, sobretudo após a intervenção de Jacques-Alain Miller, ocorrida nesse mesmo seminário, intitulada "Elementos da lógica do significante."

Lacan invoca que "o que é essencial na função e na existência do nome não é o corte; é, se podemos dizer, o contrário, isto é, a sutura" (Lacan, [1964-65] 2006, p. 284). Essa oposição entre o corte e a sutura pode nos mostrar o caráter da noção de sutura como uma unificação, como ponto de fixação do nome no qual a divisão do sujeito acaba por ser obturada, é uma conjuntura que o autor aproxima da função do nome próprio. Podemos considerar que a mensagem transmitida por essa elucidação nos revela uma teoria da nomeação próxima à teoria da sutura, como é construída especificamente nesse seminário.

A última ocorrência da noção de nomeação nesse contexto deve-se ao desenvolvimento do que Lacan chama de "nomeação fantasmática do sujeito", uma nomeação relacionada à estrutura da fantasia fundamental, que tem implicação para o objeto a e convoca o sujeito moderno como sujeito singular ligado à falta.

Nas palavras de Lacan:

> assim é a forma da singularidade essencial que é exatamente aquela à qual seria requisitado o analista se ele tivesse, irredutivelmente, fundamentalmente que responder por essa nomeação[23] fantasmática que aparece sempre no horizonte e que vocês viram se discutir em meu seminário fechado

23 Idem.

> recentemente, a propósito de um certo exemplo dessa formulação específica, onomástica [origem dos nomes próprios],[24] cuja falta seria cumulada pela formulação de um nome (Lacan, [1964-65] 2006, p. 343).

Nesse mesmo ponto, podemos relembrar e articular a função do significante que aparece no aforismo de Lacan, em seu texto "Subversão do sujeito e dialética do desejo no inconsciente freudiano", quando ele afirma que "um significante é aquilo que representa o sujeito para outro significante" ([1960] 1998, p. 833), com a questão de fabricar um nome que represente a marca da singularidade do sujeito. Lacan retoma as elaborações sobre sua definição de significante e o vínculo deste com o sujeito no contexto do "Seminário 12", e afirma a possibilidade de que duas relações excludentes se desenhem: ou bem o significante representa, e o sujeito se desvanece; ou o sujeito permanece, e o significante sai de cena.

Sendo o objeto teórico em jogo aqui a formulação de um nome, podemos ponderar que quando o nome enquanto significante tampona, preenche a falta do sujeito para representá-lo completamente, vemos acontecer provavelmente o desvanecimento do sujeito e suas consequências psíquicas, por exemplo, o surgimento da angústia, o que estaria relacionado a uma nomeação fantasmática. Portanto, alguma operação diferente deverá ser praticada pelo sujeito para que a fabricação de um nome não tenha essa função de obstrução da falta e seu apagamento, mas, sim, represente o traço singular, uma assinatura original do sujeito.

É conveniente lembrar que os argumentos dessa citação de Lacan nos remetem diretamente às articulações do que se torna a noção de nomeação no final de seu ensino, assunto ao qual voltaremos mais tarde, especialmente diante de uma possível associação entre a tarefa de formular um nome, ato único e original, e o fim de um processo de análise.

Após se envolver com a temática da nomeação de forma detalhada no "Seminário 12", mesmo que ela não tenha sido o motivo central de suas pesquisas e de seus apontamentos, já que o percurso principal se dava em torno da constituição do sujeito e do significante, Lacan passa

---

24 Incluímos o texto dos colchetes com base na versão francesa original da Staferla para explicar o significado de *onomástica*, o que não constava da versão brasileira aqui utilizada.

uns bons anos de seu ensino sem trazê-la à cena de seus desenvolvimentos teóricos. Leremos a próxima ocorrência dessa noção apenas no início da década de 1970, mais especificamente no "Seminário 18 – De um discurso que não fosse semblante", de 1971, em sua última aula.

Em uma fala que articula aspectos da linguagem de Frege e sua diferenciação entre Sinn (sentido) e Bedeutung (significação), com o mito do Édipo, o falo, a castração e, com destaque, o Nome-do-Pai, Lacan emite uma sentença que inclui a única, mas não menos significativa, ocorrência da palavra nomeação nesse seminário: "Mas observemos bem o que quer dizer agora essa nomeação, essa resposta ao apelo do pai no Édipo" (Lacan, [1971] 2009, p. 163).

O que será que Lacan quer dizer com a nomeação equivaler a uma resposta ao pai? Interpretamos aqui que ele convoca, nesse caso, o sujeito a esse lugar de resposta, uma resposta singular e subjetiva diante da função do pai no complexo de Édipo. A fala do pai cria uma série de nomes, ele nomeia, instaura uma cadeia, e é nesse nomear que o sujeito se vê chamado a responder com sua constituição de ser no mundo e na linguagem. Nesse momento, mesmo que de forma sutil e pontual, o significante Nome-do-Pai aparece com estreita proximidade à noção de nomeação, e isso é um importante pormenor teórico que será reiterado nos desenvolvimentos finais do ensino de Lacan ligados à nomeação.

Sigamos para a presença da palavra *nomeação* no próximo seminário em que ela irá aparecer. No "Seminário 20" de Lacan, intitulado "Mais, ainda", proferido em 1972-1973, a noção de nomeação será mencionada treze vezes. É importante aludir ao fato de isso acontecer somente na versão do texto obtido pelo site da Staferla, pois quando recorremos à versão do texto estabelecida por Miller, publicada pela Editora Seuil, esse número cai bruscamente para apenas uma ocorrência. O motivo se deve à noção de nomeação ter praticamente toda sua frequência de aparecimento concentrada na aula do dia 12 de dezembro de 1972, na qual a maior parte foi pronunciada por François Récanati, interlocutor convocado por Lacan para ministrar a aula daquele dia, que se coloca a falar sobre a lógica da repetição. Toda a exposição de Récanati é suprimida da publicação da Seuil, por isso não encontramos nela todas as ocorrências de nomeação que encontramos on-line.

Como essas ocorrências não dizem dos passos de Lacan nos caminhos da nomeação, o que é nosso interesse aqui, essas últimas informações ficam a título de curiosidade, e continuaremos a nos centrar, assim, na única aparição da palavra nomeação no discurso de Lacan nesse seminário, que acontece quando o autor se põe a falar sobre a relação entre a criação divina e os significantes. Ele estabelece um discurso metafórico afirmando que o "Gênese", da Bíblia, conta em sua história a criação, sim, mas a criação especialmente dos significantes, a partir dos significantes. Para Lacan, "uma vez surgida essa criação, ela se articula pela nomeação do que é. Não está aí a criação em sua essência?" (Lacan, [1972-73] 1985, p. 56). Nessa circunstância, mais uma vez a nomeação irrompe em referência ao significante, e parece sinônimo do ato de dar nome ao que é, um marco inicial de identificar alguma coisa. Mostramos aqui que isso já foi afirmado por ele em outros tempos.

Para encerrar essa subdivisão que nomeamos "A função do nome próprio, a teoria do significante e a constituição do sujeito", representativa de um dos tempos desses dois cortes teóricos a que submetemos o ensino de Lacan em relação aos seus usos da noção de nomeação, comentaremos também a única aparição da palavra *nomeação* no "Seminário 21 - Os não-tolos erram", transcorrido nos anos de 1973-74.

Esse seminário nos dá a sensação de que Lacan aborda diversos e inúmeros temas, sem produzir exatamente um ponto de articulação entre eles. É mesmo a impressão de um seminário errante, como a mensagem passada em seu título, que está a vaguear entre temáticas psicanalíticas e entre outras áreas do saber. A lógica dos nós borromeanos já faz parte do seu discurso nessa época, mostrando-se fonte de suas aventuras e de seus maiores investimentos. Ali, ele se arrisca com os nós borromeanos, anéis em cadeias simples, anéis em cubos, enodamentos de tranças, tetraedros, uma infinidade de figuras topológicas articuladas a assuntos diversos.

Na aula de 11 de dezembro de 1973, quando discorre sobre sua mais nova invenção, o nó borromeano, Lacan faz uma comparação interessante entre *naming* e nomeação, trazendo as dimensões do espaço para dialogar com as duas noções. A ênfase nesse ponto é na terceira dimensão, o Real. Aliás, o número 3 é muito realçado ao longo de todo o seminário. Lacan reconhece que essa não é a data de batismo desse

Real, uma vez que já o tinha batizado há muitos anos; defende que se tal categoria ainda não tivesse sido criada, seria fundamental inventá-la.

É logo após essa elucubração que ele reconhece a importância da língua inglesa por dispor a palavra *naming*, e se aproveita dela para explicar o que acaba de desenvolver sobre a existência do Real: "o que a língua tem de notável é que, hein?, o naming - sorte que temos o inglês para distinguir *naming* de *nomination*. *Naming* quer dizer *to name*, dar o nome próprio. Obviamente, não por nada eu disse: 'Eu te batizo'" (Lacan, [1973--74] 2018, p. 59). Nesse sentido, dar o nome próprio parece se referir a uma certa criação, invenção e marca original de algo que antes não tinha sido nomeado - já vimos essa linha de raciocínio mostrar-se em outras fases dos princípios teóricos de Lacan. Essa é a afirmação nas entrelinhas: que Real, o nome Real, funciona como um nome próprio a uma das suas dimensões da realidade, o significante 1 que marca seu nascimento.

4.3.4. A nomeação e as aventuras no mundo dos nós borromeanos

Damos um passo a mais em nossas produções conceituais sobre o nome e a nomeação, com o questionamento crítico de Lacan a sua própria teoria do Nome-do-Pai, o que o leva, em um novo momento teórico na década de 1970, mais para o final de seu ensino, à retomada da tríade Real-Simbólico-Imaginário. Diz-se que esse novo momento representa uma mudança de operação, quando o autor deixa de lado seu manejo com a estrutura da linguagem para se ocupar de suas três categorias.

Lacan estava comprometido com o desenvolvimento inaugural dessa tríade na conferência intitulada "O Simbólico, o Imaginário, o Real", pronunciada em 8 de julho de 1953, que marcava a primeira comunicação científica da nova Sociedade Francesa de Psicanálise, recentemente constituída. Isso nos indica que essas três categorias não datam do final de seu ensino e estavam ali presentes desde o início, embora possamos reconhecer algumas diferenças entre esses dois momentos.

Ali em 1953, o autor anuncia sua proposição:

> tentarei esta noite, muito simplesmente, dizer algumas palavras sobre o que significa a confrontação desses três registros bem distintos que

> são, efetivamente, os registros essenciais da realidade humana, e que se chamam simbólico, imaginário e real (Lacan, [1953] 2005, p. 12).

Podemos constatar que nessa época os registros ainda não estavam reduzidos às letras do RSI, além de se encontrarem pronunciados em outra ordem e carregarem implicitamente certa carga de hierarquização que não permanecerá nas proposições do segundo momento.

Sobre essa hierarquização, Soler (2018) comenta que Lacan introduz seus registros com essa ideia de ordem: primeiro, o Simbólico; segundo, o Imaginário; e terceiro, o Real. Isso indicava que o Simbólico exerceria um papel de "categoria-mestre", dominante e determinante para a produção de fenômenos imaginários e reais. O Simbólico era o registro mais enfatizado, tendo a função de comandar e ordenar os dois outros. Em determinada conjuntura, Lacan questiona essa mestria do Simbólico, aproximando-se do raciocínio da autonomia e equivalência dos três registros. Porém, mesmo esse momento lógico inicial sendo diferente, fica nítida a apresentação do que seria a gênese de uma ideia que persistirá nas três décadas de seu ensino.

Uma das diferenças fundamentais entre os ditos da conferência de 1953 e o final do ensino de Lacan em relação às três categorias mencionadas – além de toda uma nova fenomenologia e descrição, frutos das transformações de cada uma delas com o passar do tempo, o Simbólico, o Imaginário e o Real não serão pensados do mesmo jeito que antes – diz respeito ao que chamamos de topologia. As dimensões no final do ensino de Lacan ganham uma forma na qual podem ser representadas na superfície, ganham um modelo espacial, a saber, o nó borromeano. O autor realiza inúmeros esforços e segue um desenvolvimento lógico para situar o Real, o Simbólico e o Imaginário no famoso nó borromeano, o que terá inúmeras repercussões, inclusive para a clínica psicanalítica.

Acreditamos ser importante aqui fazer um breve parênteses para localizar a primeira vez que Lacan fala sobre o nó borromeano. Isso aconteceu na aula de 9 de fevereiro de 1972, no "Seminário 19", intitulado "... ou pior." Nesse contexto, ele ainda não articula o nó a seus registros Real, Simbólico e Imaginário, mas também era uma relação ternária que o ocupava. O autor estava às voltas com a estrutura da demanda e fazia congeminações sobre a lógica nodal contida na frase "eu te peço para recusar-me o que te ofereço, porque não é isso", nas quais ele sustenta que os verbos *peço*, *recusar* e *ofereço* aparecem enodados, num encadeamento triplo.

Nesse sentido, o nó borromeano vem para ajudá-lo a esclarecer o que estava propondo. O autor conta; "me interrogava ontem à noite sobre a forma pela qual lhes apresentaria isto hoje, ocorreu-me que [...], como uma luva, me seja dado algo que vou agora, que quero lhes mostrar, algo que não é nada menos [...] que os brasões dos Borromeus" (Lacan, [1971-72] 2018, p. 70). Em seguida, ele se atém na construção do tal brasão, que tem em sua composição o desenho de três círculos enodados entre si – representando as três famílias participantes. Os dois primeiros círculos se mostram livres e separados, a não ser quando o terceiro círculo chega para fazer o nó acontecer. Abaixo, segue a imagem do brasão em questão e a referência utilizada por Lacan durante o seminário para ilustrar o brasão.

Figura 5 – Brasão da família Borromeu.[25]

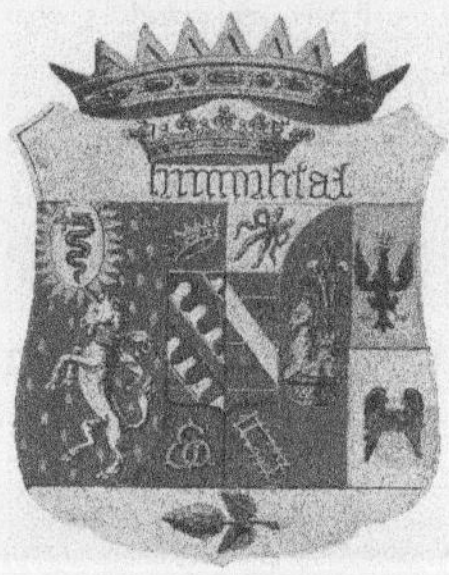

Figura 6 – Primeiro modelo do nó borromeano no seminário de Lacan.[26]

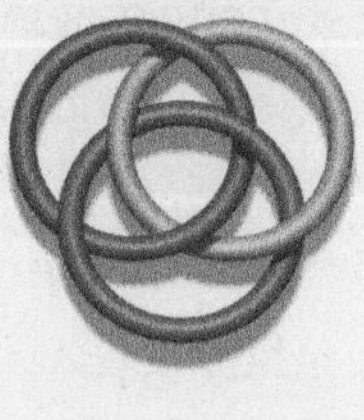

25 Imagem disponível em: https://psicanaliseeafins.blogspot.com/2015/08/o-brasao-da-familia-borromeo.html.

26 Imagem disponível em: http://staferla.free.fr/S20/S20%20ENCORE.pdf.

Lacan continua a se dedicar com afinco às suas aventuras no planeta borromeu – ele conta com a ajuda de seus dois colegas matemáticos interessados em psicanálise, íntimos seus na época, Pierre Soury e Michel Thomé – e será dois anos após essa primeira introdução do nó, no seminário "Os não-tolos erram", de 1973-74, que ele ousa um novo projeto, o de formalizar suas três dimensões o Real, o Simbólico e o Imaginário, colocando-as no nó borromeano. Isso se desenrola já na primeira aula do seminário, em 13 de novembro de 1973. É nessa mesma época que ele dá às três dimensões uma nova definição, diferente daquela construída na conferência de 1953, dizendo: "existem três dimensões do espaço habitado pelo ser falante, e essas três mansões do dito tal como as escrevo se chamam o Simbólico, o Imaginário e o Real" (Lacan [1973-74], 2003, p. 5). Podemos refletir que essa explicação pode ser assim fabricada – com ares de similaridade, mas também marcas de diferenças em relação a 1953 – em função das reformulações dadas aos três registros ao longo de todo o caminhar teórico de Lacan nas últimas duas décadas de seu ensino, já que estarão sempre presentes em suas teorizações.

Logo em seguida a essa definição, o autor já as localiza no nó borromeano, afirmando que um círculo do nó é o Real; um segundo é o Simbólico; e o último é o Imaginário – os três de mesma consistência e importância e equivalentes entre si. O número 3 aparece como marca desse enodamento, enfatiza-se inúmeras vezes no decorrer do seminário que o enodamento será sempre a partir de três para ser borromeano, somente os três anéis podem se manter juntos borromeanamente; dois anéis não são suficientes para manter um nó borromeano, pois é o terceiro que sustenta a função de nó, ou seja, sem as três dimensões – RSI – o nó borromeano não se mantém enlaçado. Além disso, se um dos anéis é cortado, rompe-se o nó; ele se desfaz e todos os anéis ficam soltos e separados, sem mais nenhuma ligação entre si.

Figura 7 – Dimensões RSI formalizadas no nó borromeano.[27]

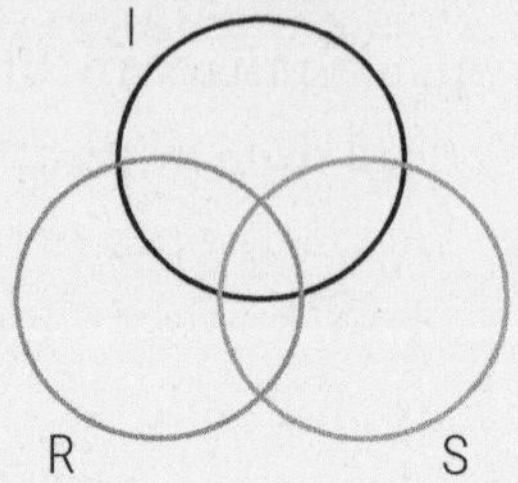

Com esses detalhes, vemos duas principais opções de existência das três dimensões RSI: separadas ou enodadas. Se enodadas borromeanamente, serão sempre três. Se separadas, não terão nenhuma ligação entre si. A respeito desse ponto, Soler (2018) defende que as dimensões enodadas nos causam muitos questionamentos, por exemplo, o que faz um sujeito edificar seu nó e o manter ligado, amarrado? Podemos completar esse raciocínio questionador com outros pontos nossos: quando o nó é edificado? Ele permanece o mesmo nó a vida toda de um sujeito? Em algum momento da vida, o nó já existente pode ser rompido? O que acontece se isso for possível? Existe uma única forma de as dimensões se enodarem ou existem várias modalidades de enodamento? A autora acredita que Lacan pesquisou muito sobre as cadeias borromeanas e suas vicissitudes, mas que ao fim não conseguiu terminar suas pesquisas e formular uma teoria esclarecedora e precisa sobre o tema.

Em 1974-75, Lacan dedicou um ano inteiro de seminário para fazer articulações muito originais sobre seus registros, já então nomeados como RSI, o que deu título ao seminário – podemos notar que eles estão escritos em uma ordem diferente da apresentada em 1953 – e já formalizados no nó borromeano. Existiram mudanças em seu pensamento que influenciaram e possibilitaram os fundamentos teóricos edificados naquele seminário, quando os registros serão oficialmente apresentados como independentes um do outro, cada um com sua própria consistência, sem a obrigatoriedade de se apresentarem juntos e enodados todo o tempo, mas podendo contar também com essa forma de apresentação, o que guiará muitas das ideias ali discutidas.

27 Imagem disponível em: http://staferla.free.fr/S22/S22%20R.S.I..pdf.

Na primeira aula do seminário "RSI", Lacan profere uma sentença com uma nova racionalidade que provoca um forte impacto teórico "talvez este ano, eu conseguirei convencê-los de que o sintoma é, para se referir a uma das minhas três categorias, Real" (Lacan, [1974-75] 2002, p. 9).[28] É nesse momento que o autor lançará as bases para uma nova abordagem do sintoma e não no seminário seguinte, o "Seminário 23 – O Sinthoma", como se acredita. Antes mesmo dessa contundente afirmação, já era possível verificar nas ideias de Lacan que o sintoma deixou de ser apenas uma metáfora, consequência da substituição significante, como ele sustentava em seu conhecido escrito de 1957 "A instância da letra no inconsciente ou razão desde Freud."

Para chegar à ideia de Sinthoma, Lacan contará com um saber já presente em seu ensino na década de 1960 – por exemplo, o seminário interrompido em 1963, quando ele se questiona e defende a pluralidade dos nomes-do-pai – que também atravessará tanto o "Seminário 22 – RSI" quanto o seminário anterior, de 1973-1974, "Os não-tolos erram[29]/Os nomes-do-pai", quando ele assumiu que tinha problematizado e repensado seu conceito da metáfora do Nome-do-Pai. Lacan irá propor que ela não seja toda e afirma que existe alguma coisa que escapa à metáfora.

Qual é, então, a relação dessas contribuições teóricas com nosso ponto de interesse?

A formulação acima é o objeto de sua famosa pergunta colocada durante o seminário "RSI", mais especificamente na segunda aula: "Os três

28 Livre tradução da versão do "Seminário 22 – RSI" publicada pela Association Freudienne Internationale (ALI).

29 Consideramos relevante fazer um esclarecimento sobre o sentido do título dado por Lacan a esse seminário e sobre as implicações de sua tradução para a língua portuguesa, incluindo as questões semânticas e, também, de homofonia, recursos muito utilizados por Lacan no final de seu ensino. Na língua francesa, les non-dupes errent (os não-tolos erram) cria homofonia direta com les noms-du-père (os nomes-do-pai), embora suas significações sejam completamente distintas. Os nomes-do-pai são o tema do "Seminário 11", o qual conta somente com uma única aula, pois foi interrompido no ano de 1963 e marca a polêmica expulsão de Lacan da IPA. Diante desse cenário, o autor promete nunca mais falar sobre o tema, pois supõe que a sociedade psicanalítica não estaria preparada. Podemos hipotetizar que o jogo homofônico do título do seminário 21 faz referência a essa promessa, já que Lacan encontra uma forma de falar sobre os nomes-do-pai (les noms-du-père), mascarados pelo "Os não-tolos erram" (les non-dupes errent). Outro detalhe importante é o uso do verbo *errar* (*errer* em francês), que será usado como sinônimo de vaguear durante todo o "Seminário 21", ligado à errância, e não fazendo referência ao verbo errar em português sinônimo de cometer erros, o que pode causar alguma confusão.

se mantêm realmente ligados entre si, o que, mesmo assim, implica a metáfora, e o que coloca a questão de qual é o errar, no sentido em que eu o entendia o ano passado, qual é o errar da metáfora?" (Lacan, [1974--75] 2002, p. 31). Ele levará todo o seminário para desenvolver o que quer defender e para tentar responder a essa pergunta. E é, então, aqui, que os três registros Real, Simbólico e Imaginário, enodados na forma do nó borromeano, serão essenciais e terão uma forte correspondência com a noção de nomeação.

Com base nas palavras de Lacan em "RSI", que retomam o sentido da metáfora, tendo como pré-condição a substituição, a substituição significante, podemos entender a ideia por trás do verbo *errar* do mesmo modo como ela também apareceu no seminário "Os não-tolos erram", a saber "o que pode definir um máximo do desvio da metáfora, no sentido em que enunciei, referência à 'Instância da letra' em meus Escritos; qual é o máximo permitido da substituição de um significante por outro?" (Lacan, [1974-75] 2002, p. 31). Retornar a essa problemática serve para questioná-la em um novo contexto, com seu novo paradigma do real.

Desde então, o *errar* da metáfora torna-se o R da metáfora, do Real da metáfora, como sublinha Lacan. Isso significa que o Real escapa à metáfora, ele tem a característica de estar fora do sentido e pode ser entendido como aquilo que é excluído do saber do sujeito sobre si mesmo. No entanto, como se pode acessar o R da metáfora? Como se nomeia esse Real se ele tem essa característica de escapar do Simbólico? Assim que o nomearmos, estaremos no registro Simbólico novamente, certo? Lacan já anunciava, nesse seminário, a dificuldade de nomear o Real e, um dos usos que ele dá à teoria do nó borromeano é para tentar resolver esse dilema, o que o fará recorrer a um emprego inédito da noção de nomeação.

O "Seminário 22 – RSI" é o segundo a ter o maior número de ocorrências da palavra *nomeação*; com 24 aparições, ele perde o posto de vencedor somente para o seminário sobre os problemas cruciais da psicanálise, já mencionado aqui. O que é interessante notar é o momento do seminário em que essas incidências estão concentradas. Lacan fez citações dessa noção que introduzem sua teoria da nomeação do fim de seu ensino, apenas nas duas últimas lições do seminário, 15 de abril e 13 de maio de 1975.

Sobre o primeiríssimo caso, na lição de 15 de abril de 1975, Lacan nos diz que "a nomeação é a única coisa que estamos certos que faz buraco, e é porque eu, no cartel, dei este número quatro como mínimo [...] vou tentar mostrar a vocês que os Nomes-do-pai, se eu acoplasse este Nome-do-Pai ao Simbólico, para fazer o 'mais um'"; e logo, mais à frente, segue seu raciocínio explicando que "talvez, podemos especificar que não existe, afinal, somente o Simbólico que tem o privilégio desses Nomes-do-Pai, a nomeação não obrigatoriamente seja conjunta ao buraco do Simbólico" (Lacan, [1974-75] 2002, p. 163). Logo nessa primeira incidência da nomeação, vemos Lacan estabelecer um elo entre ela e seu conceito de Nome-do-Pai, mas sem ainda nos fazer captar precisamente seu caminho até ali.

A próxima ocorrência da palavra *nomeação* acontece na aula seguinte desse seminário, em 13 de maio de 1975; é bem representativa e está particularmente articulada e de forma mais explícita ao contexto de sua invenção de tão grande estima nessa época, os nós borromeanos. Lacan destaca que são os nós

> que, sem dúvida, vale relatar, mostrando que eles implicam como necessário esse 3 elementar, e acontece de eu suportá-los dessas três indicações de sentido, de sentido materializado, que figuram nas nomeações do Simbólico, do Imaginário e do Real. Acabei de introduzir o termo "nomeação" (Lacan, [1974-75] 2002, p. 179).

A última frase de Lacan nessa citação nos indica um ponto de virada no que se refere ao que ele vinha considerando a nomeação antes desse momento teórico e ao que ele passará a delinear nessa noção a partir deste instante. De fato, "introduzir um termo" marca uma novidade, e como não é a primeira vez que o autor fala de nomeação em sua teoria, constatamos que a nomeação, a partir de agora, terá qualquer coisa de diferente, de especial.

No decorrer de seu ensino, tivemos traços que anunciaram essa nova construção, traços mesmo que arriscamos indicar como gênese desse novo pensamento, como já aludimos anteriormente, mas nenhuma referência foi desenvolvida e aprofundada com os mesmos operadores teóricos desse novo contexto. A junção de nomes-do-pai e nós borromeanos, mais Real-Simbólico-Imaginário, mais inibição-sintoma-angústia, resultou na confecção de um termo de nomeação não antes visto no ensino de Lacan.

O autor segue sua aula fazendo uma alusão sobre seu posicionamento diante do que os lógicos podiam ter enunciado até então sob a noção de "referente"[30] e demarca uma conexão entre isso e seu novo termo nomeação, questionando se a *nomeação*, como pode parecer, provém do Simbólico. Sua proposição é de que ela seria um novo elemento e não parte adjunta, seguimento resumido do Simbólico. Portanto, poderia se relacionar com os outros três elementos do nó, os outros três anéis, tanto o Simbólico quanto o Imaginário e o Real.

A ideia do autor é que para manter a equivalência das três dimensões RSI é necessário incluir um quarto anel para marcá-las, para dar-lhes um sentido, o que será o papel da nomeação, como um quarto anel, com uma missão borromeana. Na figura a seguir, trazemos o registro de Lacan que dá forma à sua proposta teórica do quarto anel, entrelaçado com os três registros RSI, borromeanamente.

Figura 8 – A nomeação como quarto anel borromeano.[31]

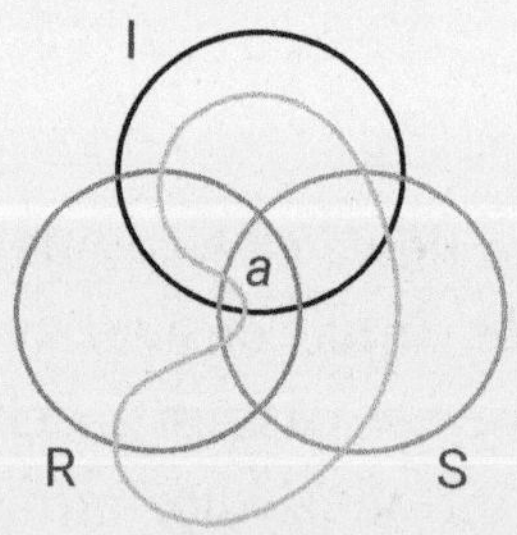

Em aulas anteriores desse seminário, Lacan já tinha elaborado a essencialidade de um quarto anel para a manutenção das três di-

30 Sobre a noção de referente, Siqueira (2013) nos explica que ela remete a dois usos distintos do significante. De um lado a denotação, que oferece uma correspondência biunívoca, uma marca de ferro sobre o referente; e de outro, a conotação, que permite introduzir um conceito. Esta última faria a significação (Bedeutung) não ser equivalente ao sentido (Sinn). Para a autora, a função do nome próprio, por exemplo, seria a de designar o indivíduo, e não de atribuir sua significação.

31 Imagem disponível em: http://staferla.free.fr/S22/S22%20R.S.I..pdf.

mensões enodadas. Porém, esta incumbência estava sendo dada ao Nome-do-Pai, e não precisamente à nomeação. Constatamos este argumento exemplificado nas seguintes falas do autor: "a questão de saber se [...] o enodamento do Imaginário, do Simbólico e do Real, é preciso, essa função suplementar em suma de um toro a mais, aquele cuja consistência se refere à função dita do Pai" (Lacan, [1975-76] 2002, p. 84). Logo mais à frente nas palavras finais dessa mesma aula, Lacan sublinha que

> nosso Imaginário, nosso Simbólico e nosso Real talvez estejam para cada um de nós ainda em um estado de suficiente dissociação para que somente o Nome-do-Pai faça o nó borromeano e mantenha tudo isso junto, faça nó do Simbólico, do Imaginário e do Real (Lacan, [1975-76] 2002, p. 85).

Entendemos que essa substituição temporária do Nome-do-Pai pela nomeação nos instantes finais do seminário, com o objetivo de atrelá-la às três dimensões, foi empreendida porque Lacan tomou o Nome-do--Pai em uma redução metafórica, demarcando estritamente sua função mais radical, aquela de dar nome a todas as coisas.

Para nos determos momentaneamente a essa ideia de Lacan da nomeação como quarto anel, trazemos nossas impressões sobre a evolução do autor, quando ele destaca que cada um desses três anéis das dimensões RSI estarão relacionados com aquele quarto da nomeação, fazendo nós de dois em dois, mas se mantendo atrelado, ao mesmo tempo, com os outros anéis existentes. Isso configurará os três tipos de nomeação propostos: a nomeação Imaginária, a nomeação Simbólica e a nomeação Real.

A nomeação imaginária se escreve da relação entre R e S, e se lê com um índice de nomenclatura i (Ni), como vemos na figura 9; a nomeação simbólica se escreve da relação de R com I e se lê pelo índice de nomenclatura s (Ns). Na figura 10, seguindo a mesma linha de raciocínio, a nomeação real se escreve da relação entre S e I, lendo-se com o índice de nomenclatura r (Nr), mantendo a lógica de elo com o quarto nó.

Figura 9 – Nomeação imaginária.

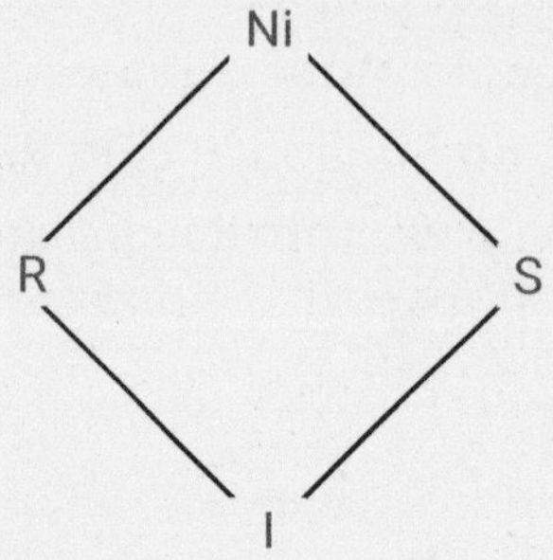

Figura 10 – Nomeação simbólica.[32]

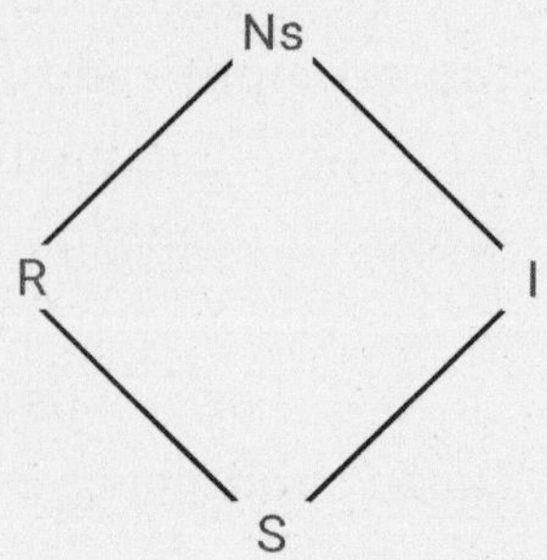

Para exemplificar os três tipos de nomeação, primeiro Lacan retoma a questão posta acima sobre o "referente" dos lógicos e elucida que contrariamente ao que se pode pensar, quando se atribui ao referente uma nomeação com efeito no Imaginário, na verdade a noção de referente visa o Real, pois é aquilo que os lógicos imaginam como Real que dá suporte ao referente. O autor, em seguida, vai pensar a nomeação imaginária com o exemplo do corpo e seus orifícios, como interessa à prática analítica, uma vez que o Real e o Simbólico se enodam para construir o círculo de orifício imaginário do corpo. E, num terceiro momento, questiona de que se trata a nomeação simbólica. O autor vai utilizar a questão do mito em que Deus nomeia todos os animais já criados, moradores do paraíso, para dizer que essa nomeação das espécies, como um nome comum, é pura e estritamente simbólica. Por fim, ele provoca com a indagação, em meio a essa temática do Pai, se foi Ele quem deu nome a todas as coisas.

Observamos bem no final desse seminário, "RSI", de fato nas últimas linhas da fala de Lacan, quando aparecem as três últimas ocorrências da palavra *nomeação*, um desenvolvimento teórico impactante – mas que aparece sob forma de anunciação, sem ser devidamente aprofundado – com o retorno ao texto freudiano "Inibição, sintoma e angústia", escrito em 1926.

Julgamos importante criar um breve parênteses, trazendo as ideias mais importantes do que foi postulado por Freud no texto "Inibição, sintoma e angústia", principalmente em relação ao que pode nos ajudar

32 Imagem disponível em: http://staferla.free.fr/S22/S22%20R.S.I..pdf.

a ter bases psicanalíticas diferenciais entre os três termos do título do texto, para, em sequência, perseverarmos com os desenvolvimentos de Lacan nessa fase de seu ensino.

Freud abre seu texto discorrendo sobre a importante diferença entre inibição e sintoma, e afirma que eles não têm a mesma origem. Porém, mesmo salientando a relevância das diferenças, logo de cara vai anunciar que uma inibição, dependendo do seu desenrolar e de sua causa, pode também ser um sintoma.

Focando naquilo que não é igual entre os termos, está discriminado que as inibições se relacionam à mudança da normalidade de uma função do Eu, sem indicar um fenômeno patológico. Freud constrói sua concepção direta e didática da inibição dizendo que "são limitações das funções do Eu, por precaução ou devido ao empobrecimento de energia" (Freud, [1926] 2014, p. 19) e que podem apresentar inúmeras causas distintas. Sugere como ilustração as inibições de ordem sexual, nutricional, de locomoção ou profissional.

A origem da inibição pode provir tanto de querer evitar um conflito entre o Eu e o Super-eu, o que estaria relacionado a uma necessidade de autopunição do indivíduo, quando, por exemplo, ele não se permite ter sucesso nas atividades profissionais; quanto também de uma diminuição na quantidade de energia do Eu, como acontece nos processos de luto, uma vez que é necessário reduzir a energia destinada a outras atividades da vida, pois o Eu se vê às voltas com a perda do objeto amado. Sobre a relação entre inibição e angústia, podemos notar o funcionamento de uma inibição na tentativa de evitar a eclosão do afeto da angústia. Freud diz nesse texto que, muitas vezes, as inibições são explicitamente renúncias a funções do Eu, pois o desempenho delas traria o despertar da angústia.

Por outro lado, tratando estritamente dos sintomas, verificamos atrelado a eles um processo patológico que não tem lugar no interior do Eu, ou agindo sobre ele. O sintoma se produz como um substituto de uma satisfação pulsional, algo que vem ocupar o lugar do que foi sentido como ameaçador, ou pode ter valor de formação de compromisso, mediando uma situação de conflito entre o Id e o Super-eu. Ele se mostra consequência de um processo de recalque que irá retirar a ideia desprazerosa da consciência do indivíduo, mantendo-a, então, recalcada como formação do inconsciente. Freud assinala que cada tipo de neurose – a obsessiva, a histérica e a fóbica – terá sintomas específicos, mas que a dissolução do Complexo de Édipo e o medo da castração aparecem como causas comuns na formação deles. Sobre a relação entre sintoma e angústia, ela se mantém, bem como no caso da inibição, com a finalidade de evitar a angústia, envolvendo o mecanismo prazer-desprazer.

Testemunhamos, nesse importante texto de 1926, Freud questionar sua teoria anterior da angústia, na qual indicava a proveniência da angústia na libido, dizendo que "temos o direito de nos apegar à ideia de que o Eu é a genuína sede da angústia, e de rejeitar a concepção anterior de que a energia de investimento do impulso reprimido é transformada automaticamente em angústia" (Freud, [1926] 2014, p. 22). Ele se propõe a sustentar que ela é uma resposta frente à percepção de uma vivência de perigo ou de algo traumático.

Esse período da obra de Freud, principalmente o discurso que acompanhamos especificamente neste texto que estamos trabalhando, marca uma reconstrução da sua teoria da angústia, que passa a estar edificada no papel de defesa que ela exerce para o Eu, sendo liberada intencionalmente por ele, com o intuito de evitar situações de perigo, vistas como extremamente desprazerosas, ligadas à possível ocorrência de uma circunstância traumática, como uma ameaça de desamparo, o acontecimento de uma perda, de uma separação.

É ali que Freud distingue a angústia oriunda de uma reação direta ao trauma, daquilo que ele chama de sinal de angústia, que seria uma resposta à eventualidade de um trauma. A primeira categoria enfatiza o aparecimento da angústia diante de uma situação de desamparo por parte do Eu, um excesso de excitação, ou seja, a mencionada circunstância traumática em que o Eu se percebe sem recursos para enfrentar. A segunda categoria, o sinal de angústia, é a resposta diante da ameaça de ocorrer uma situação de perigo, funciona para restringir o desenvolvimento de uma angústia maior.

Acabamos de apresentar as principais ideias concernentes aos conceitos inibição, sintoma e angústia que atravessam o texto de Freud, sobre os quais Lacan propôs evoluções e nos quais se embasou para criar elos teóricos, exercendo uma influência direta na prática clínica psicanalítica.

Ele empreende mais um retorno a Freud, com a intenção de analisar esses elementos, salientando especialmente sua dimensão de tríade.

Lacan cumpre essa tarefa no início do seminário, nas aulas de 10 e 17 de dezembro de 1974 – aulas antes de decidir associar os três termos, RSI, à noção de nomeação, como declaramos acima –, para articular a tríade conceitual de Freud a sua tríade das dimensões Real, Simbólico e Imaginário, demonstrando as sobreposições entre os dois grupos e, ainda, demonstrando relações com os modos de gozo; com o objeto a; e com o sentido. Dias (2018) nos lembra que Lacan, nessas aulas, sustenta o nó borromeano não como uma topologia da metalinguagem ou um modelo, "ele é uma escritura, na qualidade de traço onde se lê um efeito de linguagem" (p. 201).

Lacan vai elucidar e expor na planificação dos nós que a inibição é fruto do Imaginário, o sintoma provém do Simbólico, e a angústia, da dimensão Real. Trazemos a seguir uma figura utilizada por Lacan durante o seminário para ilustrar sua nova inspiração. Ele localiza a angústia derivando do anel azul, o Real; o sintoma, do anel branco, o Simbólico; e a inibição, do anel vermelho, o Imaginário. No entanto, percebe-se que o lugar desenhado para cada um desses termos não é restrito a um único anel, e eles acabam por fazer outras relações de acordo com as sobreposições.

Figura 11 – Inibição, sintoma e angústia localizados no nó borromeano a três. Adaptada.[33]

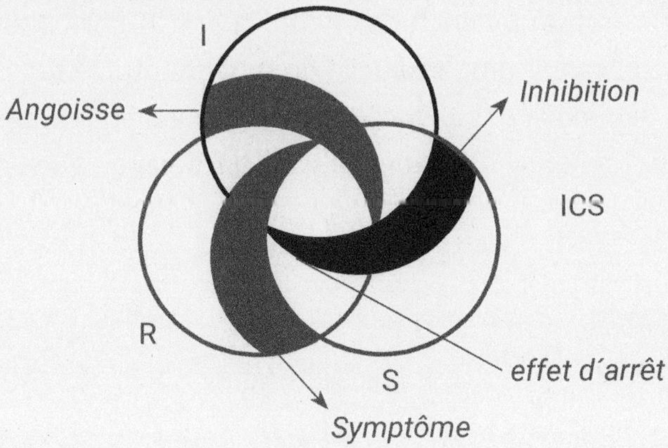

33 Imagem disponível em: http://staferla.free.fr/S22/S22%20R.S.I..pdf.

Sobre as relações entre inibição, sintoma e angústia e os outros conceitos estampados na figura, observamos que eles remetem à estrutura do ser falante, uma vez que estão referidos, por um lado, ao desejo e, por outro, ao campo do gozo. Podemos reparar que os três termos terão relação de borda com outros elementos; nesse sentido, o sintoma fará borda ao gozo fálico (J_Φ); a angústia, ao gozo do Outro (J_A); e a inibição, ao sentido.

Lacan, ao esclarecer como definirá os três termos freudianos nesse momento de sua teoria, defende uma ideia que afirma estar já presente em Freud, a saber, que a inibição está sempre ligada a uma questão do corpo, à função no corpo, representa uma parada de um funcionamento enquanto Imaginário e se localiza na qualidade de um buraco no Simbólico. Já o sintoma, para ele, é percebido como efeito do Simbólico no Real, e fica evidenciada sua ligação direta com o inconsciente, uma vez que na análise podemos notar a operação de redução sintomática pelo inconsciente. Para finalizar, sua definição de angústia enfatiza que ela parte do Real e vai dar sentido à natureza do gozo (J_Φ), o qual aparece no espaço de articulação, de sobreposição entre o Real e o Simbólico. Ele ainda acrescenta em seu discurso que "a angústia é isso, é o que é óbvio, é o que de dentro do corpo ex-siste, ex-siste quando há algo que o desperta, que o atormenta" (Lacan, [1974-75] 2002, p. 17).

Existe uma tabela discutida inúmeras vezes no seminário do autor sobre a angústia de 1962-63, na qual os três termos, inibição, sintoma e angústia, encontram-se em planos diferentes, na companhia de diversos outros afetos, que vão sendo preenchidos pouco a pouco por Lacan ao longo do seminário, implicando uma evolução do movimento *versus* um grau de dificuldade na qualidade dos afetos, e ela é retomada por ele nesse novo contexto. Trazemos a tabela mencionada para clarificar ao que nos referimos.

Figura 12 – Tabela dos afetos.

MOVIMENTO ↓ / DIFICULDADE →			
	Inibição	Impedimento	Embaraço
	Emoção	***Sintoma***	Passagem ao ato
	Pertubação	*Acting-out*	***Angústia***

Seu intuito com a retomada dessa tabela, um tanto dessemelhante da de 1963, parece ser exclusivamente o de chamar a atenção do leitor para a questão da heterogeneidade dos três termos entre si, marcando um paralelo com a mesma heterogeneidade de sua tríade das dimensões da realidade, Real, Simbólico e Imaginário.

Para voltarmos ao instante de conclusão de seu seminário, feita em grande estilo, e fecharmos nosso relevante parênteses, trazemos a ideia de que ali Lacan dá um passo a mais, inclusive com forte alcance clínico, e concatena a teoria das três nomeações que estava aperfeiçoando – a nomeação real, a nomeação simbólica e a nomeação imaginária, relativas ao enodamento do quarto anel da nomeação com cada registro da realidade – com a famosa e valorosa tríade freudiana. Então ele assume aquilo que fará o enodamento dos três registros e dará suplência à falha constitutiva do nó: a função de nomeação pela inibição, pelo sintoma, e pela angústia, que seriam os três nomes-do-pai em Freud.

O autor, então, esclarece que a nomeação provinda do Imaginário será relativa à inibição; a nomeação fonte do Simbólico dará forma ao sintoma; e a nomeação resultante do Real irromperá como angústia. Esses anéis acoplados em dois podem portar a função de nomeação em termos mais amplos; isso quer dizer a função de ser nomeado e de nomear. Aqui, para Lacan, aparece o novo papel do Nome-do-Pai e o rearranjo da função do pai como uma nomeação responsável por fornecer o elo das três dimensões RSI: o nome é dado **ao** pai, mas também o nome é dado **pelo** pai.

Figura 13 – Três tipos de nomeações localizadas no nó borromeano a quatro, mostrando a diferença de enodamento do quarto anel. Adaptada.[34]

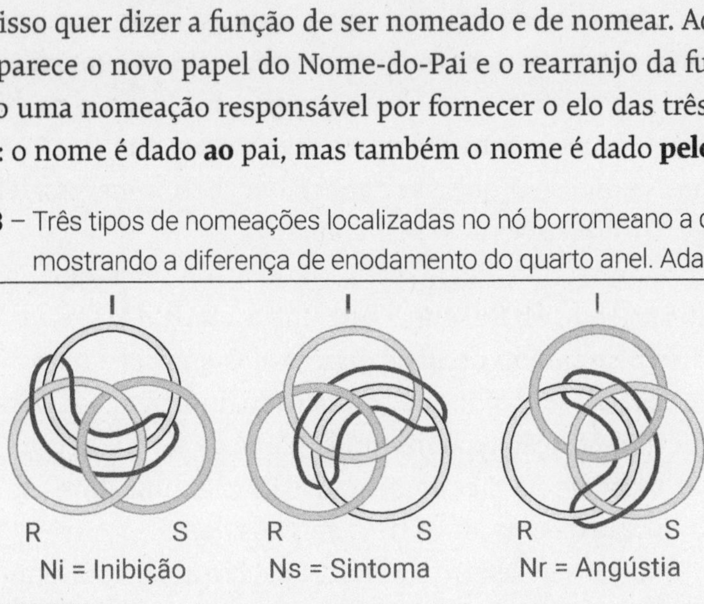

34 Imagem disponível em: http://www.revispsi.uerj.br/v12n2/artigos/html/v12n2a16.html.

Coppus (2013) faz sua aposta de que a partir das formulações teóricas sobre o nó, o corpo do sujeito tem outra função, ou seja, passa a ser um instrumento para nomear e fazer novos elos para as operações com a tríade inibição, sintoma e angústia. A autora defende que essas três formas de nomeação fazem referência ao Nome-do-Pai, já que podem encarregar-se de empreender sua função, construindo um nome ao sujeito. Uma nomeação real, imaginária ou simbólica pode servir de amarração para o sujeito e reposicioná-lo em sua vida.

Sobre esse tema da implicação do nome, Lacan afirma, com tom autêntico e perspicaz, um pouco mais cedo no mesmo seminário "RSI" que "nomear, que vocês poderiam também escrever n-apóstrofe-h-o-m-e-a-r , n'homear. Dizer é um ato; e pelo que dizer é um ato, é por adicionar uma dimensão, uma dimensão de planeamento" (Lacan, [1974-75] 2002, 130). Nessa condensação de palavras que resulta em *n'homear*, Lacan faz um jogo entre o verbo *nomear* e o substantivo *homem*, deixando subentendido que nomear, além de ser um ato, é um ato específico do homem, uma vez que ele habita a linguagem, nomear o faz homem.

Retomando a lógica desse neologismo lacaniano, Leite (2012) tece o argumento de que n'homear tem a incumbência de traduzir em ato a ordenação do Nome-do-Pai. Nomear e homem estão envolvidos nessa nova palavra, não por acaso. A autora explica que "n'homear é o ato que desencadeia seus efeitos no nome próprio, no corpo e na história. O nome toma o homem, isto é, o nome revela o homem" (p. 6). Com isso, indagamos, o que será que permanece encoberto, inacessível, mesmo com o revelar proporcionado pelo nome?

Com base nisso, podemos ouvir que haveria uma dimensão de ato na nomeação e que ela faria uma referência, ainda não muito clara, com o dizer do sujeito. Além do mais, parece-nos que ela é responsável por nomear o Real preservando sua triplicidade fundamental. Devemos enfatizar que a nomeação aqui discutida não é de forma alguma a mesma nomeação presente na metáfora, aqui ela inclui uma dimensão Real do nome e a função de enlaçar os três registros do RSI.

Lacan finaliza seu seminário "RSI" nos deixando com um "gostinho de quero mais", interessados em como ele poderá direcionar o avanço de sua nova teoria da nomeação. Sua promessa é de fazer a tentativa entre os três termos, essas três nomeações, no próximo ano, afirmando que já possui uma resposta. Propõe ainda se interrogar quanto ao que seria uma possível substância ao Nome-do-Pai, conceito que retorna com bastante força nas construções teóricas dessa época.

Foi com certa curiosidade que continuamos nosso caminho ao próximo seminário de Lacan, seu "Seminário 23 – O Sinthoma", de 1975-76, na expectativa de ler as evoluções da teoria que o autor acabara de criar e indicara esmiuçar melhor no ano seguinte. No entanto, ao utilizarmos nossa metodologia de busca das ocorrências da palavra *nomeação*, o resultado foi surpreendente e um pouco decepcionante: uma única ocorrência, que não tinha nenhuma relação com o contexto estudado e mencionava uma nomeação da bactéria (Lacan, [1975-76] 2007, p. 13). Tampouco encontramos ocorrências em seus próximos dois seminários, que finalizam seu ensino, "*L'insu que sait de l'une-bévue s'aile à mourre*", de 1976-77; e "*Le moment de conclure*", de 1977-78, ou seja, o último momento em que Lacan fala da noção de nomeação em seus seminários é no "RSI", e a teoria formulada em seu encerramento nunca mais foi retomada e aprofundada por ele.

Enfrentamos a leitura do "Seminário 23" para descobrir que novo trilho tão poderoso conseguiu focar a atenção de Lacan a ponto de fazê-lo desviar da tentativa prometida de se debruçar sobre os três termos, as três ditas nomeações, já que o título parecia anunciar que haveria algum elo entre as descobertas do ano anterior e a proposta do novo seminário. Então, nas primeiras páginas nos deparamos com a seguinte fala:

> é a propósito dessa obra que me deixei ser levado a inaugurar Joyce a título de um simpósio, a partir de uma ardorosa solicitação de Jacques Aubert, aqui presente e igualmente ardoroso. Foi também por isso que, por fim, me deixei desviar do projeto, que lhes anunciei o ano passado, de intitular o Seminário deste ano como 4, 5, 6. Contentei-me com o quatro, e me alegro com isso porque, com o 4, 5, 6, eu teria sucumbido (Lacan, [1975-76] 2007, p. 12).

Essas linhas chamaram nossa atenção por, principalmente, dois motivos. Primeiro, elas corroboravam que haveria um desvio, que Lacan não se manteria mesmo no caminho das nomeações, pois Joyce, suas obras, sua vida, convocavam seu interesse e seu original olhar clínico. Segundo, nessas linhas está anunciado o contentamento com o 4, o que nos remete diretamente aos nós borromeanos, já que o achado do quarto anel e o fato de ele se mostrar indispensável para a manutenção dos outros três juntos terem sido tão frisados por Lacan em seu discurso no seminário anterior.

Ora, até esta etapa da nossa leitura poderíamos indagar: se o quarto anel do nó borromeano permanece nas exposições de Lacan, mas a noção de nomeação tão defendida no final do seminário anterior foi descartada, então, o que se tornou esse quarto anel? Como ele passa a ser nomeado? Volta a ser o Nome-do-Pai?

Logo o suspense termina, e o autor afirma ainda na primeira aula do seu seminário: "a perversão não é definida porque o Simbólico, o Imaginário e o Real estão rompidos, mas, sim, porque eles já são distintos, de modo que é preciso supor um quarto que, nessa ocasião, é o Sinthoma" (Lacan, [1975-76] 2007, p. 21). Nesse contexto a palavra *perversão*35 não está relacionada ao paradigma das estruturas clínicas e aparece com a perspectiva de indicar o lugar do pai, em direção ao pai, pois para Lacan o pai é um sintoma, ou melhor, nesse momento teórico, um Sinthoma, o equivalente ao quarto anel do nó borromeano.

Portanto, enfatizamos o ponto do quarto anel chamado *nomeação* no seminário "RSI", que propunha um diálogo com os três registros e com a angústia, o sintoma e a inibição, produzindo uma nova sintomatologia lacaniana com ênfase clínica, aqui receber o nome de Sinthoma e passar a dialogar somente com os três registros. Serão pensados diferentes tipos de enodamento pelo Sinthoma, com possibilidades de lapsos e suplências, e a problemática do Nome-do-Pai será reintroduzida, com sua função radical de nomear e ser nomeado. Existe uma nova fórmula

---

35 Esse é um dos casos criados por Lacan de condensação de palavras causando homofonia. *Perversion* em francês significa *perversão* na tradução para a língua portuguesa e pode ser composta de duas palavras *père* (pai) + *version* (versão) ou *père* + *vers* (em direção à). Nos dois casos, o que está posto em jogo é a função do pai.

subjetiva em jogo, indicando que em consequência de o Nome-do-Pai ser também o Pai do Nome, tudo pode se sustentar.

Essa nova teoria irá encontrar ilustração clínica no caso de James Joyce, detalhadamente trabalhado e analisado por Lacan - através de suas obras literárias, de sua habilidade tão singular e específica com a escrita e, também, por alguns fatos de sua história - no "Seminário 23."

Figura 14 – O Sinthoma borromeano.[36]

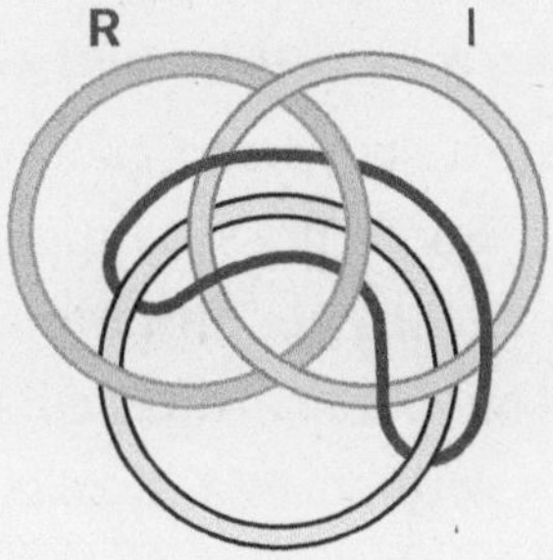

A ideia de Lacan nesse contexto é que os três anéis são disjuntos, não hierarquizados, não dependem da existência um do outro para se manter. O quarto anel chega para enodá-los e, caso seja necessário, reparar enodamentos que não deram certo, que não possibilitavam mais a manutenção do vínculo entre eles. Esses enodamentos malfeitos são causados por pontos do nó chamados por Lacan de erro e só podem ser corrigidos pelo Sinthoma. Nas palavras do autor, se um dos registros se solta por causa desse erro, por exemplo,

> se o simbólico se solta, como outrora ressaltei, temos um meio de reparar isso. Trata-se de fazer o quê, pela primeira vez, defini como o Sinthoma. Trata-se de alguma coisa que permite ao Simbólico, ao Imaginário e ao Real continuarem juntos, ainda que, devido a dois erros, nenhum mais segure o outro (Lacan, [1975-76] 2007, p. 91).

Esse percurso pelo labirinto da nomeação na teoria lacaniana - labirinto nos provoca a imagem de idas e vindas, passos para frente e passos para

36 Imagem retirada de Lacan (2007).

trás, entradas que não funcionam e outras que funcionam, portanto, um movimento todo de descobertas que ao final, com persistência e curiosidade, leva-nos a alguma saída, sem que a conheçamos de partida –, para o qual criamos a divisão didática anunciada entre os três períodos da sua obra – o simbólico e a nomeação do Outro; a função do nome próprio, a teoria do significante e a constituição do sujeito; e, por fim, a nomeação lida a partir da teoria do nó borromeano – nos fez perceber o quanto as múltiplas significações atribuídas à palavra *nomeação* tornam complexos seu uso e a compreensão do que está sendo designado.

Nosso objetivo ao longo do caminho no labirinto foi elencar as referências que nos ajudam neste contexto, para poder refletir, retornando às inquietações, provenientes de nossa clínica, relativas ao mal-estar ligado ao diagnóstico médico, nos perguntando: a nomeação é uma saída ou uma entrada? Ou, por que não, as duas coisas?

No próximo passo, nos deteremos à discussão sobre algumas conclusões que podem ser extraídas desta última teoria da nomeação, fruto dos nós borromeanos, de uma nova abordagem do Nome-do-Pai e da ênfase de Lacan na dimensão Real, tendo apoio em alguns autores pós-lacanianos, para, em seguida, tecer articulações com a nossa clínica, elencando uma forma inédita de ler os fenômenos relacionados ao diagnóstico médico.

4.3.5. Eu, tu, ele, nós: esclarecimentos sobre fazer-se um nome

Convocamos comentários e construções teóricas de autores psicanalistas pós-lacanianos para esclarecer a teoria da nomeação em Lacan, sobretudo com o intuito de prover subsídios que embasem uma diferenciação da trajetória da noção em termos cronológicos, com fins didáticos. Como pudemos perceber em toda essa trajetória epistemológica realizada, salientou-se que as ideias de Lacan a respeito da nomeação antes da década de 1970 não equivaliam ao que evidencia o lampejo teórico criativo de seus últimos seminários, com relação à nomeação atrelada às três dimensões da realidade, Real, Simbólico e Imaginário. Os próximos desenvolvimentos nos trazem um relevante e amplo material para dar substância às articulações clínicas pretendidas, com base na nossa clínica psicanalítica com pacientes que estão em sofrimento pela experiência da revelação de um diagnóstico médico.

Essa ponderação nos coloca de frente com os desenvolvimentos teóricos e clínicos do final do ensino de Lacan, especificamente sobre o nó borromeano, enlace dos três registros citados acima. Um mergulho nos seminários do final do ensino de Lacan – "O Seminário 21 – *Les non-dupes errent*" (1973-74), quando diferencia o ato de "nomear" do de "nomear para"; "O Seminário 22 – RSI" (1974-75), no qual propõe que a nomeação tem o estatuto de enodamento dos três registros; e "O Seminário 23 – O Sinthoma" (1975-76), momento que traz a diferenciação entre Nome-do-Pai e Pai do Nome – foi peça fundamental para nossas formulações, somado com a atenta leitura das elaborações dos autores a seguir, com o intuito de sustentar articulações com nossa temática diante da clínica.

Nas reflexões expressas por Soler (2007), quando ela se compromete a trabalhar o que chama de "os nomes da identidade", aparecem significativas menções à função do Outro para operar a nomeação do sujeito, o que comparece principalmente na teoria de Lacan até os anos 1970. Existe uma responsabilidade do Outro enquanto instância de recebimento da inscrição do sujeito na linguagem feita através da nomeação, uma vez que não há nomeação se ela não for tomada pelo Outro, pois não há sujeito sem Outro, sem significante que o funde.

O motor responsável pela possibilidade de nomear as coisas é o Nome-do-Pai, nomear é uma das atribuições desse significante responsável por ser suporte da função simbólica para sujeito, fazendo advir a lei universal do Outro, e servindo de base para a delimitação entre as estruturas clínicas. Este conceito tem papel central na obra de Lacan, ele dedicou ao Nome-do-Pai distintos momentos de seus seminários, alterando a ênfase de abordagem de acordo com novas proposições suas, incluindo os entrelaçamentos com os registros Real, Simbólico e Imaginário, ou seja, em um último momento de sua teoria, Lacan pensou a ordenação dos três registros pelo Nome-do-Pai. Rememoramos que o Nome-do-Pai representa o significante 0, que está fora da cadeia e tornará possível a inscrição do primeiro significante. Por tornar viável a introdução de uma dimensão da lei simbólica, circunscreve e organiza o gozo pulsional desmedido.

No "Seminário 21 – Os não-tolos erram", de 1973-74, mais precisamente na lição de 19 de março de 1974, Lacan distingue a expressão "nomear-para" do significante Nome-do-Pai. Naquele contexto, ele antecipa, sutilmente, a mudança de significado que ele iria atribuir ao Nome-do-Pai um ano mais tarde, no "Seminário RSI", o qual não representaria somente o nome dado **ao** pai, mas também o nome dado **pelo** pai, a função nomeante do pai, como já mencionado acima. Lacan releva esse ponto em suas palavras:

> há algo cuja incidência queria indicar. Porque se trata de um ângulo do momento que é aquele que vivemos na história. Há uma história, ainda que não seja forçosamente a que se crê, em que o que vivemos é muito precisamente isto: que curiosamente a perda, a perda do que se suportaria na dimensão do amor, se é efetivamente não a que eu digo – eu não posso dizê-la – a esse Nome do pai se substitui uma função que não é outra que a de nomear-para. Este nomear-para qualquer coisa é aqui o que desponta em uma ordem que se vê efetivamente substituir o Nome do pai (Lacan, [1973-74] 2018, p. 181).

Relembramos diante desse desenvolvimento teórico de Lacan a questão do início deste capítulo, de esclarecimento sobre o uso do vocábulo nomeação ao longo da pesquisa, em vez de nominação, para traduzir o termo em francês *nomination* usado pelo autor. Uma das acepções tanto de nomeação quanto de nominação remete à ideia de nomear alguém para um cargo, de atribuição de um lugar a alguém. Nesse sentido, a expressão cunhada por Lacan "nomear-para" parece fazer referência mais direta a esse segundo significado, uma vez que indica a designação, geralmente da mãe, de um projeto, de um caminho para a criança, expresso no "nomear-para." O efeito dessa expressão, como disse Lacan, repousa na substituição do Nome-do--Pai, para a prevalência de um poder de enodamento no laço social, para que "se restitua com ele uma ordem, uma ordem que é de ferro" (*Id.*).

Para Lebrun (2015), a operação de "nomear-para", por traçar um projeto para o sujeito que não faz relação com seu próprio desejo, mas sim com o desejo do Outro, inscreve-se em um ponto de apoio que tampona o buraco do simbólico. E num paradoxo o sujeito tem dificuldade de se liberar desse "nomear-para", pois ele funciona como um refúgio em uma atribuição do Outro que pode servir de guia instrutor de seu caminho. Desse ângulo, o "nomear para" se coloca como oposto à função do Nome-do-Pai do último ensino de Lacan, uma vez que ele se restringe à função de nomeado, enquanto o Nome-do-Pai vai abarcar, além de nomeado, também a função nomeante.

Uma nomeação recobre, ao mesmo tempo, o efeito de nomear ou de ser nomeado e o ato de nomear, no sentido performativo, sugere o autor. No ensino de Lacan, a especificidade da função do pai por muito tempo recobriu o efeito de dar ou de receber um Nome-do-Pai, através da substituição significante sob o trabalho da metáfora paterna, essa função do pai é retomada posteriormente, incluindo também a função nomeante do Pai, o ato de nomear. Uma disjunção é assim introduzida entre o Pai como nome e o pai como doador de nome. Durante os últimos seminários, Lacan está às voltas com a nomeação e ao que ela corresponde, salientando que o pai como nome e como aquele que nomeia não são a mesma coisa.

Quando Cazenave (2011) sustenta que o Nome-do-Pai, ao operar com o sentido de nomeação, localiza o gozo pela castração em sua montagem fálica, trabalho da engrenagem simbólica, a autora dá um passo em direção aos avanços lacanianos desses últimos seminários, com a inclusão da dimensão Real. Nesta lógica, algo restará inominável, resíduo real, não podendo ser significantizado, uma vez que age como escape do registro do Outro. Aí, para Lacan, aparece a função do pai como nomeação, encarregada de proporcionar o enlace do RSI – Real, Simbólico, Imaginário.

Para que uma nomeação se dê e que o Real possa virar escritura, nesse enlace dos três registros, refletimos que o sujeito precisa ir além da fixação neurótica e da lógica do Édipo. No funcionamento da identificação, que se volta à atribuição significante, o nome falha, não consegue abarcar o gozo do sujeito, apontando uma precariedade da estrutura. E para atravessar esse limite da metáfora, cria-se um enodamento a partir dos nós borromeanos, que se escreve com função de suplência.

Ao pluralizar o Nome-do-Pai, Lacan se refere à inconsistência do pai enquanto metáfora paterna, um só significante Nome-do-Pai não tem estatuto suficiente e substancial para assumir o papel de barrar o desejo da mãe em relação à criança e introduzir a lógica fálica para o sujeito. Essa lógica tem um resto que fica fora da linguagem sem acesso, o que traz um limite. Com os nós borromeanos o Nome-do-Pai não faz elo somente com o simbólico, com a linguagem, ele se refere às três dimensões. Nesse sentido, a partir do momento teórico do "Seminário 22", o Nome-do-Pai deixa de ter estatuto apenas de significante, referenciado em uma estrutura metafórica, pois alguma coisa da função paterna não se integra ao significante e ao simbólico, uma função da ordem do real, que ex-siste.

Existe uma passagem do singular Nome-do-Pai para o plural Nomes do Pai, contextualizando que ela é correlata à criação da nova nuance da noção de nomeação. O Nome-do-Pai não passaria de uma das diversas ocorrências dos Nomes do Pai. Em duas ocasiões, durante o ano de 1974-1975, Lacan aludiu o Nome-do-Pai como o Nome do Nome do Nome. Isso introduz a triplicidade do Nome, no seminário "RSI", a partir do singular do Nome-do-Pai. A concepção de Nome do Nome do Nome está baseada no nó borromeano, sustentando o elo RSI: são três nomes do pai, é o ternário do Nome do Pai.

A participação do quarto anel no nó borromeano, com a função de manter juntas essas três consistências – RSI –, demonstra que existe uma suposição de que na realidade elas seriam desatáveis, isto é, que não permanecem naturalmente juntas, havendo a necessidade de serem enodadas. Se fizéssemos menção à teoria freudiana, esse quarto anel, o +1 que enoda as três consistências, seria o correlato de sua realidade psíquica advinda do Complexo de Édipo. Sob esse ângulo, a ideia é usar, se servir do Complexo de Édipo, no caso com Lacan, do Nome-do-Pai, para possibilitar formas diferentes de enodamento inconsciente das três dimensões, escrevendo o nó borromeano.

Segundo Soler (2017) a função de enodamento das três dimensões, depois do "Seminário 22", é chamada por Lacan de *Sinthome*. Este enodamento passa pelo dizer da nomeação, o que faz deslizar o Nome-do-Pai ao Pai do nome, como grande salto conceitual. Antes disso, Lacan já tinha marcado por diversas vezes o laço da função do pai com a nomeação. Portanto, dizer que o pai nomeia significa dizer que sua função não é mais do que metáfora. Segundo a autora, a nomeação não é uma função significante, ela é função de dizer e dizer é acontecimento. Ele não é nem verdadeiro nem falso, ele é ou não é. Diferente dos significantes que estão no campo do Outro, a serem pegos, a nomeação do pai é um fato de ex-sistência.

Ela vai defender que a nomeação elabora um domínio entre o nome comum e o Nome que é de um e só um sujeito. O sujeito que fala se mostra representado por sua fala ou por seus significantes, mas a identificação é impotente, pois o simbólico faz furo. Assim, os nomes provêm do buraco do inconsciente e aquilo que é de fato nomeado não passa pelo significante, é eminentemente real. Em consonância com essas suas ideias, Soler cria o neologismo *No(ue)mination* – na língua portuguesa seria algo como *nóminação* – composto por dois vocábulos em francês: o verbo *nouer* (enodar, amarrar) e o substantivo *nomination* (nomeação). Isso tem o objetivo de enfatizar a função de nó do ato de nomeação, que enoda a fala representante do sujeito ao real do gozo, seu nome de sintoma.

Existe um efeito de produção de nome ao final de uma análise, ideia que vai ao encontro com os pensamentos de Soler (2017), um nome singular do sujeito, que não tem o mesmo estatuto que os nomes de identificação. Há muito tempo sabe-se que o nome é um assunto que interessa à psicanálise. Os primeiros psicanalistas[37] já se atentaram e descreveram os efeitos do nome, os quais devem, imperativamente, ser distinguidos dos efeitos da nomeação.

Nesse sentido, e adicionando a função da escritura dos nós borromeanos, Bousseyroux (2009) enfatiza que o que está mal nomeado pelo Real, o Simbólico e o Imaginário, deve ser nomeado de outra forma. O Nome do Pai vai assumir essa função de nomear de outra forma, renomear, elaborar a mudança de nome do sujeito.

Vimos que o ato de nomeação se aproxima de uma abordagem da circunscrição do gozo do sujeito, o que faz o nome não se esgotar em seu efeito simbólico de representação do sujeito a outro significante. Todavia, Mandil (2007) indica que ele integra uma relação com o real e promove o aspecto do significante como causa de gozo. A autora alerta para uma diferenciação que coloca em extremos opostos a operação que fixa o gozo pelo nome, por exemplo o nome próprio ou o nome do diagnóstico de uma doença, e uma falha de ordem estrutural na nomeação do gozo, apontando para o lugar da repetição.

37 Marone (2009) faz referência aos seguintes trabalhos: Stekel (1911); Jung (1988); Abraham (1965); e Murphy (1957).

Izcovich (2009) inicia seu artigo "*La nomination sans Autre* - A nomeação sem o Outro" - partindo das considerações de Kripke sobre o nome próprio, em seu livro "*Naming and Necessity*", o que o distingue de seus predecessores - Frege ou Russel -, pois ele defende que os nomes próprios são designadores rígidos. Isso significa que, para o autor, existe uma lacuna entre o nome próprio e a descrição.

Diferentemente do que acontece na teoria dos outros dois autores, para os quais o nome próprio é o substituto de uma descrição. Considerar os nomes próprios designadores rígidos é colocar o nome próprio como intraduzível que designa um único ser. Para Izcovicth esta distinção feita por Kripke nos remete à distinção feita por Lacan entre a função do Nome-do-Pai e a nomeação. O primeiro sustenta a referência e fixação ao nome, como com Frege ou Russel, e a nomeação irá se situar em outra perspectiva, possibilitando a emergência de uma singularidade.

Também aproximando as questões da nomeação com a lógica da linguagem, Siqueira (2013) expõe que se a nomeação for compreendida pela maneira singular em que um sujeito encontrou para nomear seu gozo, adentraremos o campo da referência em linguística e não o do sinônimo, do sentido. Isto quer dizer que a nomeação será um ato essencial relacionado ao gozo único de quem assim se nomeia. Ela diz que "nome que nomeia rigidamente o gozo não encontra sua solução na semântica, aí ele não tem solução, o que se pode é inventar algo a partir dele, uma vez que nele se trata de uma operação de "cifração e não de decifração" (p. 36).

Retomando e continuando com as ideias de Izcovich (2009), queremos salientar a importante tese que o autor vai defender em seu texto, a saber, a existência de uma nomeação sem Outro. Sob seu ponto de vista, ela seria o único remédio diante dos nomes arbitrários e efêmeros que sempre vêm do Outro.

Ele propõe retomar a distinção entre o Nome-do-Pai e a nomeação por outra via, a da identificação. O Nome-do-Pai vai ordenar as identificações do sujeito, permitindo que ele se represente com base em uma primeira representação baseada no traço unário, o ponto de apoio para as identificações que ele retirará do Outro. Porém, a metáfora paterna não é suficiente. A nomeação vai ser necessária para dar conta do ser de gozo do sujeito, o que implica a participação do Real, para nomear o que escapa ao significante. Essas ideias vêm na direção da famosa frase de Lacan no "Seminário 23 – O Sinthoma": "Por isso a psicanálise, ao ser bem-sucedida, prova que podemos prescindir do Nome-do-Pai. Podemos sobretudo prescindir com a condição de nos servirmos dele" (Lacan, 2007, p. 132)

A nomeação visa nomear um real, o gozo que ex-siste ao simbólico e, assim, permite enodar o Imaginário e o Simbólico ao Real. Com base em noções que Lacan utiliza no final do seu ensino e que têm alguma relação, quase que substituta com o enunciado e a enunciação e suas relações com o inconsciente na década de 1950, pode-se argumentar que a ação de dar nome está para o dito assim como a nomeação está para dizer. Izcovich (2009) explica que elaborar um nome não é adentrar o caminho da busca do Um de exceção, nem desejar que se tenha o nome reconhecido pelo Outro. A nomeação é, sobretudo, nomear o ser do gozo, o que representa a única via possível de um processo que não depende da vontade do sujeito.

Cabe, aqui, incluir o que Soler (2007) apresenta sobre o assunto, quando em seu texto considera essas proposições de Lacan. A autora enfatiza que em sua última elaboração, Lacan nomeia sintoma e não anomalia, em uma função de enodamento do corpo, do gozo e do inconsciente. Sustenta-se uma formulação teórica de que existe uma segunda operação de nomeação, indicando que depois de já se ter um nome, o sujeito se coloca no lugar de "fazer-se um nome." O ato de se renomear "tem sempre uma função borromeana, por meio da qual um sujeito assina com sua assinatura infalsificável" (174).

Uma ideia interessante de Silva (2012) que vai ao encontro das proposições do nosso trabalho e inclui o que estamos abordando neste exato momento da escrita, diz respeito ao que a autora acredita ser nomear. Ela escreve que cada nomear é um acontecimento. Nos parece uma afirmação que enlaça as três dimensões de Lacan – Real, Simbólico e Imaginário –, pois, respectivamente, no nome há algo da ordem do inominável, do que é impossível abarcar, há uma significação própria do sujeito, que põe em jogo seus significantes fundamentais, e há um aspecto imaginário, que implica uma relação com algo identitário, organizador do eu.

Com base nesse detalhado percurso teórico, de que provavelmente receber um nome não teria a mesma função psíquica de dar-se um nome, fica evidente que a noção de nomeação remete a esses dois momentos, mas não se trata da mesma operação subjetiva em jogo. É interessante pontuar que a nomeação vinda do Outro, apresentada como receber um nome, está relacionada no nosso contexto ao tempo primeiro da experiência de receber um diagnóstico médico. Chamamos ela aqui de revelação e não de nomeação. É a revelação de um nome, sim. Porém, reservamos o termo nomeação para o terceiro momento, o de dar-se um nome.

Sobre esse ponto, queremos deixar claro que não estamos evocando o processo de dar-se um nome como uma atividade marcante de um processo de final de análise, ou o que aparece no caso de "POOR (d) J'e-LI", por exemplo, nome construído em análise e narrado por Serge Leclaire em sua apresentação durante o "Seminário 12 de Lacan – Os problemas cruciais da psicanálise", 1964-65. O processo de renomear-se nesse terceiro tempo do nosso modelo se remete ao acontecimento do diagnóstico, acontecimento como mencionado acima, que convoca o sujeito a se haver com suas nomeações, no sentido dos enlaces do nó borromeano que sustenta as três dimensões.

Em cada sujeito, a "nómeação" feita a partir do acontecimento da experiência do diagnóstico produzirá um enodamento diferente, na tentativa de abarcar o que o significante não abarcou, de fixar o gozo do sujeito. Os nomes consequência desse trabalho podem traduzir funcionamentos psíquicos diferentes e amparar o sujeito diante do diagnóstico. Será o psicanalista que fará a leitura da nomeação na clínica que fez inibição, sintoma ou angústia, e será ele também que fará a parceria com o sujeito para a construção, em um terceiro tempo lógico de nomeação, de um nome singular, de uma assinatura que inclua o diagnóstico como figura de apropriação e não como nome vindo do Outro para representar a identidade do sujeito.

O próximo passo do nosso percurso, tendo em vista que a relevância da temática da nomeação nasceu a partir da constatação na clínica psicanalítica do sofrimento psíquico de pacientes por receberem um diagnóstico médico, será reunir e apresentar um caso clínico e uma série de vinhetas clínicas. Nosso propósito é fabricar uma articulação entre teoria e clínica, com base nos novos recursos adquiridos ao longo do caminho, sobretudo no que se refere à abordagem da clínica pela lógica borromeana. Temos o intuito também de ilustrar as repercussões do significante diagnóstico no funcionamento psíquico de cada sujeito escolhido, significante esse que funciona como uma partícula identificatória adicionada, antes de operar a engrenagem da nomeação como saída construída na análise do sujeito do inconsciente.

Estas estórias desadormaceram em mim sempre a partir de qualquer coisa acontecida de verdade, mas que me foi contada como se tivesse ocorrido na outra margem do mundo. Na travessia dessa fronteira de sombra, escutei vozes que vazaram o sol. Outras foram asas no meu voo de escrever.

(Mia Couto, 2013, p. 17)

5. DOS NOMES DO SUJEITO AOS NOMES DA IDENTIDADE: ENLACES E DESENLACES NA CLÍNICA PSICANALÍTICA

O "Seminário 22 – RSI" se mostra fundamental para uma reformulação na clínica psicanalítica. Lacan se questiona sobre o que implica para a psicanálise operar, ou seja, que operação exposta na clínica, concernente à prática do psicanalista, está em jogo. Sua resposta se traduz em um caminho que mostra os usos e aplicações do nó borromeano, como uma possibilidade lógica de operação clínica. Existe um movimento para além do sentido inconsciente e sua decifração, para além da metáfora e da metonímia da linguagem. O nó, portanto, não está no nível do discurso e sim da escritura. O nó não pode ser lido como modelo, já que não é feito só de imaginário, nem lido como representação de algo, pois não se compõe só de simbólico, o nó, para Lacan, é uma escritura que suporta também o Real.

Em termos da experiência analítica, o nó borromeano que antes se apresenta disjunto, quando os três registros estão apenas sobrepostos originalmente, mostra a necessidade de ser enodado, havendo distintas maneiras de fazer isso acontecer. Lacan (1975-76) indica que atar o nó de outra forma é o essencial do Complexo de Édipo, é nisso que precisamente opera a análise, entrando no campo da ex-sistência.

Nesse sentido, podemos questionar, de acordo com a topologia do nó borromeano, quais seriam as implicações clínicas dessa nova lógica pela qual o Real é abordado. Diante dessa nova conjuntura, dois conjuntos de termos farão parte do nosso vocabulário para falar do enodamento dos nós e da significação do sintoma em análise: de um lado, fracasso, erro, falha, lapso; e de outro, reparação, suplência, correção, compensação.

A transformação teórica encontrada nos últimos seminários de Lacan propõe uma nova abordagem do lugar do analista na clínica psicanalítica.

Sua função não se reduz mais somente à decifração do sentido do inconsciente e o leva a construir um trabalho capaz de intervir no gozo, nomeando o Real, o Simbólico e o Imaginário de cada sujeito. O fim da análise não foca mais a completa erradicação do sintoma como antes, mas sim a uma tarefa de saber-fazer-aí com seu sintoma, expressão concebida por Lacan. O autor é muito claro em sua nova formulação no "Seminário 24 - *L'insu que sait de l'une-bévue s'aile à mourre*", dos anos 1976-77:

> eu proferi que o sintoma tomado nesse sentido é – para empregar o termo conhecer – é isso que conhecemos, é até mesmo o que conhecemos melhor [...] Conhecer significa: saber fazer com esse sintoma, saber lidar com ele, saber manipulá-lo. Saber, isso tem algo que corresponde ao que o homem faz com sua imagem, é imaginar a maneira como lidamos com esse sintoma [...] Para saber-fazer-aí com seu sintoma, é aí o fim da análise (Lacan, [1976-77] 2019, p. 4).[38]

Sobre esse sintoma de final de análise, em seu livro "*Lettres du symptôme*", Porge (2010) desdobra, de maneira muito precisa, duas noções fundamentais da psicanálise: o *sintoma* e a *identificação*, na tentativa de esclarecer a famosa, mas enigmática, construção teórica de Lacan ao final de seu ensino que trata da identificação ao sintoma, para relatar o que acontece no final da análise. O caminho feito pelo autor nos leva do sintoma como metáfora ao sintoma do nó borromeano, lido como sendo ao mesmo tempo falha, mas também suplência.

Não devemos ler esse sintoma do final como aquilo que faz identidade, como aquilo que representa o que faz Um do sujeito - algo que parece acontecer com a concretização do discurso médico, por exemplo -, vemos se tratar de uma nova forma de identificação, que coloca em jogo um tipo de re-conhecimento do sintoma ao final da análise, que se opõe à falta de conhecimento do início. Lacan (1976) defende uma necessidade de saber como manipular um sintoma, assim como se manipula os nós borromeanos. Essa ideia está diretamente relacionada ao saber-fazer-aí com o sintoma, que inclui o saber-fazer-aí com a imagem e com o real.

38 Tradução nossa a partir da versão francesa presente no site staferla.free.fr.

Nesse momento, retornamos à nossa clínica psicanalítica com novos conhecimentos da teoria lacaniana. A intenção é manter aberto o espaço de diálogo entre teoria e clínica psicanalítica para poder construir um vínculo com os conflitos sociais contemporâneos e repensar a posição do analista nos diversos contextos. Retomaremos nossos primeiros passos, trilhados e vividos antes do nascimento da proposta deste trabalho especificamente, condizentes à nossa experiência na clínica psicanalítica em um contexto institucional e privado.

Foi precisamente nesta clínica, com os sujeitos que trouxeram uma queixa inicial referente à chegada em análise, ou uma queixa sobre novos acontecimentos vividos no decorrer de uma análise já em andamento, queixas estas acompanhadas de sofrimento, dúvidas, questionamentos, que se tornou possível perceber a genuína importância da escolha de um estudo aprofundado enfatizando a temática à qual nos debruçamos.

Nosso intuito no presente capítulo é apresentar para o leitor algumas vinhetas clínicas, como já mencionado, querendo com isso ilustrar as construções teóricas feitas até aqui e dar voz aos sujeitos da nossa clínica, que representam o motivo central das nossas inquietudes. Todas as vinhetas contemplam situações vividas por pacientes, abarcando queixas ou sofrimentos no campo da revelação de um diagnóstico médico e seus efeitos na subjetividade.

Retratamos, a partir da nossa escuta clínica, a proposta de que existem três tempos do processo subjetivo do paciente, atrelados, logicamente, para a vivência do diagnóstico médico, como já abordado anteriormente, um primeiro ligado ao ato de revelação do diagnóstico em si, momento em que o médico oferece um significante novo ao paciente, um segundo momento que corresponde à identificação ao significante ofertado, e o terceiro que implica a nomeação, circunstância de apropriação do nome.

Será possível perceber nos exemplos trazidos que cada paciente, a seu modo, relatava suas dores e sofrimentos do contato inicial com seu diagnóstico médico, os mais variados que apareceram em nossa clínica, sempre tendo como referência algum autodiagnóstico do passado de suas histórias, que claramente não correspondiam a experiências de adoecimentos. Fica estampada uma relação significante entre os dois tempos diagnósticos, que não se esgota nas consequências imaginárias da revelação do diagnóstico, e traduz que a revelação e o possível sofrimento psíquico referente a ela devem estar relacionados com a posição subjetiva de cada indivíduo.

Partindo dos avanços teóricos com os quais nos deparamos no ensino dos últimos seminários de Lacan, passamos a nos questionar quais seriam as implicações desses desenvolvimentos teóricos para a prática clínica do psicanalista. Será possível dizer de uma clínica borromeana? Conseguimos pensar uma lógica diagnóstica através das diferentes amarrações dos nós? E como seria a resposta do psicanalista que não teria mais o foco na decifração inconsciente, mas sim no manejo com a escritura dos nós do sujeito? O que seria uma clínica possível através das nomeações imaginária, simbólica e real, levando em conta sua referência à inibição, ao sintoma e à angústia? Existe um novo paradigma psicopatológico em questão? Nos colocamos o desafio de ler a clínica com base em dois modelos topológicos desse momento do ensino de Lacan, que clarificamos brevemente abaixo: a trança e o nó borromeano com o quarto elo da nomeação, que resulta nos nomes da inibição, do sintoma e da angústia.

No "Seminário 21 - *Les non-dupes errent*", dos anos de 1973-74, Lacan apresenta um modelo topológico apoiado no nó borromeano, a saber, a trança. Ela promove a ideia de seis combinatórias entre as três dimensões RSI e as traduz conectando o Real com a morte, o Simbólico com o saber, e o Imaginário com o corpo. O autor se propõe a pensar o amor como chave metodológica na trança, ou seja, defende que as distintas combinatórias entre RSI resultam em distintas formas de amor. Esse modelo será logo abandonado pelo autor, mas o convocamos aqui na tentativa de pensar uma alternativa que articula as dimensões com as relações que um sujeito estabelece com seu diagnóstico. Nesse sentido, assim como Lacan pensou o amor, nos dispusemos a pensar o diagnóstico como fonte de combinatórias, um acontecimento sustentado pelo nó borromeano e tecido singularmente por cada sujeito.

A trança prevê seis movimentos a partir de posições com as dimensões. Teremos as seguintes configurações:

- ISR - imaginário, simbólico, real;
- SIR - simbólico, imaginário, real;

- SRI - simbólico, real, imaginário;
- RSI - real, simbólico, imaginário;
- RIS - real, imaginário, simbólico;
- IRS - imaginário, real, simbólico.

Optamos por trazer uma figura que planifique a trança, na tentativa de esclarecer o raciocínio de Lacan sobre as combinatórias acima e as posições que implicam os seis movimentos da ação de trançar:

Figura 15 – Trança com seis combinações.[39]

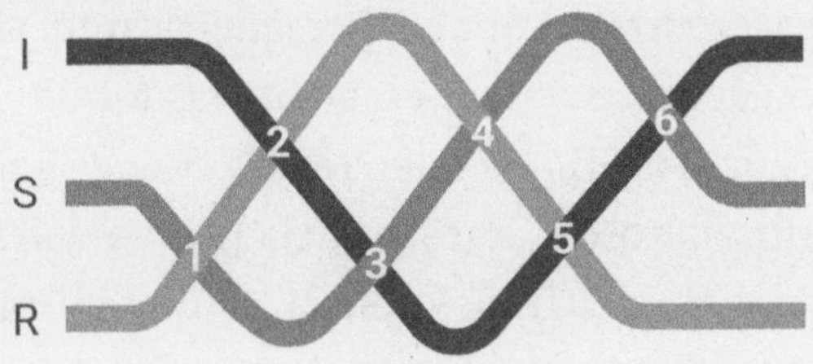

A título de esclarecimento, cabe aqui pensarmos mesmo na ação de trançar cordas, ou mesmo o cabelo. Existe uma ordem certa para passarmos cada fio a fim de obter o resultado de uma trança. Esses movimentos, ao serem feitos de maneira errônea, podem provocar lapsos e ter consequências no funcionamento subjetivo. Quando um fio não é passado na ordem certa, existe uma falha que altera a estrutura final da trança, mesmo que os movimentos seguintes continuem a ocorrer. Lacan propõe a tipologia do amor segundo a dimensão que aparece no centro e vai prevalecer e fazer elo com as outras duas. Nesse contexto, ele sugere três tipos de amor, mesmo se tratando de seis combinatórias: o amor divino (ISR), o amor cortês (SIR) e o masoquismo (SRI).

No amor divino, o Simbólico está no centro, ou seja, o saber, que ampara uma relação entre o Imaginário e o Real, não existe a possibilidade de manifestação do desejo do sujeito e o ser amado é um mestre que o sujeito segue fervorosamente. No amor cortês, o Imaginário está no centro, ou seja, o corpo, pondo em relação o Simbólico e o Real, preser-

39 Imagem disponível em: http://pepsic.bvsalud.org/scielo.php?script=sci_arttext&pid=S1415-7128 2017000200011.

va a pessoa amada no lugar do inacessível, mantendo a relação-sexual como impossível em cena. No masoquismo, o Real ocupa o centro, ou seja, a morte, relacionando o Simbólico e o Imaginário, o desejo do sujeito é expulso e ele se encontra em posição de objeto, mortificado.

Christian Dunker, em seu seminário anual proferido no Instituto de Psicologia da Universidade de São Paulo, que visa trabalhar os seminários de Lacan, dedica o ano de 2018 a esse "Seminário 21 – *Les non-dupes errent*." Nessa conjuntura, sobre a arquitetura de Lacan com a trança e as formas de amor, o professor faz a proposta de complementar as outras três combinatórias entre as dimensões que ficaram de fora do discurso de Lacan naquela época. Surgem, então, novas formas de gramática amorosas: a transferência (RSI) – já que Freud a conceituou como um tipo de amor, um encontro faltoso –, a resistência (RIS) – que se coloca como um impedimento de realizar a transferência, se manifesta no discurso –, e a carta de "amuro" (IRS) – amor no qual o muro da linguagem aparece como mediador, se mostra como acontecimento de dizer e convoca a letra (*lettre*) no sujeito, exatamente o tipo oposto de amor do masoquista.

Dito isso, pensamos essas combinatórias como um sistema de escrita que determina tipos de narrativa singulares do sujeito, demonstrando sua posição diante do acontecimento. Percebemos claramente que os sujeitos não reagem da mesma forma à questão do diagnóstico e isso pode representar suas distintas posições subjetivas a partir das formas de abordagem das combinações RSI. Pensando o diagnóstico médico como acontecimento, tendo base no fio condutor dessa lógica da trança, atingiríamos a elaboração de diversas posições da experiência de receber um diagnóstico, exatamente como vemos na clínica no conteúdo das falas dos sujeitos.

O ponto central, a reação de sofrimento diante do diagnóstico, é apenas uma das possibilidades, mas não a única, inclusive porque o sofrimento é uma narrativa que indica várias possibilidades de amarração das dimensões. Criamos outras possibilidades, associando livremente com os exemplos que tivemos acesso na nossa prática, para ilustrar aquilo que proveio da nossa escuta, posto em articulação com as seis combinatórias. Não queremos abarcar aqui todas as formas possíveis de posicionamentos diante da experiência de receber um diagnóstico médico, não vamos dar conta da verdade desse contexto. Estamos propondo leituras como articulações teóricas didáticas, mas que podem admitir nuances e sutilezas, às vezes ainda existem os limites que não são tão claros entre uma posição e outra.

As três formas de amor com Lacan podem ser transformadas em: diagnóstico divino (ISR), diagnóstico cortês (SIR) e diagnóstico masoquista (SRI). O primeiro colocaria o saber médico no centro e o sujeito se posicionaria em um lugar de seguir todas as recomendações e prescrições sem questionamento, ou espaço para falta, se caracterizando como o paciente "crente" modelo. O segundo poderia simbolizar aquele paciente que é cortês ao seu próprio diagnóstico, e mesmo diante de uma inacessibilidade ou impossibilidade da cura, acredita que irá obtê-la, vivendo um lugar de negação e de insistência em conquistar o desejo de cura almejado. O terceiro, o diagnóstico masoquista, tem a morte como modalidade de gozo no centro, posicionando o paciente a dar uma resposta oposta ao tratamento, oposto à melhora, paralisado no que tem de mortífero no adoecimento.

Com as propostas complementares das gramáticas amorosas expostas por Dunker (2018), teríamos mais três formas de reação ao diagnóstico: o diagnóstico na transferência (RSI), o diagnóstico na resistência (RIS) e o diagnóstico "amuro" (IRS).

Podem existir diversas possibilidades de interpretação dessas modalidades gramaticais, a nossa forma foi a seguinte: a primeira reação remete ao diagnóstico que inclui a dimensão da subjetividade e é feito somente no âmbito da transferência analítica, ou seja, o diagnóstico construído em análise; o segundo vemos tanto com o paciente que se percebe com sintomas corporais de alguma patologia, mas escolhe por não recorrer ao saber médico como ajuda, resiste ao cuidado médico já que não existe relação possível entre o sujeito e a cura, ou seja, não há diagnóstico, ou também com aquele paciente questionador, que contesta o saber médico e convoca o mal-estar na relação médico-paciente, mostrando sempre uma insatisfação e uma indisponibilidade de cumprir as rotinas que o diagnóstico pede; já a terceira combinatória, nos remete ao recebimento do diagnóstico que o sujeito é mediado pela barreira imposta pela linguagem, existe a preservação do sujeito em sua divisão subjetiva, é o paciente que se impacta com o diagnóstico, mas se dispõe a se haver com ele, compreendendo e cuidando de suas limitações e seus sofrimentos, se implicando na cura e não se abstendo de seu desejo.

A outra proposta de abordagem lógica da clínica psicanalítica com base nos avanços lacanianos do final de seu ensino, como já mencionamos acima, é o que tendemos a chamar de teoria borromeana, os diferentes enodamentos borromeanos que convocam a nomeação imaginária como inibição, a nomeação simbólica como sintoma e a nomeação real como angústia, para fazer frente ao gozo inerente ao ser. Essas nomeações não são definitivas, no sentido de determinar um destino único do sujeito, ou seja, que se a resposta do sujeito ao acontecimento diagnóstico for a angústia, enodando o Real ao quarto elo borromeano, ele se verá preso e fixo nessa posição. Os enodamentos se fazem, se desfazem, se refazem.

Lacan, quando sustenta as diferentes formas de enodamentos das três dimensões pelos três anéis com o da nomeação, supõe também que existe a possibilidade desses anéis se encontrarem desenodados, rompidos. Aí teríamos a manifestação da loucura, que não seria mais pensada em termos da psicose, com a foraclusão do Nome-do-Pai, mas, sim, como uma manifestação subjetiva diante da ruptura de um dos anéis, que estavam amarrados borromeanamente antes, ela convoca algo relacionado às três dimensões.

Para escutar os sujeitos da clínica psicanalítica, que estão em sofrimento por causa do diagnóstico médico, devemos considerar que em vários casos não é possível levar o analisando até o final do seu processo analítico, portanto, o saber-fazer-aí com seu sintoma, presente no discurso final de Lacan como final de análise, não poderá ser alcançado. No entanto, o uso das três dimensões da nomeação no contexto da revelação do diagnóstico é uma ferramenta muito importante para a clínica, sabendo que a inibição, o sintoma e a angústia são três possíveis efeitos dela e que cada sujeito se posicionará de uma forma específica nesse contexto. Deve-se lembrar também de incluir a dimensão da autorização intrínseca ao ato de nomeação, o que vai enodar o corpo, a linguagem e o gozo de maneira singular.

Empreendemos, a seguir, uma forma de articulação dessa teoria da nomeação com quatro vinhetas clínicas e um caso clínico, com o intuito de sustentar essa nova proposta de leitura. Entendemos essa topologia borromeana como um método possível de construção de casos clínicos. Além disso, é possível reparar em cada um dos exemplos clínicos apresentados, o atravessamento da ressonância temporal do modelo de tríade que propusemos. Os sujeitos fabricaram um movimento entre a recepção do significante diagnóstico, sua identificação a ele e a tentativa de apropriação do nome-diagnóstico. Esse movimento não é idêntico para todos e cada um que foi convocado a responder temporalmente com sua maneira autêntica. Em alguns casos, essa passagem pôde se dar mais rapidamente, em outros foram anos até ser possível chegar a "um diagnóstico para chamar de meu." Em outro ainda vemos o sujeito preso na identificação imaginária ao diagnóstico, com uma certa dificuldade de caminhar em direção à descoberta de suas marcas singulares que possam sustentar o novo acontecimento diagnóstico. Mesmo assim, foi possível constatar que a experiência de receber um diagnóstico médico não se encerra no momento da revelação, das informações e aprendizagens sobre a nova doença. Ele perdura na história, causa marcas, é visitado e revisitado muitas vezes, a partir de lugares subjetivos distintos.

5.1. BRUCE, A AIDS E AS SENTENÇAS DE MORTE

Bruce tem conhecimento do seu diagnóstico de aids há pouco mais de 20 anos e, por mais que tenha encontrado saídas para viver ao longo desses anos, alega que a morte sempre esteve de braços dados com ele. Assim, por essa proximidade com a morte, ele tenta me explicar as 5 tentativas de suicídio que cometeu desde que soube seu diagnóstico. Seus relatos em análise são direcionados, a maior parte do tempo, para um passado sofrido e injusto, no qual o sofrimento se tornou pior após receber a notícia de seu diagnóstico. A época ainda era o início da epidemia de aids no mundo e pouco se sabia sobre os rumos da doença e suas consequências sobre o corpo. Bruce relata o momento exato do acontecimento da descoberta de seu diagnóstico: estava muito debilitado, internado com uma meningite grave em tratamento, a médica responsável por seu caso adentra seu quarto e anuncia timidamente as quatro letras de seu diagnóstico, AIDS, acrescentando que ele teria poucos meses de vida. O paciente conta que a primeira coisa que veio à sua cabeça naquele momento foi a profecia de seu pai, quando ele era ainda uma criança, segundo a qual ele tinha o destino de não ser nada na vida, algo que foi sentido como uma sentença de morte. Ele compreendeu o diagnóstico de aids a partir da marca das palavras de seu pai e lembra que ficou devastado, passando a ter quase a certeza de que não poderia mesmo sobreviver. Nos anos seguintes, não entendia como ainda estava vivo se não passava de um "lixo aidético" para as pessoas a sua volta, alguém que não tinha futuro algum na vida. No entanto, os cuidados psíquicos, a força de seu corpo, a melhora na sua saúde com o passar do tempo e a distância crescente da morte causaram um movimento de dúvida em relação à profecia do pai e um reposicionamento subjetivo seu. Isso permitiu que ele se apropriasse de seu diagnóstico e vislumbrasse um outro destino possível.

Pela apresentação deste caso, analisamos que o nome sustentado pelo diagnóstico médico tem por função inserir o indivíduo no campo da medicina, dando-lhe lugar em um discurso que possui o conhecimento sobre o que acontece em seu organismo doente. Queremos enfatizar que esse nome foi extraído do campo do Outro para nomear um real do corpo; ele pode ter um valor significante para o sujeito, um significante ao qual o sujeito se identifica e se mostra capaz de promover uma identificação a um grupo. Além disso, o diagnóstico pode ser o significante que dá lugar ao sujeito no laço social, com a presença ou ausência de uma marca de igualdade. Parece-nos que Bruce passou muitos anos de sua vida se relacionando com seu diagnóstico de uma forma masoquista, com uma modalidade de trança inconsciente que amarrou Simbólico, Real e Imaginário, paralisando Bruce em um gozo mortífero. No entanto, ao acompanhar o caso, foi possível novo enlace.

O axioma presente nas palavras do pai de Bruce "ser nada na vida" é retomado no momento da revelação do diagnóstico de HIV e vivido pelo sujeito como determinante, que se identificou com a posição de objeto para corresponder ao desejo do Outro. Suas tentativas de suicídio podem ser lidas por esse ângulo, elas representavam mais do que uma sentença de morte e tinham o significado de uma impossibilidade de viver mesmo estando vivo. Bruce tinha construído uma significação concreta de sua leitura singular da não autorização do pai à vida, um entendimento que afirmava uma proibição de assumir sua vida como própria.

O diagnóstico de aids não fez sempre a mesma nomeação para o paciente e o percurso de suas sessões de análise foi fundamental para desatar e reatar os nós borromeanos de maneira diferente ao longo dos anos. A direção do tratamento favoreceu o trabalho psíquico e ajudou o sujeito a se nomear sem fazer Um com o nome, sem que sua identidade fosse resumida ao diagnóstico recebido ou ao desejo do Outro, por exemplo, podendo ter uma abertura para algo da ordem do único, próprio de cada sujeito. Nesse caso, passar de uma nomeação imaginária que fazia o nó do corpo com a inibição e, consequentemente, determinava a ordem da inibição à vida, representada por não poder viver, para uma nomeação simbólica, base de um sinthoma, era urgente e um recurso essencial para fazer a mudança de posição psíquica do paciente.

5.2. FRIDA, O CÂNCER E A BARRIGA CHEIA DE MERDA

Alguns meses após descobrir seu diagnóstico de câncer no intestino, Frida procura análise, relatando ter sofrido muito com a notícia e com as repercussões que isso teve em sua vida. Tinha acabado de passar por uma cirurgia, quando permaneceu em coma por alguns dias e quase não sobreviveu, seus familiares todos ficaram surpresos com a força de Frida para viver e com sua recuperação. Nesta cirurgia, ela precisou tirar uma parte de seu intestino e permanecer com uma bolsa de colostomia, necessária nos primeiros meses após a intervenção. Ainda permanece com a bolsa quando procura análise e uma de suas falas iniciais indica que, apesar do desconforto físico com a situação, o que de fato a incomodava era o peso emocional que este novo acontecimento estava trazendo para sua vida. Frida já tinha passado por algumas psicoterapias e uma análise ao longo da vida, se mostrava uma pessoa interessada no seu mundo inconsciente e nas descobertas que fazia de seu funcionamento psíquico. No decorrer do percurso de análise comigo, se dispõe a entender a relação que as vivências da sua história passada têm com o câncer de intestino, acreditando que seu sofrimento com o diagnóstico não teve início assim que o descobriu, de certa forma previa que existia uma dor anterior, a qual carrega por muitos anos. Em uma sessão, decide contar detalhadamente sua escolha pelo mundo político e intelectual, o que colocava em jogo seu lugar na trama familiar e afetava diretamente sua vontade por não ter tido filhos. Frida emenda em um questionamento que demonstrava os laços que estava fazendo entre seu diagnóstico e seu passado: "e o que pode ter na barriga de uma mulher de 70 anos que decide não ter filhos? É, ou um câncer, ou ela vai estar cheia de merda."

A procura de Frida pela análise logo após seu diagnóstico e início de tratamento para o câncer nos mostra que a doença teve alguma implicação psíquica, remetendo Frida a fazer algum elo entre sua história e seu corpo. O diagnóstico sugere a convocação de significantes que a representam como sujeito para fazer enlaces diante do gozo que irrompe com o adoecer. O sofrimento descrito por Frida ao receber seu diagnóstico não parecia da ordem da angústia, uma vez que ela procurava nomeá-lo e buscar ligações que servissem como estratégia para que esse sofrimento diminuísse. Digamos que com a topologia da trança, sua experiência de receber o diagnóstico estava mais para a última combinatória, enlaçando Imaginário, Real e Simbólico. O Real no centro, nesse caso, não remete a uma paralisação mortífera masoquista, mas sim a um impossível de ser nomeado que implica o sujeito em sua subjetividade e convoca seus recursos singulares para se haver com seu sofrimento.

Existia uma simbolização do Real, convocando o gozo para uma lógica fálica e provocando um enodamento do simbólico com o quarto anel da nomeação, fabricando um sintoma. Frida estava às voltas com localizar o diagnóstico na sua cadeia significante, remetendo a outros autodiagnósticos cunhados ao longo de sua vida, aos quais se sentia identificada, como a mulher da "barriga cheia de merda." Mas além disso, ela estava em um processo de tentar se apropriar do seu diagnóstico, questionando a identificação com o significante ofertado pelo discurso médico, procurando fazer do nome câncer um nome seu, próprio, que mostrasse sua maneira singular de se nomear e atrelar seus nós.

5.3. RITA, A BIPOLARIDADE E A SEPARAÇÃO DA MÃE

Na primeira sessão, ao ser questionada por que estava ali, Rita me conta que fazia tratamento para bipolaridade no IPQ – Instituto de Psiquiatria do Hospital das Clínicas da USP – há um mês, pois sua mãe ficou desesperada quando descobriu que estava se cortando e a levou ao instituto para ser internada. Acabou ficando na internação por uma semana, mas a equipe de saúde responsável concluiu que seu caso não era grave e ficou preocupada por Rita estar convivendo com mulheres mais comprometidas, que podiam incentivá-la a cometer atos de gravidade maior. Durante a internação, Rita foi diagnosticada com Transtorno Afetivo Bipolar – TAB – e por poder ser influenciada a más condutas, teve alta e foi encaminhada para um ambulatório que oferecia tratamento a pessoas assim diagnosticadas. Porém, tal ambulatório só tinha a modalidade de atendimento psicológico grupal, e como sua mãe, que também "era bipolar", fazia análise individual e acreditava na importância desse processo para a melhora, forçou Rita a iniciar um tratamento analítico. Quando perguntado a Rita o que ela achava de seu diagnóstico, a paciente começa a chorar e diz que não quer ser igual à sua mãe. Debruça em suas lembranças de anos atrás, contando com ricos detalhes situações constrangedoras que passou com a mãe, antes de ela ser diagnosticada bipolar e iniciar o tratamento que ainda segue nos dias de hoje. Durante essa sessão e as seguintes, Rita repetia veementemente, escancarando muita dor, "não quero ser bipolar igual a ela."

O primeiro questionamento que tivemos ao escutar Rita não se remetia especificamente ao diagnóstico de bipolaridade, mas sim ao que tinha acontecido em sua vida para que seus anéis aparentemente enodados, causando uma estabilização psíquica, se rompessem a ponto de causar um sofrimento que era transmitido para a prática dos cortes em seu corpo. Rita pouco se queixava desses cortes, eles apareceram *en passant* em seu discurso de entrada em análise, embora reconhecesse que eles tinham alguma relação com um sofrimento inexplicável que ela sentia naquele momento da vida. Sua fala trazia muito mais uma dor relacionada à imagem que fazia do diagnóstico de bipolaridade, construída com base nas condutas da mãe. Rita mostrava-se atravessada por uma angústia, a qual pouco conseguia trazer nomes para apaziguar. O inominável do Real eclodia e se traduzia em choro incessante, pensamentos quase incomunicáveis e uma ausência de palavras.

Esse novo acontecimento diagnóstico convoca Rita a fazer uma outra nomeação com seus nós, e o significante bipolar provoca uma nomeação pelo Real, gerando angústia, uma vez que o "bipolar" já se encontrava com atributos imaginários que repelia uma possível identificação. Como o nome bipolar não podia representá-la como sujeito, naquele momento ela se via sem a possibilidade de nomear. Esse inominável do diagnóstico irrompia como angústia, afeto que, segundo Lacan, não engana. "Não quero ser bipolar igual a ela" era a frase que se repetia na fala de Rita e pedia para ser trabalhada em análise, uma vez que escancarava o sofrimento do sujeito. Como seria ser bipolar "diferente" dela? A construção do diferente passaria por um caminho de separação e de elaboração de traços do singular, marcando uma apropriação do diagnóstico que deixasse de ser o diagnóstico da mãe e passasse a ser o diagnóstico dela. Ainda não tínhamos dados para saber como essa recusa do bipolar iria influenciar no tratamento, mas percebíamos como era urgente cuidar dessa nomeação, fonte de angústia que paralisava o sujeito. Qual nome Rita poderia encontrar para se nomear? De que outra forma seus nós poderiam ser enodados?

5.4. MARIA, A INFECÇÃO URINÁRIA DE REPETIÇÃO E A DIFICULDADE DE SER MULHER

A paciente já se encontrava em análise há três anos, quando, em uma sessão específica, adentra o consultório visivelmente abalada. Tem dificuldade para iniciar sua fala e em poucos segundos começa a chorar. Conta que, no final de semana anterior à sessão, foi ao pronto socorro mais uma vez, era a terceira vez em um intervalo de tempo de semanas, e o médico a diagnosticou com infecção no trato urinário de repetição. Queixa-se do incômodo de ter ouvido o diagnóstico do médico, mas afirma que já imaginava algo do gênero. Seguiu fazendo um relato informativo sobre as últimas vezes que manteve relações sexuais, esclarecendo que sempre no dia seguinte sentia muita dor ao fazer xixi e confessa que optou por evitar manter relações para não sentir essas dores. Em seu discurso, o diagnóstico aparecia como fonte de frustrações e, nitidamente, a saída que ela tinha construído para evitar as no-

vas infecções não soavam efetivas a ela. Ao ser questionada sobre como esse acontecimento a estava afetando, Maria reflete que a palavra repetição do diagnóstico médico indicava que ela estava repetindo algum comportamento que fazia mal e não entendia bem qual nem o porquê do comportamento. Reflete que a ausência de relações sexuais a fazia questionar sua feminilidade e as prioridades da sua vida, "porque será que dou tanta importância pra ser boa filha, boa profissional, boa amiga e estou deixando meu prazer de lado? Sinto que estou com dificuldade de ser mulher..."

Diferente dos outros casos mencionados, o diagnóstico de Maria foi definido enquanto já estava em análise. Essa característica nos parece importante, pois a reação dela foi tentar construir um sentido subjetivo para o novo acontecimento, algo que muitas vezes pode ser arriscado, mas que ao mesmo tempo, se feito, pode ser interpretado e é material analítico. Sua interpretação é de que seu corpo falava com ela, mandando mensagens que não passavam pela linguagem, mas que mesmo assim ela precisava escutar. No diagnóstico construído pelo saber médico, o nome da doença a impactou por conta da ligação com a sexualidade, traço que também convocava um Real do corpo. O complemento do diagnóstico, a palavra *repetição*, não passa despercebido e instala um movimento de interpretação e significantização da paciente, tentando localizá-lo na sua cadeia de identificações.

Filha, profissional, mulher, pontos de identificação que a representam, nomes que dizem quem ela é. Mas algo escapa, algo que remete a uma lógica fálica. Ser mulher com infecção urinária de repetição não é ser mulher? Maria constrói uma fala que inclui algum tipo de posicionamento diante do seu gozo, gozo circunscrito na repetição. O acontecimento diagnóstico parece provocar um enodamento pelo simbólico, uma nomeação sintomática, que inclui as dimensões do Real do gozo e do Imaginário de sua representação de feminilidade. Maria se põe a questionar seu diagnóstico na direção de descobrir o que há por trás da doença, tentando remetê-lo ao seu posicionamento enquanto sujeito do inconsciente e tentando implicar o que há de singular e autêntico de sua história que aparece nas manifestações de seu gozo.

5.5. "DE ONDE VEIO O HIV?": TRANSFERÊNCIAS E ATRAVESSAMENTOS

Será apresentado aqui o caso de um paciente que permaneceu em atendimento comigo durante quase três anos em um ambulatório adulto especializado no tratamento de pessoas vivendo com HIV. Um caso extremamente desafiador, principalmente por ser seguido em um *setting* hospitalar com a participação de uma equipe multiprofissional e de regras institucionais, o que acabava por atravessar minha escuta e me fazer questionar quem era meu paciente afinal?

Nesse serviço, contávamos com a modalidade de atendimento em forma de Plantão Psicológico, que funcionava todos os dias da semana, por uma hora, de porta aberta, ou seja, o paciente não precisava de encaminhamento médico e podia procurar o atendimento psicológico por demanda espontânea. O Plantão Psicológico era estruturado de uma maneira que cada dia uma psicóloga ficava responsável por receber, acolher e atender quem precisasse, não só pacientes em tratamento na instituição, mas também seus familiares.

Um dia, cheguei ao ambulatório e fui notificada de que já havia um paciente à espera para ser atendido no Plantão. Com a ficha do cadastro do paciente em mãos, convoquei João e, alguns segundos depois, uma mulher adentrou minha sala. Achei que era necessário escutá-la, pois estar ali e atender pelo chamado de João já devia significar alguma coisa. Então, ela se apresentou. Disse-me que era Maria, esposa de João e precisava de ajuda com o marido. Queixou-se de comportamentos do marido, que estavam acontecendo há alguns anos, mesmo antes do diagnóstico de HIV, mas que se agravaram no período pós diagnóstico. Perguntei o que a estava inquietando diante desses novos comportamentos. Em vez de me contar de seus sentimentos ou angústias, começa a relatar uma série de fatos cotidianos recém-acontecidos, aos quais João parecia não saber bem como sair de seus questionamentos e emitia respostas contraditórias ou incompletas.

Tive a sensação de que era difícil para ela, naquele momento, se haver com os impactos subjetivos dessas situações e que sua vontade era compartilhar com alguém os eventos. Permiti que seguisse sua queixa. Em relação a um dos fatos, ela se mostra preocupada. O filho do casal, ao entrar na casa da família, viu o pai com um homem estranho, que foi apresentado como técnico de computador, e já estava de saída. Após alguns dias, o mesmo homem invadiu a casa e assaltou o menino. Maria foi fazer uma reclamação ao condomínio sobre a entrada do homem estranho sem aviso e o porteiro explicou que esse homem frequentava a casa deles com o João e que, por esse motivo, ele tinha permitido sua entrada.

Pergunto a ela o que acha desses comportamentos e ela me conta outra história: "Sabe, Mayra, quando João descobriu o HIV, há dois anos, ele estava morrendo, estava muito mal. Nenhum médico acreditava que ele poderia sobreviver e superar a doença, pois já estava muito grave. Ele estava muito fraco e completamente surtado. Então, eu fiz uma escolha: cuidar dele. Dediquei-me dia após dia para ajudá-lo com o tratamento, trazendo em médicos, dando remédios, fazendo curativos. Foram dois anos muito difíceis, mas ele superou e hoje está bem, muito bem de saúde. Acho que agora, depois de saber que ele não vai morrer de repente por causa dessa doença, posso me questionar de onde veio esse vírus. *Antes era algo que eu não conseguia pensar e não tinha coragem de perguntar nada a ele. Agora, confesso que essa dúvida não tem saído da minha cabeça. E ainda mais com todos esses comportamentos estranhos. Estou muito confusa, não reconheço meu marido. Tento questioná-lo sobre onde ele anda todos os dias, sobre o HIV, mas ele não me responde, fica muito irritado e se autoagride, dizendo que vai se matar. Por causa disso, eu prefiro não ficar questionando muito, mas isso tem feito muito mal para mim. Quando João fazia terapia aqui, ele estava muito melhor e foi por isso que vim procurar sua ajuda. Eu acho que ele precisa voltar a se tratar com uma psicóloga."*

Maria acaba sua fala chorando muito. Digo que ela parece muito angustiada, que ela está me pedindo ajuda para o marido, mas que acredito que ela também esteja precisando de alguma ajuda, de um espaço para falar desse sofrimento. Então, questiono se ela já pensou em atendimentos psicológicos ou psicanalíticos. Ela me diz que sim, mas que não sabia onde procurar. Explico que eu não poderia atendê-la, por normas da instituição, mas que eu poderia encaminhá-la a outro lugar. Ela aceita e afirma que está precisando muito de ajuda. Questiona se posso atender seu marido e eu a oriento que para ele ser acompanhado por uma psicóloga, não necessariamente eu mesma, João deve querer ser atendido e vir procurar o serviço de Plantão. Afirmo que, se ele tiver esse desejo, encontrará alguém disponível para escutá-lo. Marquei um retorno com ela para fazer seu encaminhamento para alguma instituição que oferecia atendimentos psicológicos.

Na semana seguinte, João comparece à instituição exatamente para o meu horário de Plantão. Inicia o atendimento me dizendo que já sabe que sua esposa conversou comigo e que ela acha necessário que ele volte a realizar psicoterapia. Conta que fez psicoterapia por um pouco mais de um ano, logo depois que descobriu o HIV, e que a psicóloga o ajudou muito. Acha que se não fosse ela, ele não estaria vivo, pois estava muito deprimido e pensava muito em se matar. A psicóloga que o atendia, antes de sair da instituição, um ano antes mais ou menos, avaliou que João estava estável emocionalmente e deu alta para ele, propondo que ele continuasse em acompanhamento com a psiquiatra.

Eu digo que sua esposa pode achar necessário ele voltar a fazer psicoterapia, mas que gostaria de saber dele, como essa ideia soa a seus ouvidos. João me diz que foi extremamente difícil a descoberta do HIV e tudo que passou nos últimos anos de sua vida. Em seguida, me conta todos os pormenores da sua descoberta do diagnóstico. Antes de ficar sabendo que era portador do HIV, sentia muitas dores, em todo o corpo e principalmente na cabeça. Não sentia mais seus dedos das mãos e dos pés, pois estavam duros e frios. Tinha procurado inúmeros médicos, que não descobriam o que ele tinha. Ele diz que tinha a certeza de que alguma coisa estava acontecendo com seu corpo, não se sentia normal, mas ao mesmo tempo não tinha ideia nenhuma do que poderiam representar todos esses sintomas. Então, em uma visita para tratamento dos dentes, o dentista de confiança da família solicitou vários exames de rotina e incluiu um pedido de exame de HIV, justificando que João estava com uma perda dentária importante.

Para a revelação do diagnóstico, convocou João e sua mãe, que entraram juntos na consulta. Ele anunciou aos dois que João tinha aids, que provavelmente estava morrendo e fez um encaminhamento para tratamento em hospital especializado. Chegando lá, João foi atendido por uma médica que logo solicitou seus exames de CD4 (leucócitos que realizam a defesa do organismo) e carga viral (quantidade de vírus HIV no sangue). Após uma semana de pura angústia, segundo o paciente, com o resultado dos exames em mãos, a médica contou a João que sua imunidade estava muito baixa e que em seu sangue existia a quantidade máxima de vírus que a medicina conseguia calcular – frase essa repetida por João inúmeras vezes em seus atendimentos comigo. E a médica anuncia: "João, você está morrendo."

O paciente relata que quando ouviu essa fala da médica, figura de saber e autoridade, entrou em choque, surtou e lembra de pouca coisa desse período. Foi então que começou seu tratamento, sem acreditar que faria efeito, porém, achando que valeria a pena tentar mesmo assim. Diz que ficou muito perto da morte, teve muitas doenças oportunistas, e foi um milagre ele ter sobrevivido, "Deus me salvou." Sente-se ainda emocionalmente abalado por tudo que passou, por ter vivido um sofrimento que nunca imaginou, esse sofrimento de ter HIV. Nesse atendimento, João estava muito emocionado e chorou constantemente. Eu perguntei se ele queria voltar para conversarmos mais outro dia. Ele disse que sim, e marquei seu retorno para a semana seguinte.

Podemos analisar que o nome da doença afetou demais João, o nome e todas as palavras violentas que o acompanharam, contidas no discurso do saber médico. Essa revelação se fez acontecimento subjetivo e teve o alcance de causar a desamarração de seus nós. Real, Simbólico e Imaginário encontraram-se rompidos, o que causou uma desorganização subjetiva, nomeada pelo paciente de choque e surto. Lacan, no desenvolvimento da sua teoria dos nós borromeanos, já insistia que os anéis RSI poderiam estar disjuntos, ou mal-amarrados, e que isso teria influências importantes na organização psíquica de um sujeito.

Para uma nova restabilização inconsciente, um quarto anel deveria ser configurado, fazendo função de suplência. Vemos, na narrativa de sofrimento de João, a amostragem do primeiro tempo da nossa tríade da experiência de receber o diagnóstico de uma doença. Um significante novo foi oferecido pelo discurso médico, imbuído de sua carga Real, tocando o corpo e emitindo consequências psíquicas. Perguntamos, então, quais significantes do paciente seriam convocados para fazer representar o sujeito, a partir da introdução desse novo significante? Em quais autodiagnósticos ele tocaria? O que ele iria nomear em João?

Eu havia marcado um retorno com Maria para seu encaminhamento, ela voltou a me procurar. Entrou na sala e iniciou um relato desenfreado sobre acontecimentos após o atendimento do marido comigo. Mencionou que estava conseguindo conversar melhor com ele, o percebia um pouco melhor. Disse que a situação do HIV é um tabu na família, que a mãe e o irmão de João interferem muito no tratamento da doença e o culpam o tempo todo por ter o vírus. Além disso, ela percebe uma intromissão da mãe na relação conjugal deles, o que deixa João instável, agressivo e com dificuldades de colocar limites.

Maria acredita que eles têm passado por muitas dificuldades como casal, não têm se entendido e ela não sabe bem o que fazer. Insiste na ideia de não reconhecer mais João e de precisar de ajuda para entender o funcionamento dele. Percebo a importância de encerrar aquele atendimento e endereçar essas queixas de Maria a outro espaço. Então, indico que ela poderia começar a trabalhar todas essas questões e angústias no espaço para o qual eu iria encaminhá-la e informo da possibilidade de um atendimento psicológico de casal com outra psicóloga na instituição. Ela acredita ser uma alternativa interessante para conseguirem dialogar de maneira mais tranquila. Faço, neste mesmo dia, o encaminhamento de Maria para uma instituição psicanalítica para que ela inicie seus atendimentos.

João comparece em sua próxima sessão comigo contando sobre os conflitos em seu casamento e com sua família. Conta que Maria e seu filho ficaram do seu lado no momento mais difícil do tratamento. Seu filho tinha 15 anos na época e preferiram não contar ao menino sobre o HIV, informando apenas que o pai estava com depressão. João sente que agora, com ele forte, pronto para voltar a viver sua vida sem tanto sofrimento, Maria passou a se incomodar com seu diagnóstico de HIV e questioná-lo sobre coisas que ele não tem resposta. "Ela fica me perguntando de onde veio o HIV e para mim só pode ter sido da operação de hemorroidas que fiz, não existe outra possibilidade. Foi aí que me contaminei. Mas ela não acredita." Esse relato de João corrobora à queixa de Maria em sua sessão comigo, o que ainda não sabíamos era como as desconfianças o afetariam e como ele construiria suas reações diante delas, uma vez que estava sendo convocado, aparentemente, um traço "secreto" da identidade de João que não podia aparecer na relação do casal.

João afirma que essa desconfiança da esposa o tem deixado muito triste e perdido, voltando a ter pensamentos de morte que irromperam pela primeira vez no começo de sua relação com seu diagnóstico. Pergunto como são esses pensamentos. Ele conta que quando começou a tratar o HIV e as doenças oportunistas, depois de uma importante melhora clínica, porém não psíquica, ele passou a achar que não teria forças para continuar, que era melhor morrer do que viver naquela situação humilhante, então decidiu parar de tomar seus medicamentos e passou a jogá-los no vaso sanitário. Podemos analisar aqui, retomando a teoria das tranças de Lacan e nossa proposta de interpretação das gramáticas lógicas de diagnósticos possíveis, que nesse instante João estabelecia uma relação masoquista com seu diagnóstico enodando (SRI) e o posicionando diante da morte como modalidade de gozo, abrindo mão do tratamento e se paralisando no lado mortífero do adoecimento.

Um dia, Maria viu os comprimidos e discutiu com João, dizendo que informaria seu médico sobre sua atitude. De fato, na consulta seguinte, ela o fez, aliás, Maria comparecia a todas as consultas de João, menos às que ele tinha comigo. A essa altura já podíamos analisar marcas dessa relação conjugal pelo discurso de João, a presença de Maria era incessante, quase parecia não haver uma separação entre os dois sujeitos, João-Maria. Ela comparecia a todos os detalhes do tratamento de João e ele não era capaz de colocar seus limites. Aliás, quais eram seus limites? Qual era sua posição de sujeito sem Maria?

No caso da desistência do tratamento, o médico de João disse que nem precisava da informação de Maria, pois os exames de João já tinham acusado a parada no uso das medicações. Foi então que o médico explicou a João que parar as medicações não implicariam uma morte rápida, como o paciente esperava, mas sim lenta, com muito sofrimento, pois ele não morreria direto, seu corpo primeiro ficaria fraco, para somente tempos depois acontecer sua morte. Naquele dia João se assustou, ficou com medo de reviver todo o sofrimento que as doenças o tinham feito sentir, voltando para uma posição humilhante, e decidiu voltar a tomar as medicações. Essa palavra usada por João ressoa: humilhante.

João me fala que essa situação de conflitos conjugais o faziam questionar se sua vida ainda tinha sentido. Ele sente-se pressionado e machucado com os questionamentos e as dúvidas da esposa. João me fala que ela trouxe a ideia de ter um espaço para o casal tentar dialogar, com a ajuda de uma outra psicóloga, ele percebe isso como algo interessante, uma possibilidade de melhora da relação e declara querer tentar. Também afirma que tem aproveitado muito as conversas comigo, que ele tem se sentido acolhido e respeitado, agradece minha ajuda e disponibilidade.

Além de João iniciar os atendimentos comigo, João-Maria iniciaram a psicoterapia de casal, que não durou mais de um mês. De fato, foi algo precipitado. A psicóloga que os atendia veio me contar do término das sessões e falou que João não conseguia dialogar com sua esposa, que a cada pergunta que ela fazia a ele sobre a doença, ele começava a chorar, soluçava e se emudecia em seguida. A psicóloga começou a se questionar do efeito terapêutico daquelas sessões e assumiu que ainda era muito cedo para João trabalhar essa questão junto com a esposa e perguntou a eles da continuidade da terapia. João se negou a continuar.

Em seus atendimentos comigo, João comentou que não faria mais a psicoterapia de casal, que estava se sentindo jogado contra a parede por conta dos questionamentos da esposa. Jogado contra a parede? Perguntei. Sim, diz ele. Ela me pressiona para eu falar de algo que eu não sei. Parece que ela não quer melhorar a nossa relação, mas sim saber coisas sobre o HIV. E eu não sei. Pergunto o que ele não sabe. Ele não me responde e começa a chorar. Essas falas de João indicam que para ele, melhorar a relação conjugal e saber do HIV eram coisas contrárias. Enquanto Maria esperava verdades, João se defendia no não saber. Uma dúvida que nos ficava era se João de fato estava impossibilitado de nomear o Real de seu diagnóstico, de tentar encontrar o sentido para esse acontecimento, ou se essa barreira ao acesso da experiência era algo apenas aparente em sua fala.

As sessões que se seguiram comigo eram repletas de conteúdos sobre suas doenças, suas internações, seus exames, os efeitos colaterais das medicações. Seu discurso sobre as intercorrências da sua saúde era muito detalhado, ele queria que eu soubesse de cada consulta, de cada procedimento médico, de cada efeito colateral. E de todo seu sofrimento relacionado a isso. Ficava triste e chorava em todos os atendimentos. Muitas vezes repetia o discurso sobre os acontecimentos como se ainda não tivesse me revelado aquilo, e quando eu perguntava se ele lembrava que já havia me contado aquela história, dizia que não e seguia contando. Comecei a ter a impressão de que ele construía seus relatos com intenção de evitar entrar em contato com outras áreas da sua vida. E de que tudo estava muito bem ordenado e organizado em seu discurso, para tamponar um sofrimento maior, que não podia ser colocado em palavras.

A equipe interdisciplinar se preocupava muito com João, pois era frequentemente solicitada pela esposa do paciente, que estava sempre presente para contar acontecimentos da vida dele, que ele calava, e remetiam a sua sexualidade. A questão era: não se sabia se João se calava por não lembrar, ou se ele se calava para manter um segredo seu. Para mim, enquanto sua analista, interessava trabalhar com aquilo que aparecia em sua fala como sofrimento, e o que estava sendo construído como sintoma analítico. Minha posição no discurso analítico era de causa de desejo e o produto desse discurso seria a verdade do sujeito, não dos fatos, mas sim a psíquica – ou seja, eu não pretendia ser um detetive e investigar a verdade absoluta das vivências de João, porque, afinal, aquela que ele comunicava a mim era também sua verdade.

No entanto, a equipe médica atestou ser necessário saber se alguma lesão no cérebro causava esse comportamento dissociado de João, inclusive para medicá-lo se necessário. Assim, foi decidido submeter o paciente a exames neurológicos. E sim, existia uma grande lesão, decorrente da quantidade de HIV que se instalou no cérebro de João, local onde pouco a medicação ARV age. Essa lesão interferia na memória e na crítica do paciente. Ele foi diagnosticado pelo discurso médico com transtorno de personalidade orgânico, quadro de comprometimento cognitivo associado ao HIV, com déficit executivo e de memória, e foi medicado com antidepressivos e antipsicóticos. Sua psiquiatra orientou o paciente e a esposa que a lesão era definitiva, sem reversão, e que isso tornava João uma criança de novo, inclusive no que se referia ao controle da sexualidade, e o paciente precisaria de acompanhamento e cuidados contínuos.

A fala da psiquiatra eclodiu um tema pouco tocado no discurso de João, que virou constante em seus atendimentos comigo. Ele queixou-se da sua relação com sua esposa e contou que estavam sem manter relações sexuais há oito anos. Diz que ela o recusava, explicando que tinha perdido qualquer interesse sexual, que era assexuada. Então, faz oito anos que você não mantém relações sexuais? Perguntei. Ele me encarou, parecia assustado com minha pergunta, abaixou a cabeça e disse que toda vez que tocava nesse assunto ficava muito envergonhado, que era muito difícil falar sobre isso, pois achava um absurdo não ter vida sexual. Você não tem vida sexual? Pergunto. Não, minha mulher não me deseja e deixou isso muito claro.

Essa foi a posição subjetiva que ele apresentou nesse momento, de quem não é desejado. E passamos a sair dos detalhes esmiuçados do Real da doença que se manifestava em seu corpo e trabalhar a questão das suas escolhas relacionadas à ausência de vida sexual, ao seu casamento, a sua posição na família e à reconstrução de sua vida pós HIV. Por algum tempo, João teve uma melhora significativa em seu humor, não mais chorava constantemente nos atendimentos e conseguia fazer planos para seu presente e seu futuro.

O percurso da análise estava possibilitando João refazer seus nós, se reposicionar subjetivamente diante do acontecimento da doença e de suas consequências e, principalmente, da pergunta "de onde veio o HIV", mesmo sem elaborar para ela uma resposta aceita pelos outros. Uma amarração com função de suplência estava sendo feita, que promovia maior organização psíquica do paciente. Ele agradecia sempre por estar saudável, sem as complicações que chegou a passar por conta do HIV e das medicações.

Tal segurança chegou a fazê-lo acreditar que estava curado do HIV, fato que realizaria seu mais profundo desejo, ter sua vida anterior de volta. Relatava que Deus tinha tirado o vírus de seu corpo e que gostaria de refazer o teste de HIV. Essa sua certeza preocupou a equipe por um momento, pois isso poderia causar uma desistência da tomada da medicação. No entanto, após reorientações sobre o funcionamento do HIV no organismo, João afirmou que Deus proporcionou a invenção da medicina para aliviar aquilo que não poderia ser completamente curado por Ele, e que ele aceitaria seguir a vontade de Deus. Relembrando, mais uma vez, as tranças de Lacan, uma nova maneira de trançar os registros tinha sido confeccionada e a lógica desse tipo de relação representava mais um "diagnóstico divino" (ISR), do que o "diagnóstico masoquista" de anteriormente.

De repente, uma nova queixa em relação ao corpo aparece no discurso de João nas sessões. Ele se queixa de um novo sintoma: ele tinha espasmos. Eram movimentações involuntárias do braço direito, acompanhadas da emissão de dois tipos de sons: "a uau auuuu" e "para, Maria." Aconteciam normalmente em momentos de relaxamento, antes de dormir, e impediam o sono de João. Ele foi novamente submetido a uma série de investigações clínicas, e os médicos passaram algum tempo sem descobrir a causa dessa nova manifestação.

Foi, então, encaminhado a um grupo especializado em neuro-infectologia, e além de todas as medicações para o tratamento do HIV e as medicações psiquiátricas, João passou a ter que tomar as medicações prescritas por seu neurologista. Esses espasmos eram fonte intensa de sofrimento para o paciente, que ficava muito envergonhado e nervoso com todas as manifestações públicas do espasmo, voltava a se perceber em situações humilhantes, que passavam a ocorrer de forma frequente.

Achei essencial trabalhar a questão da linguagem enlaçada com o espasmo, apontando que havia uma diferença entre os dois sons emitidos. Perguntei o que o paciente achava das falas. Quanto à primeira, refere-se a ela como latido e dizia que não tinha a menor ideia de porque esse barulho saía dele. Quanto ao "para, Maria", tinha a hipótese de que estava vinculado ao tempo de quando ele tinha descoberto o HIV e talvez essa fala fosse a reação que ele queria ter tido quando sua esposa brigava com ele por conta da doença. Será, finalmente, uma manifestação de um limite, de uma barreira à relação João-Maria? Lembremos que um sintoma, na sua descrição mais puramente freudiana, é uma solução de compromisso. Qual compromisso inconsciente estava sendo criado aí?

Uma série de sintomas presumivelmente neurológicos começaram a eclodir em João. Após o início da medicação neurológica, e cabe dizer que ela não teve qualquer efeito sobre o espasmo, João começou a ter crises de ausência com frequência, às vezes ocorriam três vezes por semana, às quais ele nomeava apagões. Descrevia que ficava ausente por alguns minutos, perdido, sem saber onde estava espacialmente. Em uma sessão, João conta que teve um apagão sério, que ficou ausente de sexta-feira à tarde até a madrugada de sábado. Isso ocorreu após ingestão de "pinga", segundo ele, em pequena quantidade. Não lembrava de nada.

O paciente chora muito contando esse acontecimento e diz que tem se sentido muito sobrecarregado emocionalmente, pois sua mãe e sua esposa querem responsabilizá-lo por situações cotidianas que ele ainda não se sente capaz de cumprir. Nessa época, passou diversos atendimentos falando desses eventos, os espasmos e os apagões, voltou a ficar gravemente deprimido e a chorar em todas as sessões, se dizia muito desestabilizado. Começamos a pensar que os sintomas orgânicos de João estavam confundindo seus sintomas psíquicos. Como definimos o que é um e o que é outro?

Fizemos a hipótese de que os apagões tinham uma função psíquica, função de separação, de barreira à invasão do Outro, e mais função de permissão da vivência de sua sexualidade em segredo. Mas isso só tinha razão de ser se esses apagões fossem feitos de linguagem, se eles representassem alguma coisa. O que, nas sessões de João, era muito difícil de constatar. Ele começou a ter muito medo de morrer por conta dos espasmos, acreditava que podia ter um infarto a qualquer momento, pois vivia constantemente assustado com a ocorrência dos espasmos. Ainda acreditava que isso estava piorando sua relação conjugal, pois sua esposa achava que era mentira dele e sempre pedia para ele parar com os barulhos. Nesse momento, sua esposa manifestou vontade de se separar dele e era muito difícil para João se posicionar em relação ao seu desejo. Ele sempre demonstrou muita dependência emocional e de cuidado em relação ao Outro.

Após esses últimos acontecimentos, percebi que João passa a sofrer mais, volta a não aceitar seu diagnóstico de HIV, dizendo que era melhor ter morrido na época da descoberta da doença, do que ter passado por todas as consequências **humilhantes** *que o HIV causou em seu corpo, que não aguenta mais ser culpabilizado pela esposa e pela mãe, que estava insuportável não poder viver sua sexualidade e manter uma relação de irmão com sua esposa, que não conseguia mais lidar com os efeitos colaterais das medicações, em resumo, me relata que tem pensado muito em morrer e que se vê simplesmente como um incômodo para as pessoas a sua volta. Esse significante* humilhante *se repete e se mostra sendo investido mais do que outros significantes, fazendo articulações com acontecimentos da vida de João. Ele parece estar preso em um gozo que não possibilita outra nomeação nesse momento. Suas tentativas de separação do Outro e construção da sua singularidade passavam pela questão da sexualidade e aí bem estava um nó difícil de desatar e enodar de outra forma.*

Foi precisamente nessa época que João começou a se atrasar para suas sessões e, muitas vezes, não compareceu, sem avisar, o que era muito raro no decorrer dos outros anos de atendimento. João dá sinais de uso de drogas, mas sem que isso apareça em sua narrativa em análise. Nesse contexto, fico sabendo pela assistente social do hospital que João tinha sido encontrado na rua desorientado, na tarde de sua última sessão comigo. Suas faltas se subseguiram e entrei em contato para saber do paciente. Sua esposa me atendeu e iniciou uma queixa sobre João, revelando que ele estava mentindo para todas as pessoas, inclusive seria por esse motivo que, segundo ela, João estava fugindo de mim. Após essa situação não vi mais João, ele não fez mais contato comigo, não voltou às sessões. Não houve um encerramento de sua análise, soube somente de sua internação em uma clínica para tratamento de dependência química.

Eu recomeço. Eu recomeço porque havia pensado que pudesse terminar. Eu recomeço, inclusive, porque eu pensei que pudesse terminar. [...] Isso dá a oportunidade, de repente, de sentir um certo alívio, um alívio do que tenho feito até aqui.

(Lacan, [1973-74] 2018, p. 11)

6. O DIAGNÓSTICO É UM DOS NOMES DO SUJEITO

Atingimos o ponto de chegada da nossa viagem. Cada subcapítulo aqui elaborado foi fruto de uma fotografia dessa viagem, sobre a qual nos debruçamos e admiramos os lugares visitados e descobertos. Percebemos que, após todo esse percurso, incorporamos novos saberes e recursos originais. Vamos tentar responder, então, à conhecida pergunta de quem volta pra casa: "Como foi de viagem?", perpassando pelas regiões-chave visitadas e (des)conhecidas e analisando quais marcas elas deixaram em nós relacionadas às nossas inquietações antes da partida.

Nossa intenção inaugural, partindo da nossa experiência com a clínica psicanalítica diante das vicissitudes do processo de receber um diagnóstico médico, era descobrir o que a psicanálise tem a dizer sobre essa problemática, como ela enfrenta a leitura desse tema e quais saídas ela pode oferecer para os incômodos que ali surgem. Consideramos que isso só seria possível sustentando o estabelecimento e a continuidade de um diálogo com outro campo de saber, o saber médico, e contribuindo para manter uma interlocução profícua no olhar integral daquele que sofre.

O diagnóstico em si é uma palavra emitida no contexto de um discurso, que coloca em cena um emissor, um receptor e uma mensagem. Ele faz parte da comunicação entre os seres humanos e, portanto, está vinculado à linguagem. Pode abarcar uma série de significações para um indivíduo, representá-lo e se inserir na rota de uma história. Nesse sentido, ele pode ser um significante e, com isso, já adentramos o terreno da psicanálise, pois isso indica um olhar específico para a linguagem e para as marcas que ela causa. O significante se relaciona diretamente às dinâmicas da identificação e da nomeação do sujeito, cada uma com suas especificidades. Defendemos ainda que o diagnóstico é um dos nomes do sujeito, isso não é qualquer coisa, pois ser um nome indica uma relação com a identidade.

Aqui, em poucas palavras, conseguimos resumir o curso da viagem que acabamos de fazer. Uma retrospectiva que indica três lugares escolhidos *a priori*, antes da partida, com base no nosso desejo de encontrar explicações para nossas indagações. A eles foram acrescentados, durante o percurso, as localidades peculiares no interior de cada tema, as nuances teóricas fundamentais. Temos a consciência de que escolhemos alguns caminhos, em vez de outros, o que interfere drasticamente no resultado final. Insistindo na metáfora da viagem, foi como se tivéssemos optado por conhecer Portugal, Itália e França, tendo como zonas principais suas capitais, Lisboa, Roma e Paris. Com o tempo que tivemos de viagem, pudemos conhecer em Portugal a região do Algarve, ao sul do país, mas não a região do Porto; na França, visitamos toda a Côte d'Azur, mas não foi possível percorrer a Normandia, longe ao norte; na Itália, preferimos um roteiro passando por Nápoles e a Costa Amalfitana, o que nos impossibilitou de ver Milão e Veneza.

As diversas questões que nos colocamos serviram como bússola, nos guiaram e nos acompanharam o tempo todo, sobretudo porque estavam diretamente implicadas no nosso objetivo central sobre as implicações subjetivas do momento de receber um diagnóstico médico, diante da perspectiva de que seus efeitos têm ressonância ao longo do tempo. Então, temos a crença de ser importante retomar pelo menos algumas delas a essa altura do campeonato, para descobrirmos quais respostas pudemos extrair do nosso caminho: como entender esse sofrimento psíquico relacionado aos diagnósticos médicos? O que significa o impacto do nome? O que o ato de diagnosticar nomeia no sujeito? O diagnóstico de uma doença se atrela a outros autodiagnósticos da história do sujeito? Qual é a significação que o sujeito atribui ao fato de ter uma doença? Que marca a doença faz no psiquismo do sujeito? Como intervir, junto aos pacientes, e como favorecer a construção de novas alternativas para percorrer o processo da nomeação?

Lembremos que a decisão de escrever sobre a temática dos "impactos" do diagnóstico médico nos acompanha já há alguns anos, mas se fez mais robusta quando, com base na clínica psicanalítica – ou seja, essa foi uma referência fundamental para todos os escritos aqui fabricados – a escuta dos sujeitos evidenciou uma queixa comum e repetida relacionada ao tempo de receber o nome-diagnóstico, os diversos nomes-diagnósticos na verdade (câncer, Alzheimer, hepatites, sífilis, depressão, transtorno bipolar, e mesmo gripe, tendinite, dermatites etc.).

Sob esse ângulo, temos a percepção de que nossas experiências enquanto psicanalista e membro de uma equipe multiprofissional em uma instituição de saúde influenciaram nosso viés diante da população aqui estudada, já que, normalmente, nos são direcionados ou nos procuram aqueles pacientes que se deparam com algum sofrimento, mal-estar, ou ainda que reconhecem algum sintoma psíquico. No entanto, mesmo com essa aparente limitação, consideramos essencial termos nos atentado a essa temática, pois pode ajudar a nos posicionar diante de uma vertente de atuação do psicanalista que convoca a clínica e, similarmente, cuidar do desenlace de situações institucionais.

O primeiro tempo, instante de ver, composto pelo capítulo 3, atravessou o aparato do saber médico a respeito das entranhas do ato diagnóstico e seu alcance na subjetividade, perspectiva que nos conduziu até aqui. Pensando o diagnóstico, nessa conjuntura, como a palavra do médico destinada ao paciente, relembramos a invenção de Lacan de *s'aparoler* – neologismo criado com a ligação entre os substantivos *parole* e *appareil* (palavra e aparelho [da linguagem]) que na língua portuguesa resultaria em algo como "se apalavrar" –, no contexto de sua teoria sobre os discursos, sobretudo no início da década de 1970, com a menção do discurso capitalista, explicando que os sujeitos estão apalavrados aos discursos nos quais estão incluídos, para sustentar o laço social.

O sujeito poderá ou não "se apalavrar" ao discurso do mestre, por exemplo, aqui representado pelo discurso diagnóstico provindo do médico. De acordo com Soler (2015), o discurso não existe sem os sujeitos que se apalavram nele, são os corpos dos sujeitos que dão consistência aos discursos e permitem o "apalavramento". Nesse sentido, existe uma possibilidade de pluralização da fala, resultando em diversas maneiras de o sujeito posicionar seu gozo frente a elas.

Quando dizemos que a palavra tem um poder, como mencionamos em relação à palavra do médico, devemos sempre nos perguntar de qual palavra estamos falando e quem é o agente da fala. Isso em razão de que acompanhamos em cada discurso a produção de diferentes palavras e diferentes gozos, ou satisfações. Esta palavra contida no discurso do mestre, que ordena a realidade, não é a que se refere ao discurso analítico, uma vez que a palavra não é a mesma na psicanálise e fora dela. No interior da psicanálise, a palavra do sujeito se oferece à interpretação e, supostamente, admite sua interpretação, ou seja, o inconsciente é ali reconhecido, assume-se que ele habita a fala, e ele é mesmo o centro da técnica.

Farré (2016) reflete que é por meio das identificações que os sujeitos serão apalavrados, no caso do capitalismo, por exemplo, através de identificações inerentes à estrutura capitalista: individualismo, efetividade, competitividade, cientificismo. No caso do saber médico, científico, o diagnóstico pode ter a função de uma dessas identificações.

Aqui, passamos para as ideias que representaram um segundo momento de investigação, centradas principalmente no capítulo 4, ocupadas em detalhar nossas reflexões sobre os três tempos da experiência de receber um diagnóstico médico. Portanto, a revelação do diagnóstico, o oferecimento de um significante pelo Outro representante do discurso médico, será o primeiro tempo, número um da tríade do modelo central desta tese, adentrando esse discurso que, como vimos, pode se estabelecer na modalidade do mestre, do universitário e do capitalista. Essa revelação terá consequências na subjetividade e indicará os rumos que o paciente escolherá tomar diante de sua doença, rumos que podem afetar o dilema do tratamento. O próximo passo corresponderá às nuances da relação do sujeito com seu novo significante.

Quisemos expor que os significantes, os elementos da linguagem que estão presentes na fala, são engajados na hora da experiência de receber um diagnóstico médico e aparecerão na fala do sujeito em análise. Esses significantes irão remeter a um sujeito que terá diversas formas de se representar, de falar de quem se é, e todos os incômodos consequentes disso. O sujeito pode ser representado por várias coisas, seu corpo, sua imagem, sua fala, sua palavra, seus significantes. Alguns significantes têm mais valor que outros para o sujeito, e sobretudo delimitam uma maneira específica de gozo e fixam a orientação do sujeito no rumo da sua história.

No nosso contexto, isso implicaria o segundo tempo da experiência de receber um diagnóstico, o tempo da identificação. Dessa forma nossa função enquanto analistas será, em um dos períodos da direção do tratamento, decifrar o que isolamos da fala do sujeito, analisando suas articulações na cadeia significante e percebendo quais as repercussões dessas identificações. Na fala, há linguagem. Não há fala sem linguagem. Não há linguagem sem dizer. No processo de análise, o sujeito busca sua verdade, mas ela não será nunca completa, será sempre meia verdade, meio-dito, ou seja, sempre existirá alguma coisa mais além do que se pode enunciar.

Uma diferença está posta entre a identificação do sujeito, que aborda um tempo em que o sujeito captura e é capturado pelo significante vindo do Outro para o representar, e a nomeação que pretende dar conta do ser de gozo, um gozo único e particular, que nomeará o que escapa ao significante. Os significantes nomeiam, e nomeiam diversos pontos de uma identificação, mas na estrada do processo de nomear há nomeação quando algo se mantém junto. Com essa linha de raciocínio, podemos analisar que o nome e o significante não têm a mesma função, eles são diferentes, pois nem todos os significantes operam na forma de amarração das dimensões da realidade do sujeito, estabelecendo uma ordem, uma inscrição.

Nesse ponto, nos remetemos às convenientes colocações de Izcovich (2014) quando ele afirma ser o nome sua maneira de abordar a questão da identidade. Partimos de questões nossas como: o diagnóstico tem uma relação com as identificações do sujeito? Como o diagnóstico interfere na identidade do sujeito? Qual é, então, a diferença entre identificação e identidade? O que a nomeação tem a ver com a identidade?

Para o autor, um nome fixa uma marca singular que não faz referência a um pertencimento ao grupo, à comunidade. Existe aí a diferença fundamental entre o nome que vem do Outro – um diagnóstico médico, por exemplo, no processo de sua descoberta e revelaçao – e um nome que o sujeito escolhe e se atribui. Assim, as identificações estão do lado do sentido e a identidade está no inverso do sentido. Para ter acesso à identidade do sujeito, a linha de condução deve ser a queda das identificações, ou seja, a desconstrução do sentido. Aquilo que pertence ao sujeito e diz da constituição de sua singularidade não vem do Outro. A identificação que vem do Outro, como gênese, dará uma indicação de qual é o Nome do sujeito, o Nome autêntico e singular, mas não é a dinâmica que sustenta sua fabricação. Seguindo o caminho dessas elucubrações, nas palavras do autor:

> ora, não corrigimos os nomes dos sujeitos. O que podemos dizer é que eles são falsos nomes. É um falso nome porque o verdadeiro Nome é aquilo atingido na conclusão de uma análise. Enquanto não chegamos na conclusão de uma análise, podemos nos dizer que o analisante produziu apenas falsos nomes (Izcovich, 2014, p. 85).

Sobre essa questão, entrevemos a necessidade de um esclarecimento para iluminar uma confusão, o que poderemos fazer ainda auxiliados por Izcovich (2014). Existe algo no final de uma análise que se nomeia, que faz um ato de nomeação, e isso nos remete à teoria borromeana de Lacan, do enlaçamento das três dimensões – Real, Simbólico e Imaginário – mas esse ato não é a mesma coisa que produzir uma identidade. A nomeação vai permitir ao sujeito assumir uma posição, ela se encontra em estado de suplência, porém não é ela que extrairá esse Nome verdadeiro. Aquilo que faz nomeação indica um sentido na resposta do destino do sujeito, ele construirá seu próprio estilo de lidar com os nomes que lhe foram dados, enodando à sua maneira seus nós.

Temos a premissa de que a operação de nomeação coloca em cena um mecanismo de apropriação, que faz o sujeito se haver com uma assinatura que é só dele, mesmo no encontro de vários xarás pelo caminho, podendo tomar posse de seus significantes e engendrar um ato de criação que marca sua história e o desloca da posição subjetiva que ocupava. Sobre essa relação do nome com a abertura significante e o inominável, podemos conferir nas palavras de Silva (2012) que:

> no nome há um texto, essa consideração nos faz pensar que exatamente por que há um furo no significado das palavras é que se pode permitir que essas se acoplem às mais diversas significações e abram para o sujeito as mais diversas possibilidades de dizer algo de si e produzir seu próprio texto (p.105).

Pudemos arquitetar e defender que existe uma experiência em três tempos distintos que se inicia com a revelação, passa pela identificação e coloca em jogo a nomeação subjetiva. Assim, levamos em conta e constatamos que o ato de revelação diagnóstica não se concebe equivalente ao processo da nomeação subjetiva nem que a identificação ao diagnóstico se iguala a tal ato de nomeação. São diferentes mecanismos atrelados logicamente, que determinarão as atitudes do sujeito diante do nome recebido, vindo do Outro.

Respondendo a uma das primeiras questões que nos colocamos como pontapé inicial, concluímos que, num primeiro momento e de acordo com um paradigma da linguagem, o ato diagnóstico nomeia o sujeito com seus nomes de identificação, aqueles que o permitem responder quem ele é, mesmo que causem dúvidas e titubeios: homem, mulher, novo, velho, bonito, feio... doente, paciente, diagnosticado... "fracassado", "lixo aidético", "igual a ela", "mulher de 70 anos que decide não ter filhos", "boa filha, boa profissional"... os nomes de identificação, vindos do Outro, provêm do estatuto simbólico e imaginário da realidade. Ao longo de um processo analítico, os sujeitos podem alcançar uma separação desses nomes, quando a queda das identificações for possibilitada.

Com a teoria dos nós borromeanos, acompanhando as vicissitudes lógicas ocorridas ao final do ensino de Lacan e a passagem do singular ao plural dos Nomes do Pai, vimos aparecer novas maneiras alternativas de nomear. Os nomes passam a enodar corpo, linguagem e gozo, e nomeiam inibição, sintoma e angústia. Isso quer dizer, diante da nossa temática, que o diagnóstico médico como acontecimento pode se fazer nomeação em uma dessas perspectivas, resultando em distintos tipos de enlaces, e por que não, de desenlaces. A nomeação nesse contexto não se traduz mais em metáfora, sua substância remete ao Real e a ideia não é mais apenas um trabalho de decifração do nome, do inconsciente, mas sim de viabilizar enodamentos, "*nouer autrement*".

Ambra (2017) até mesmo nos lembra dos avanços de Lacan em relação à análise do caso de Joyce, configurando na proposta da noção de "sinthoma", como fruto de um processo que se iniciou no "Seminário 22 – RSI", quando os três anéis do nó borromeano convocam a presença de um quarto elo para se manterem enodados, o quarto elo sendo equivalente à nomeação. O "sinthoma" se configura como uma forma de enodar as três dimensões e fazer suplência ao Nome-do-Pai.

Mesmo com todos esses avanços teóricos e clínicos, permanecemos indagando como intervir, não apenas no contexto da clínica psicanalítica, uma vez que já pudemos construir algumas possíveis respostas sobre isso, mas também junto às instituições de saúde. Nosso objetivo é também cuidar da vertente institucional do trabalho do psicanalista focando-nos em como favorecer tanto as equipes multiprofissionais quanto os pacientes presentes nesse âmbito, a construção de novas alternativas para enfrentar a experiência de receber um diagnóstico médico.

Hoffmann (2010) adverte-nos que é preciso repensar o laço entre a psicanálise e a ciência, aqui podemos tomar esta última como suporte do discurso médico, considerando que parte da ciência tem evoluído para a tentativa de naturalização do espírito. O sujeito desse discurso é extremamente ligado ao corpo, mas cabe lembrarmos que não é reduzido ao corpo biológico, a subjetividade insiste em ter lugar. Ora, é função da psicanálise se esforçar para "pensar a desnaturalização do sujeito dentro de um ambiente científico em grande parte tomado pelo naturalismo" (p. 207).

Seguindo as considerações do autor, acreditamos que podemos estabelecer um frutífero diálogo com o campo da saúde, não só com os profissionais médicos, mas também com toda uma equipe que tenha contato com a problemática no campo do momento do diagnóstico.

Neste sentido, nossa proposta, que sustenta o modelo de tríade, tende a servir como outro caminho, como nova opção diante dos protocolos médicos – como vimos na trajetória dessa pesquisa – sem a pretensão de se transformar em regra ou em formalidade burocrática institucional, ou mesmo de substituir tais protocolos, pois acreditamos que existem diversos jeitos de cuidar desse tempo da revelação. Desejamos, sim, que o sujeito do inconsciente seja considerado, e, paradoxalmente – uma vez que o protocolo de más notícias é elaborado para dar conta melhor dessa cena da informação do diagnóstico –, nos remetemos à ideia de que a comunicação de uma má notícia de forma protocolar e rígida pode silenciar o sujeito num primeiro momento, ainda mais se ele não possui um espaço para construir sua significação própria da experiência. A lógica temporal do funcionamento inconsciente não prevê uma cronologia, como as etapas dos protocolos preveem; não contar com isso pode significar ignorar a elaboração de um significante que funciona como nome-diagnóstico e representa algo devastador para o sujeito.

Ainda vale a pena mencionar, para finalizarmos, que estamos entrando em uma era digital na qual a inteligência artificial já impacta a área da medicina e podemos supor que muito em breve os diagnósticos serão elaborados e ofertados pelas máquinas e não pelos médicos. A certeza e a confiabilidade estarão garantidas, mas os efeitos que isso causará na subjetividade não podemos prever. Nesse sentido, continuaremos a nos perguntar qual será o efeito disso no sujeito, uma vez que o controle dos corpos pela lógica neoliberal o afeta.

Com a intenção de concluir, pois já é tempo, fizemos a escolha de trazer as palavras harmoniosas do recorte de uma canção de Caetano, na qual dessemelhantes traços identitários são elencados, causando uma sobreposição de eus. Ao final dos versos, um produto, um nome, é inventado, criativamente, assim como desejamos que o sujeito faça na sua relação com seu diagnóstico. Que ele possa ser recôncavo, *reconvexo*... singular.

Reconvexo
Caetano Veloso

Eu sou a chuva que lança a areia do Saara
Sobre os automóveis de Roma
Eu sou a sereia que dança, a destemida Iara
Água e folha da Amazônia [...]
Eu sou o cheiro dos livros desesperados, sou Gitá gogoya
Seu olho me olha, mas não me pode alcançar
Não tenho escolha, careta, vou descartar
Quem não rezou a novena de Dona Canô
Quem não seguiu o mendigo Joãozinho Beija-Flor
Quem não amou a elegância sutil de Bobô
Quem não é recôncavo e nem pode ser reconvexo

REFERÊNCIAS

ABRAHAM, K. La force déterminante du nom. *In*: ABRAHAM, K. Oeuvres complètes. v. 1. Paris: Payot, 1965. p. 114-115.

AGUIAR, F. Questões epistemológicas e metodológicas em psicanálise. *Jornal de Psicanálise*, São Paulo, v. 39, n. 70, 2006, p. 105-131.

ALMEIDA, M. D. de; SANTOS, A. P. A. L. Câncer infantil: o médico diante de notícias difíceis: uma contribuição da psicanálise. *Mudanças – Psicologia da Saúde*, São Paulo, v. 21, n. 1, 2013.

AMBRA, P. E. S. *Das fórmulas ao nome*: bases para uma teoria da sexuação em Lacan. 2017. Tese (Doutorado em Psicologia Social) – Instituto de Psicologia, Universidade de São Paulo, São Paulo, 2017. 391 f.

AMERICAN PSYCHIATRIC ASSOCIATION – APA. Diagnostic and Statistical Manual of Mental Disorders: DSM-V. 5. ed. Arlington: APA, 2013.

AQUINO, J. P. L'annonce et ses confins dans la maladie d'Alzheimer. In: COLLOQUE DE MEDECINE ET PSYCHANALYSE, VIOLENCE DE L'ANNONCE, VIOLENCE DU DIRE, 7, 2005, Paris. *Anais* [...]. Paris: Études Freudiennes, 2005, p. 27-34.

ASSOUN, P. L. *Lacan*. Paris: PUF, 2017.

BAILE, W. F. *et al.* SPIKES-A six-step protocol for delivering bad news: application to the patient with cancer. *The Oncologist*, Oxford, v. 5, 2000, p. 302-311. Disponível em: https://academic.oup.com/oncolo/article/5/4/302/6386019?login=false. Acesso em: 15 abr. 2024.

BARROSO, A. F. Lacan: entre linguagem e pulsão, por uma psicanálise do sujeito. *Revista Subjetividades*, Fortaleza, v. 15, n. 1, 2015, p. 57-66. Disponível em: http://pepsic.bvsalud.org/scielo.php?script=sci_arttext&pid=S2359-07692015000100007&lng=pt&tlng=pt. Acesso em: 15 abr. 2024.

BRASIL. Ministério da Saúde. *Aconselhamento em DST, HIV e aids*: diretrizes e procedimentos básicos. Coordenação Nacional de DST e aids. 2. ed. Brasília: Ministério da Saúde, 1998.

BRASIL. Ministério da Saúde. *Portaria n. 34, de 28 de julho de 2005*. Brasília: Ministério da Saúde, 2005. Disponível em: http://bvsms.saude.gov.br/bvs/saudelegis/svs/2005/prt0034_28_07_2005.html. Acesso em: 15 abr. 2024.

BRASIL. Ministério da Saúde. *Manual técnico para o diagnóstico da infecção pelo HIV*. Secretaria de Vigilância em Saúde. Departamento de DST, aids e hepatites virais. Brasília: Ministério da Saúde, 2013.

BRUN, D. (org.). Violence de l'annonce, violence du dire. *In*: COLLOQUE DE MEDECINE ET PSYCHANALYSE, 7, 2005, Paris. *Anais* [...]. Paris: Études Freudiennes, 2005.

BUCKMAN, R. Breaking bad news: why is it still so difficult? British Medical Journal, London, v. 288, n. 6430, 1984, p. 1597-1599. Disponível em: https://www.ncbi.nlm.nih.gov/pmc/articles/PMC1441225/pdf/bmjcred00502-0041.pdf. Acesso em: 15 abr. 2024.

BUCKMAN, R. How to break bad news: a guide for health care professionals. Baltimore: The Johns Hopkins University Press, 1992.

BOUSSEYROUX, M. Noms et renoms du Père. Contribution à une théorie borroméenne de la nomination. L'en-je lacanien, Toulouse, v. 1, n. 12, 2009, p. 21-38. Disponível em: https://www.cairn.info/revue-l-en-je-lacanien-2009-1-page-21.htm. Acesso em: 15 abr. 2024.

BYNUM, W. *História da medicina*. Porto Alegre: L&PM, 2011.

BYNUM, W. *Uma breve história da ciência*. Porto Alegre: L&PM, 2014.

CAIRUS, H. F.; RIBEIRO JR., W. A. *Textos hipocráticos*: o doente, o médico e a doença. Rio de Janeiro: Fiocruz, 2005.

CAMARGO, N. C. *et al*. Ensino de comunicação de más notícias: revisão sistemática. *Revista Bioética*, Brasília, v. 27, n. 2, jun. 2019, p. 326-340. Disponível em: https://www.scielo.br/j/bioet/a/GmHzf35H3z8tHBnCr8dQNHF/?format=pdf&lang=pt. Acesso em: 15 abr. 2024.

CAMON F. La maladie humaine. Paris: Gallimard, 1984.

CANGUILHEM, G. Le normal et le pathologique. *In*: CANGUILHEM, G. (org.). *La connaissance de la vie*. Paris: Vrin, 2009. p. 199-218.

CARDOSO, M. H. C. de A. História e medicina: a herança arcaica de um paradigma. *História, Ciências, Saúde*, Manguinhos, v. 1, n. 3, 1999, p. 551-575.

CARVALHO, I. S.; CHATELARD, D. S. O nome: um direito ou um dever? *Stylos Revista de Psicanálise*, Rio de Janeiro, n. 32, 2016, p. 139-149.

CASTANET, D. Éditorial: Nom-du-Père, Noms-du-Père et nomination. L'en-je lacanien, Toulouse, v. 12, n. 1, 2009, p. 5-7. Disponível em: https://www.editions-eres.com/ouvrage/2338/nomination-et-noms-du-pere. Acesso em: 15 abr. 2024.

CASTELLANI, M. M. X. *A comunicação da soropositividade do HIV na parceria heteroafetiva*. 2009. Monografia (Programa de Aprimoramento em Psicologia Clínica Hospitalar em AIDS) – SEAP-HIV/aids – Divisão de Moléstias Infecciosas e Parasitárias do Hospital das Clínicas da Faculdade de Medicina, Universidade de São Paulo, São Paulo, 2009.

CASTELLANI, M. M. X. *Contar ou não contar, eis a questão*: um olhar psicanalítico sobre a experiência da revelação diagnóstica de HIV, em jovens infectados por transmissão vertical. 2014. Dissertação (Mestrado em Psicologia Clínica) – Instituto de Psicologia, Universidade de São Paulo, São Paulo, 2014.

CATANI, J. *O que tratar quer dizer*: construções da psicanálise diante dos transtornos somatoformes, sintomas somáticos e sofrimentos psíquicos e corporais. 2018. Tese (Doutorado em Psicologia Clínica) – Instituto de Psicologia, Universidade de São Paulo, São Paulo, 2018. 287 f.

CAVALLARI, C. D. *O impacto da comunicação do diagnóstico HIV positivo*: a ruptura de campo diante da soropositividade. 1997. Dissertação (Mestrado em Psicologia Clínica) – Pontifícia Universidade Católica de São Paulo, São Paulo, 1997.

CAZENAVE, L. Nominação. *In*: HARARI, A. *Scillicet*: A ordem simbólica no século XXI. Coletânea de textos do VIII Congresso da Associação Mundial de Psicanalise, Associação Mundial de Psicanálise. Belo Horizonte: Scriptum, 2011. p. 269-271.

CLAVREUL, J. *A ordem médica*: poder e impotência do discurso médico. São Paulo: Brasiliense, 1983.

COELHO, C. M. S. Psicanálise e laço social: uma leitura do Seminário 17. *Mental*, Barbacena, v. 4, n. 6, 2006, p. 107-121.

COPPUS, A. N. S. O lugar do corpo no nó borromeano: inibição, sintoma e angústia. *Tempo psicanalítico*, Rio de Janeiro, v. 45, n. 1, 2013, p. 15-27. Disponível em: http://pepsic.bvsalud.org/scielo.php?script=sci_arttext&pid=S0101-48382013000100002. Acesso em: 15 abr. 2024.

COUTO, M. *Vozes anoitecidas*. São Paulo: Companhia das Letras, 2013.

COUTO, M. *Mulheres de Cinza*: as areias do imperador. São Paulo: Companhia das Letras, 2015.

CRUZ, C. O.; RIERA, R. Comunicando más notícias: o protocolo SPIKES. *Diagn Tratamento*, São Paulo, v. 21, n. 3, 2016, p. 106-108. Disponível em: http://

docs.bvsalud.org/biblioref/2016/08/1365/rdt_v21n3_106-108.pdf. Acesso em: 15 abr. 2024.

CUNHA, A M. F. V.; BLASCOVI-ASSIS, S. M.; FIAMENGHI JR., G. A. Impacto da notícia da síndrome de Down para os pais: histórias de vida. *Ciência & Saúde Coletiva*, Manguinhos, v. 15, n. 2, 2010, p. 445-451.

DEL VOLGO, M. J. *L'instant de dire*: le mythe individuel du malade dans la médecine moderne. Toulouse: Érès, 1997.

DEL VOLGO, M. J. Violence du dire au singulier de la clinique. *In*: COLLOQUE DE MEDECINE ET PSYCHANALYSE, VIOLENCE DE L'ANNONCE, VIOLENCE DU DIRE, 7, 2005, Paris. *Anais* [...]. Paris: Études Freudiennes, 2005, p. 31-45.

DIAS, E. A. C. *Psicose Ordinária*: estatuto teórico e clínico na psicanálise de orientação lacaniana. 2018. Tese (Doutorado em Psicologia Clínica) – Instituto de Psicologia, Universidade de São Paulo, São Paulo, 2018. 231 f.

DIAS, E. A. C.; MORETTO, M. L. T. A construção do caso clínico como via de transmissão da psicanálise nas instituições de saúde. *In*: LERNER, R. *Atualidades na investigação em Psicologia e Psicanálise*. São Paulo: Blucher, 2018. p. 51-64.

DOUVILLE, O. Ce qu'évoque la maladie d'Alzheimer chez les soignants. *In*: COLLOQUE DE MEDECINE ET PSYCHANALYSE, VIOLENCE DE L'ANNONCE, VIOLENCE DU DIRE, 7, 2005, Paris. Anais [...]. Paris: Études Freudiennes, 2005.

DUNKER, C. I. L. Uso clínico da noção de traço unário. *Revista Acheronta*, Chaco, n. 16, dez. 2002. Disponível em: https://hypersonic2012.wordpress.com/uso-clinico-da-nocao-de-traco-unario/. Acesso em: set. 2019.

DUNKER, C. I. L. *Estrutura e constituição da clínica psicanalítica*: uma arqueologia das práticas de cura, psicoterapia e tratamento. São Paulo: Annablume, 2011.

DUNKER, C. I. L. *Mal-estar, sofrimento e sintoma*: uma psicopatologia do Brasil entre muros. São Paulo: Boitempo, 2015.

DUNKER, C. I. L. Seminários sobre a obra de Jacques Lacan: A Trança. São Paulo: Instituto de Psicologia da Universidade de São Paulo, 19 abr. 2018, 1 vídeo (95 min). Disponível em: https://www.youtube.com/watch?v=I_NRdU8SP9o. Acesso em: set. 2019.

DUNKER, C. I. L.; PAULON, C. P.; MILÁN-RAMOS, J. G. *Análise psicanalítica de discursos*: perspectivas lacanianas. São Paulo: Estação das Letras e Cores, 2016.

DUNKER, C. I. L.; SAFRA, G. *Epistemologias em Psicologia Clínica*. Aula expositiva no Instituto de Psicologia da Universidade de São Paulo, São Paulo, 2016.

ELIA, L. Psicanálise: clínica e pesquisa. *In*: ELIA, L.; ALBERTI, S. (orgs.). *Clínica e pesquisa em psicanálise*. Rio de Janeiro: Rios Ambiciosos, 2000.

FARRÉ, J. B. La subjetividad apalabrada. *Revista Electrónica de la Facultad de Psicología "Intersecciones Psi"*, Buenos Aires, n. 18, 31 abr. 2016. Disponível em: http://www.scb-icf.net/nodus/contingut/arxiupdf.php?idarticle=579&rev=66. Acesso em: 15 abr. 2024.

FAVATO, A. N. F. Traço que desenha a experiência psicanalítica. *Revista ATO*, Belo Horizonte, ano, 2, n. 1, 2016, p. 79-86. Disponível em: http://www.atoescoladepsicanalise.com.br/revista_ato/ano2_n1/revista_Ato_ano2_n1.pdf. Acesso em: 15 abr. 2024.

FENDER, W. D. *Momento de construir*: a construção do caso clínico em psicanálise. 2018. Dissertação (Mestrado em Psicologia Clínica) – Instituto de Psicologia, Universidade de São Paulo, São Paulo, 2018. 122 f.

FERREIRA, I. Medicina da USP vai testar no SUS aplicativo para tratar depressão. *Jornal da USP*, 17 maio 2016. Disponível em: https://jornal.usp.br/ciencias/ciencias-da-saude/medicina-da-usp-vai-testar-no-sus-aplicativo-para-tratar-depressao/. Acesso em: set. 2019.

FINGERMANN, D. O nome e o pior. *In*: FINGERMANN, D.; DIAS, M. M. *Por causa do pior*. São Paulo: Iluminuras, 2005.

FORBES, J. *Da palavra ao gesto do analista*. Rio de Janeiro: Jorge Zahar, 1999.

FOUCAULT, M. *O nascimento da clínica*. 7. ed. Rio de Janeiro: Forense Universitária, 2014.

FREUD, S. O mal-estar na civilização. *In*: FREUD, S. *Obras Completas*, v. 22. Rio de Janeiro: Imago, 1974.

FREUD, S. Os instintos e seus destinos. *In*: FREUD, S. *Obras Completas*, v. 12. São Paulo: Companhia das Letras, 2010.

FREUD, S. Psicologia das massas e análise do Eu. *In*: FREUD, S. *Obras Completas*, v. 18. São Paulo: Companhia das Letras, 2010.

FREUD, S. Inibição, sintoma e angústia. *In*: FREUD, S. *Obras Completas*, v. 17. São Paulo: Companhia das Letras, 2014.

GALAM, E. Annoncer une mauvaise nouvelle. *La revue du praticien – médecine générale*, [s.l.], v. 19, n. 704/705, out. 2005. Disponível em: http://

www.bichat-larib.com/publications.documents/3358_MauvNouv-JNMG05.pdf. Acesso em: set. 2019.

GEOVANINI, F. *Notícias que (des)enganam*: o impacto da revelação do diagnóstico e as implicações éticas na comunicação de más notícias para pacientes oncológicos. 2011. Dissertação (Mestrado em Saúde Pública) – Escola Nacional de Saúde Pública Sérgio Arouca, Rio de Janeiro, 2011. 135 f.

GOMES, M. De Hipócrates ao pet-scan. *Pneumologia Paulista*, São Paulo, v. 21, n. 2, 2008, p. 65-66.

GORI, R.; DEL VOLGO, M. J. *La Santé Totalitaire: essai sur la médicalisation de l'existance*. Paris: Flammarion, 2005. (Coleção Champs Essais)

GUERRA, C. P. P.; SEIDL, E. M. F. Crianças e adolescentes com HIV/aids: revisão de estudos sobre revelação do diagnóstico, adesão e estigma. *Paideia*, Ribeirão Preto, v. 19, n. 42, 2009, p. 59-65.

HOFFMANN, C. A "biobucle", uma questão epistemológica atual. *In*: BIRMAN, J.; FORTES, I.; PERELSON, S. (org.). *Um novo lance de dados: psicanálise e medicina na contemporaneidade*. Rio de Janeiro: Cia de Freud, 2010. p. 203-212.

HOUAISS, A.; VILAR, M. S. *Dicionário Houaiss da Língua Portuguesa*. Rio de Janeiro: Objetiva, 2001.

INCA, I. N. D. C.; EINSTEIN, S. B. I. A. *Comunicação de notícias difíceis*: compartilhando desafios na área da saúde. Rio de Janeiro: INCA, 2010.

IZCOVICH, L. *La nomination sans Autre. L'en-je lacanien, Toulouse*, v. 1, n. 12, 2009, p. 39-52. Disponível em: https://www.cairn.info/revue-l-en-je-lacanien-2009-1-page-39.htm. Acesso em: set. 2019.

IZCOVICH, L. *Les Noms du sujet. Cours du Collège de clinique psychanalytique de Paris*. Paris: Trèfle, 2014.

JODELET, D. Représentations sociales: un domaine en expansion. *In*: JODELET, D. (org.). Les représentations sociales. Paris: PUF, 1989. p. 45-78.

JORGE, M. Tecnologia na medicina e sua influência nas especialidades médicas. *Portal Telemedicina*, 9 jan. 2018. Disponível em: http://portaltelemedicina.com.br/blog/tecnologia-na-medicina-e-sua-influencia-nas-especialidades-medicas/. Acesso em: 15 abr. 2024.

JUNG, C. G. La synchronicité, principe de relations acausales (1952). *In*: JUNG, C. G. Synchronicité et Paracelsica. Paris: Albin Michel, 1988. p. 109.

KARKOW, M. C. *et al.* Experiência de famílias frente à revelação do diagnóstico de câncer em um de seus integrantes. *Reme, Revista Mineira de Enfermagem*, Belo Horizonte, v. 19, n. 3, 2015, p. 741-746.

KAUFMANN, P. *Dicionário enciclopédico de psicanálise*: o legado de Freud e Lacan. Rio de Janeiro: Zahar, 1996.

KELLER, P. H. Iatrogenie de l'annonce en médecine. *In*: COLLOQUE DE MEDECINE ET PSYCHANALYSE, VIOLENCE DE L'ANNONCE, VIOLENCE DU DIRE, 7, 2005, Paris, *Anais* [...]. Paris: Études Freudiennes, 2005.

KRIEGER, M. V. *Comunicação de más notícias em saúde*: contribuições à discussão bioética através de uma nova ética das virtudes. 2017. Dissertação (Mestrado em Bioética, Ética Aplicada e Saúde Coletiva, em associação das IES FIOCRUZ, UFRJ, UFF e UERJ) – Escola Nacional de Saúde Pública Sergio Arouca, Rio de Janeiro, 2017. 110 f.

KRIPKE, S. *La logique des noms propres*. Paris: Minuit, 1980.

LACAN, J. *Do discurso psicanalítico*. Conferência de Lacan em Milão em 12 de maio de 1972. Tradução: Sandra Regina Felgueiras. Disponível em: https://edisciplinas.usp.br/pluginfile.php/5767159/mod_resource/content/1/DO%20DISCURSO%20PSICANAL%C3%8DTICO%20-%20Lacan.pdf. Acesso em: 15 abr. 2024.

LACAN, J. *Televisão*. Rio de Janeiro: Jorge Zahar, 1993.

LACAN, J. O tempo lógico e a asserção de certeza antecipada. *In*: LACAN, J. *Escritos*. Rio de Janeiro: Jorge Zahar, 1998.

LACAN, J. O estádio do espelho como formador da função do eu. *In*: LACAN, J. *Escritos*. Rio de Janeiro: Jorge Zahar, 1998.

LACAN, J. Função e campo da fala e da linguagem em psicanálise. *In*: LACAN, J. *Escritos*. Rio de Janeiro: Jorge Zahar, 1998.

LACAN, J. Subversão do sujeito e dialética do desejo no inconsciente freudiano. *In*: LACAN, J. *Escritos*. Rio de Janeiro: Jorge Zahar, 1998.

LACAN, J. A instância da letra no inconsciente ou razão desde Freud. *In*: LACAN, J. *Escritos*. Rio de Janeiro: Jorge Zahar, 1998.

LACAN, J. A ciência e a verdade. *In*: LACAN, J. *Escritos*. Rio de Janeiro: Jorge Zahar, 1998.

LACAN, J. A ciência e a verdade. *In*: LACAN, J. *Escritos*. Rio de Janeiro: Jorge Zahar, 1998.

LACAN, J. Problèmes cruciaux pour la psychanalyse: compte rendu du séminaire 1964-1965. *In*: LACAN, J. *Autres Écrits*. Paris: Seuil, 2001.

LACAN, J. O lugar da psicanálise na medicina. *Opção Lacaniana*, [*s.l.*] n. 32, p. 8-14, 2001.

LACAN, J. *Nomes-do-pai*. Rio de Janeiro: Zahar, 2005.

LACAN, J. Le symbolique, l'imaginaire et le réel. *In*: LACAN, J. Des Noms-du-Père. Paris: Seuil, 2005. p. 9-63.

LACAN, J. *Seminário livro 1*: os escritos técnicos de Freud. Rio de Janeiro: Jorge Zahar, 1986.

LACAN, J. *O Seminário, livro 3*: as psicoses. Rio de Janeiro: Jorge Zahar, 1988a.

LACAN, J. *O Seminário, livro 6*: o desejo e sua interpretação. Porto Alegre: Associação Psicanalítica de Porto Alegre, 2002.

LACAN, J. *O Seminário, livro 8*: a transferência. Rio de Janeiro: Jorge Zahar, 2010.

LACAN, J. *A Identificação*: seminário 1961-1962. Recife: Centro de Estudos Freudianos do Recife, 2003.

LACAN, J. *O Seminário, livro 9*: a identificação. Recife: Centro de Estudos Psicanalíticos do Recife, 2002.

LACAN, J. *O Seminário, livro 11*: os quatro conceitos fundamentais da psicanálise. Rio de Janeiro: Jorge Zahar, 1988b.

LACAN, J. *O Seminário, livro 12*: problemas cruciais para a psicanálise. Recife: Centro de Estudos Psicanalíticos do Recife, 2006.

LACAN, J. *Seminário livro 16*: de um Outro ao outro as psicoses. Rio de Janeiro: Jorge Zahar, 2008.

LACAN, J. *O Seminário, livro 17*: o avesso da psicanálise. Rio de Janeiro: Zahar, 1992.

LACAN, J. *O Seminário, livro 18*: De um discurso que não fosse semblante. Rio de Janeiro: Jorge Zahar, 2009.

LACAN, J. *O Seminário, livro 19*: ... ou pior. Salvador: Espaço Moebius Psicanálise, 2003.

LACAN, J. *O Seminário, livro 20*: mais, ainda. Rio de Janeiro: Jorge Zahar, 1985.

LACAN, J. *O Seminário, livro 21*: os não-tolos erram/os nomes-do-pai. Porto Alegre: Fi, 2018.

LACAN, J. *O Seminário, livro 23*: o Sinthoma. Rio de Janeiro: Jorge Zahar, 2007.

LACAN, J. *Le séminaire, Livre I*: Les écrits techniques de Freud. Disponível em: http://staferla.free.fr/S1/S1%20Ecrits%20techniques.pdf. Acesso em: set. 2019.

LACAN, J. *Le séminaire, Livre III*: Psychoses. Disponível em: http://staferla.free.fr/S3/S3%20PSYCHOSES.pdf. Acesso em: set. 2019.

LACAN, J. Le séminaire: Livre VI, Le désir et son interprétation. Disponível em: http://staferla.free.fr/S6/S6%20LE%20DESIR.pdf. Acesso em: set. 2019.

LACAN, J. *Le séminaire, Livre IX*: L'Identification. Disponível em: http://staferla.free.fr/S9/S9%20L'IDENTIFICATION.pdf. Acesso em: set. 2019.

LACAN, J. *Le séminaire, Livre XI*: Les quatre concepts fondamentaux en psychanalyse. Disponível em: http://staferla.free.fr/S11/S11%20FONDEMENTS.pdf. Acesso em: set. 2019.

LACAN, J. *Le séminaire, Livre XII*: Les problèmes cruciaux de la psychanalyse. Disponível em: http://staferla.free.fr/S12/S12%20PROBLEMES.pdf. Acesso em: set. 2019.

LACAN, J. *Le séminaire, Livre XVIII*: D'un discours qui ne serait pas du semblant. Disponível em: http://staferla.free.fr/S18/S18%20D'UN%20DISCOURS...pdf. Acesso em: set. 2019.

LACAN, J. *Le séminaire, Livre XIX*: ...Ou pire: Le savoir du psychanalyste. Disponível em: http://staferla.free.fr/S19/S19...OU%20PIRE.pdf. Acesso em: set. 2019.

LACAN, J. *Le séminaire, Livre XX*: Encore. Disponível em: http://staferla.free.fr/S20/S20.htm. Acesso em: set. 2019.

LACAN, J. *Le séminaire, Livre XXI*: Les non-dupes errent. Disponível em: http://staferla.free.fr/S21/S21%20NON-DUPES....pdf. Acesso em: set. 2019.

LACAN, J. *Le séminaire, Les non-dupes errent*. Paris: Association Freudienne Internationale, 2010.

LACAN, J. *Le séminaire, Livre XXII*: RSI. Disponível em: http://staferla.free.fr/S22/S22%20R.S.I..pdf. Acesso em: set. 2019.

LACAN, J. *Le séminaire, RSI*. Paris: Association Freudienne Internationale, 2002.

LACAN, J. *Le séminaire, Livre XXIII*: Le Sinthome. Disponível em: http://staferla.free.fr/S23/S23%20LE%20SINTHOME.pdf. Acesso em: set. 2019.

LACAN, J. *Le séminaire, Livre XXIV*: L'insu que sait de l'une-bévue s'aile à mourre des années. Disponível em: http://staferla.free.fr/S24/S24%20L'INSU....pdf. Acesso em: set. 2019.

LATESFIP USP. Clínica e diagnóstico no neoliberalismo. Encontros Latesfip. Reunião aberta na FFLCH-USP, São Paulo, 13 maio 2017, 1 vídeo (151 min). Disponível em: https://www.youtube.com/watch?v=tDCnSTvVfI4. Acesso em: set. 2019.

LAURENTI, R. *et al*. A Classificação Internacional de Doenças, a Família de Classificações Internacionais, a CID-11 e a Síndrome Pós-Poliomielite. *Arquivos de Neuro-Psiquiatria*, São Paulo, v. 71, n. 9A, 2013, p. 3-10.

LEBRUN, J. P. Nom-du-Père, noms du père et nommer à. Intervention dans le cadre de l'E.P.S.F. Clinique et formes actuelles du malaise dans la civilisation, le 30 septembre. 2000. *École Psychanalyse Sigmund Freud*, 2015. Disponível em: http://epsf.fr/wp-content/uploads/2015/12/Jean-Pierre-Lebrun_32.pdf. Acesso em: set. 2019.

LEITE, C. A. O. N'homear: os nomes-do-pai e a escrita. *Yumpu*, 2012. Disponível em: https://www.yumpu.com/pt/document/view/43672274/imprimir-nhomear-os-nomes-do-pai-e-a-escrita. Acesso em: 26 mar. 2024.

LIMA, N. T; FONSECA, C. O.; HOCHMAN, G. A saúde na construção do Estado nacional do Brasil: a reforma sanitária em perspectiva histórica. *In*: LIMA, N. T. *et al*. (org.). *Saúde e democracia*: história e perspectiva do SUS. Rio de Janeiro: Fiocruz, 2005.

LINO, C. A. *et al*. Uso do protocolo Spikes no ensino de habilidades em transmissão de más notícias. *Revista Brasileira de Educação Médica*, Rio de Janeiro, v. 35, n. 1, mar. 2011, p. 52-57.

LOBO, A. S.; LEAL, M. A. F. Comunicação de más notícias: a revelação do diagnóstico de HIV/Aids e seus impactos psicológicos. *Investigação Qualitativa em Saúde*, Aveiro, v. 2, 2019, p. 549-558. Disponível em: https://proceedings.ciaiq.org/index.php/CIAIQ2019/article/view/2125/2052. Acesso em: set. 2019.

MACHADO, C. V.; DE LIMA, L. D.; BAPTISTA, T. W. F. Políticas de saúde no Brasil em tempos contraditórios: caminhos e tropeços na construção de um sistema universal. *Cadernos de Saúde Pública*, Rio de Janeiro, v. 33, Sup. 2, 2017. Disponível em: https://www.scielosp.org/pdf/csp/2017.v33suppl2/e00129616/pt. Acesso em: set. 2019.

MAGRO, E. *et al*. Diagnosis Disclosure Process in Patients with Malignant Brain Tumors. *Clinical Journal of Oncology Nursing*, [s.l.], v. 20, n. 2, 2016, p. E49-E54. Disponível em: http://cjon.ons.org/cjon/20/2/diagnosis-disclosure-process-patients-malignant-brain-tumors. Acesso em: 15 abr. 2024.

MAGTAZ, A. C.; BERLINCK, M.T. O caso clínico como fundamento da pesquisa em Psicopatologia Fundamental. *Revista Latinoamericana de Psicopatologia Fundamental*, São Paulo, v. 15, n. 1, 2012.

MANDIL, R. A psicanálise e os modos contemporâneos de identificação. *Opção Lacaniana Online*, 2007. Disponível em: http://www.opcaolacaniana.com.br/antigos/n4/pdf/artigos/RAMIdenti.pdf. Acesso em: set. 2019.

MANN, T. *La montagne magique*. Paris: Arthème Fayard, 2018.

MARIANI, B. Nome próprio e constituição do sujeito. *Letras*, Santa Maria, v. 24, n. 48, 2014, p. 131-141.

MARONE, F. Nom: nécessité et contingence. *L'en-je lacanien*, Toulouse, v. 1, n. 12, 2009, p. 9-20. Disponível em: https://www.cairn.info/revue-l-en-je-lacanien-2009-1-page-9.htm. Acesso em: set. 2019.

MASAGÃO, A. M. A gramática do corpo e a escrita do nome. *Psicologia USP*, São Paulo, v. 15, n. 1/2, 2004, p. 263-277.

MENDELSOHN, S. Colloques. *Le Carnet PSY*, Paris, v. 4, n. 99, 2005, p. 20-23. Disponível em: https://www.cairn.info/revue-le-carnet-psy-2005-4.htm#. Acesso em: set. 2019.

MORAIS, J. L. O sujeito quer um nome: o espectro bipolar e o discurso capitalista. *A peste*, São Paulo, v. 7, n, 1, jan.-jun. 2015, p. 65-80.

MOREIRA, J. O.; ROMAGNOLI, R. C.; NEVES, E. O. O surgimento da clínica psicológica: da prática curativa aos dispositivos de promoção da saúde. *Psicologia Ciência e Profissão*, Brasília, v. 27, n. 4, 2007, p. 608-621.

MORETTO, M. L. T. *O psicanalista num programa de transplante de fígado*: a experiência do "outro em si". 2006. Tese (Doutorado em Psicologia Clínica) – Instituto de Psicologia, Universidade de São Paulo, São Paulo, 2006. 262 f.

MORETTO, M. L. T. *O que pode um analista no hospital?* São Paulo: Casa do Psicólogo, 2013.

MURAKAMI, H. 1Q84: livre 1 avril – juin. Paris: 10/18, 2017.

MURPHY, W. F. A note on the significance of names. *Psychoanalytic Quarterly*, Oxfordshire, n. 26, 1957, p. 91-106.

NARAYANAN, V.; BISTA, B.; KOSHY, C. "BREAKS" Protocol for Breaking Bad News. Indian Journal of Palliative Care, Mumbai, v. 16, n. 2, maio-ago. 2010, p. 61-65.

OLIVEIRA-CARDOSO, E. A. *et al*. Comunicando más notícias em um hospital geral: a perspectiva do paciente. *Revista da SPAGESP*, Ribeirão Preto, v. 19, n. 1, 2018, p. 90-102.

ORGANIZAÇÃO DAS NAÇÕES UNIDAS – ONU. OMS lança nova classificação internacional de doenças. *Nações Unidas Brasil*, 2018. Disponível em: https://nacoesunidas.org/oms-lanca-nova-classificacao-internacional-de-doencas/. Acesso em: 11 abr. 2024.

ORGANIZAÇÃO MUNDIAL DA SAÚDE – OMS. *Classificação Internacional de Doenças*: manual da classificação estatística internacional de doenças, lesões e causas de óbito. v. 1. OMS: São Paulo, 1980.

PACHECO, A. L. P. Pra sempre é sempre por um triz. *Stylus Revista de Psicanálise*, Rio de Janeiro, v. 30, 2015, p. 31-41. Disponível em: http://pepsic.bvsalud.org/pdf/stylus/n30/n30a04.pdf. Acesso em: 11 abr. 2024.

PACHECO, R. P. Sistema Único de Saúde (SUS): princípios do poder. *A peste*, São Paulo, v. 5, n. 1, 2013, p. 79-89. Disponível em: https://revistas.pucsp.br/apeste/article/viewFile/27912/19665. Acesso em: set. 2019.

PACHECO FILHO, R. A. Compra um Mercedez Benz pra mim? *Psicologia Revista*, São Paulo, v. 24, n. 1, 2015, p. 15-44.

PARKER, I. Identificação: significantes, negação e o traço unário no Seminário IX. *Encontro Revista de Psicologia*, Valinhos, v. 11, n. 16, 2007, p. 7-23.

PEREIRA, C. R. *et al*. The P-A-C-I-E-N-T-E Protocol: An instrument for breaking bad news adapted to the Brazilian medical reality. *Revista da Associação Médica Brasileira*, São Paulo, v. 63, n. 1, jan. 2017, p. 43-49.

PHANEUF, A. Latest trends in medical monitoring devices and wearable health technology. *Business Insider*, 2019. Disponível em: https://www.businessinsider.com/wearable-technology-healthcare-medical-devices?IR=T. Acesso em: set. 2019.

PINHABEL, J. O poder da tecnologia aplicada à saúde. *Blog IClinic*. Disponível em: https://blog.iclinic.com.br/o-poder-da-tecnologia-aplicada-a-saude/. Acesso em: set. 2019.

PINTO, R. Procura-se um nome. Inibição, sintoma, angústia: função de nominação. *Revista da ATO*, Belo Horizonte, v. II, n. 1, 2016.

POIAN, C. da. *Os novos caminhos da identificação*. Rio de Janeiro: Círculo Psicanalítico do Rio de Janeiro, 2002. Disponível em: http://cprj.com.br/pdf/artigos_novos_caminhos.pdf. Acesso em: set. 2019.

PORGE, E. *Lettres du symptôme*: versions de l'identification. Toulouse: Érès, 2010.

PORGE, E. *Les noms du père chez Jacques Lacan*. Toulouse: Érès, 2013.

PRISZKULNIK, L. Clínica(s): diagnóstico e tratamento. *Revista Psicologia USP*, São Paulo, v. 11, n. 1, 2000, p. 11-28.

QUINET, A. A ciência psiquiátrica nos discursos da contemporaneidade. *O Risco*, Belo Horizonte, v. 10, n. 8, 1999, p. 12-4. Disponível em: http://lacanian.memory.online.fr/. Acesso em: set. 2019.

ROBERT, P. Le Nouveau Petit Robert. Le Robert: Paris, 2010.

SAAD, A. C. S. J.; ABBUD, J. C.; TOLED, M. A. Transformação social singular? O psicanalista e seus (des)caminhos na saúde pública. *A peste*, São Paulo, v. 7, n. 2, 2015, p. 17-35. Disponível em: http://revistas.pucsp.br/apeste/article/view/30479/21086. Acesso em: set. 2019.

SAAD, D. C. M. Telemedicina no Brasil: nova regulamentação incentiva pesquisa e inovação em soluções seguras para saúde digital. *Journal of Health Informatics*, São Paulo, v. 11, n. 1, jan.-mar. 2019, p. 1.

SAFRA, G. Investigação em psicanálise na universidade. *Revista Psicologia USP*, São Paulo: v. 12, n. 2, 2001.

SAUSSURE, F. *Cours de linguistique générale*. Paris: Payot, 1972.

SCLIAR, M. História do conceito de saúde. *PHYSIS: Revista de Saúde Coletiva*, Rio de Janeiro, v. 17, n. 1, 2007, p. 29-41.

SENNAAR, K. Machine Learning for Medical Diagnostics: 4 Current Applications. *Emerj Artificial Intelligence Research*, 14 mar. 2020. Disponível em: https://emerj.com/ai-sector-overviews/machine-learning-medical-diagnostics-4-current-applications/. Acesso em: set. 2019.

SILVA, M. F. A de. Nomear. *In*: SEMINÁRIO INTERNO DE PESQUISAS DO LABORATÓRIO ARQUIVOS DO SUJEITO, 1, Niterói, 2012, p. 102-112. *Anais* [...]. Disponível em: http://www.las.uff.br/periodicos/index.php/seminariointerno/article/view/11. Acesso em: 15 abr. 2024.

SIQUEIRA, E. R. A. *Corpo escrito*: um estudo psicanalítico sobre nomeações e marcas corporais. 2013. Tese (Doutorado em Psicologia Clínica) – Universidade Católica de Pernambuco, Recife, 2013. 150 f.

SOLER, C. *Os nomes da identidade*. Conferência. Porto Alegre: Appoa, 2007, p. 171-177. Disponível em: https://appoa.org.br/uploads/arquivos/os-nomes-da-identidade.pdf. Acesso em: 15 abr. 2024.

SOLER, C. Les Noms de l'identité. *Champ Lacanien*, Paris, 2008, p. 11-18.

SOLER, C. Discurso capitalista. *Stylus, Revista de Psicanálise*, Rio de Janeiro, v. 22, 2011, p. 55-67.

SOLER, C. Apalabrados por el Capitalismo. *In*: JORNADA DE CLÍNICA DE ADULTOS I, 5, 2015, "El Psicoanálisis en la Crisis del Lazo Social". Universidad de Buenos Aires, jun. 2015, 1 vídeo (111 min). Disponível em: https://www.youtube.com/watch?reload=9&v=fBz0WBiDkMw. Acesso em: 14 abr. 2024.

SOLER, C. *Lacan, l'inconscient réinventé*. Paris: PUF, 2017.

SOLER, C. *A querela dos diagnósticos*. São Paulo: Blucher, 2018.

SOUZA, L. B.; DANZIATO, L. J. B. Das relações entre identificação e nomeação: o sujeito e o significante. *Revista Subjetividades*, Fortaleza, v. 14, n. 1, 2014, p. 53-61.

SPINK, M. J. O conceito de representação social na abordagem psicossocial. *Cadernos de Saúde Pública*, Rio de Janeiro, v. 9, n. 3, jul.-set 1993, p. 300-308.

STEKEL, W. Die Verpflichtung des Namens. Ztschr. f. Psychoterap. u. Mediz. Psychol., [s.l.], v. III, 1911, p. 110.

TUBINO, P.; ALVES, E. *História do diagnóstico clínico*. [*s.l.*], 2009. Disponível em: https://semiounivali.files.wordpress.com/2011/03/tubino-p-alves-e-histc3b3ria-do-diagnc3b3stico-clc3adnico-2009.pdf. Acesso em: set. 2019.

WAGNER, T. M. C.; BOSI, D. R. Mulheres com HIV/aids: reações ao diagnóstico. *Contextos Clínicos*, São Leopoldo, v. 6, n. 2, 2013, p. 164-173.

ZIGUER, M. L. P. S.; BORTOLI, C. F. C de; PRATES, L. A. Sentimentos e expectativas *de mulheres após diagnóstico de câncer de mama. Espaço para a Saúde*, Curitiba, v. 17, n. 1, 2016, p. 108-113.